マネジメントの極意をつかむ！

PT・OT・STのための
リハビリテーション管理学

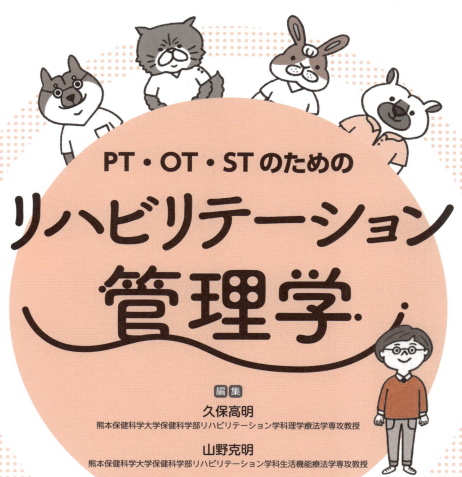

編集

久保高明
熊本保健科学大学保健科学部リハビリテーション学科理学療法学専攻教授

山野克明
熊本保健科学大学保健科学部リハビリテーション学科生活機能療法学専攻教授

診断と治療社

はじめに

　理学療法士・作業療法士・言語聴覚士のセラピスト3職種はリハビリテーション専門職であり，それぞれ患者（対象者）の社会復帰を支援する．セラピストがその役割を果たすためには，個人レベルの知識や技術の向上はもちろん，リハビリテーションサービスという点からは接遇や安全管理も求められる．また，リハビリテーションを組織という枠組みで考えると，労務管理や物品管理，収益管理など，リハビリテーション業務を管理運営（マネジメント）するという発想や，それを行うマネージャー（管理者）が必要であることは言うまでもない．起業をして会社の代表として活躍するセラピストは，会社の最高責任者として労務管理などのマネジメントを行い事業をすることとなるが，被雇用者よりマネジメント能力が求められる．

　さて，理学療法士作業療法士学校養成施設指定規則には2020年より，言語聴覚士学校養成所指定規則には2025年より「管理学」が含まれるようになり，法制度の理解や職場管理・教育に必要な能力，職業倫理を遵守する態度を養うこととなった．

　マネージャーの守備範囲は広く，マネジメント能力は一朝一夕に獲得し得るものではない．しかし，プレーヤーからマネージャーに変わる日は突然訪れることがある．社会に出る前に，またマネージャーになる前に管理学を体系的に学ぶことは，どのような組織に属しても，それぞれのセラピストが社会人としての基礎力を高め，所属する組織の労働生産性を向上させ，ひいては関係する人々の幸せづくりに貢献できるものと考える．

　本書の執筆者の大半は，臨床現場で管理者を務めているセラピストである．そして，自身で起業し会社の代表取締役であるセラピストにも執筆いただいた．それぞれのこれまでの，または現時点でのマネージャーとしての対処方法や工夫，苦労など，自身の経験を踏まえた内容となっており，本書の特徴であると考えている．さらに，本書では，第8章で事業経営（財務管理，マーケティング）についても触れている．これは，これからのセラピストが組織経営のことも理解しながら業務に従事する世の中が当たり前になってほしいという，われわれの思いを込めている．

　最後に，本書は「管理運営」という内容を，いかにして読者に読みやすいものにするのかを意識して出版社と意見を出し合いながら制作し，ついに発刊の日を迎えることができた．この場をお借りして，株式会社診断と治療社の西川弘美様，島田つかさ様，土橋幸代様に深謝申し上げる．

2024年8月　久保高明，山野克明

Contents

はじめに ……………………………… 久保高明, 山野克明　iii

編集・執筆者一覧, キャラクター紹介 ……………………… vi

第1章　リハビリテーションにおける管理運営とは？

1 リハビリテーションに管理運営が必要なワケ ………………… 久保高明　2

2 リハビリテーションを実施する組織の管理運営〜ヒト・モノ・カネ〜
………………………………………………………………… 久保高明　6

第2章　関連する制度・法規と組織〜とっつきにくいけど必要！〜

1 社会保障制度と組織 ……………………………… 久保高明　14

2 医療保険制度と組織 ……………………………… 枝尾久美　17

3 介護保険制度と組織 ……………………………… 後藤伸一朗　31

4 その他の制度と組織 ……………………………… 山本良平　47

第3章　組織別のマネジメント〜将来の自分のために学ぶ〜

1 "組織マネジメント" とは？ …………………… 久保高明　62

2 医療施設の組織マネジメント ………………… 大脇秀一　72

3 介護施設の組織マネジメント ………………… 田中耕一　81

4 福祉施設の組織マネジメント
　　1）特別養護老人ホーム ………………… 下川和也　87
　　2）障害者福祉施設 ……………… 越智良輔, 吉岡和則　93

5 その他の施設・組織のマネジメント ………… 本田啓太　99

6 働く人のウェル・ビーイングのために ……… 本田啓太　105

第4章　職業倫理〜私たちのプロフェッショナリズム〜

1 医療専門職の "職業倫理" とは？ ……… 山野克明, 本田　直　114

2 理学療法士の職業倫理 ………………………… 山野克明　122

3 作業療法士の職業倫理 ……………… 本田　直, 山野克明　125

4 言語聴覚士の職業倫理 ………………………… 山野克明　128

第5章 業務管理〜これを知らないと始まらない〜

1 リハビリテーションにおける"業務管理"とは？ ……………… 久保高明 132

2 理学療法業務のマネジメント ……………………………… 吉本大佑 136

3 作業療法業務のマネジメント ……………………………… 田尻威雅 147

4 言語聴覚療法業務のマネジメント ………………………… 竹谷剛生 157

第6章 サービスの質と安全管理〜安全は医療の基本〜

1 リハビリテーションサービスの質の保証 ………………… 久保高明 168

2 リハビリテーションにおける安全管理 …………………… 竹川宜孝 171

第7章 人材育成・キャリア開発〜自分の将来想像してる？〜

1 リハビリテーションにおける人材育成・キャリア開発とは？ …… 松尾崇史 180

2 理学療法士の養成教育とその制度 ………………………… 田中貴士 184

3 作業療法士の養成教育とその制度 ………………………… 山野克明 190

4 言語聴覚士の養成教育とその制度 ………………………… 池嵜寛人 196

5 理学療法士の卒後教育，各団体の専門・認定制度と生涯教育 ……… 田中貴士 202

6 作業療法士の卒後教育，各団体の専門・認定制度と生涯教育 ……… 仙波梨沙 207

7 言語聴覚士の卒後教育，各団体の専門・認定制度と生涯教育 ……… 池嵜寛人 212

第8章 事業経営を知ろう！〜起業の第一歩〜

1 事業経営と"経営理念" ……………………………………… 久保高明 218

2 財務管理 ……………………………………………………… 久保高明 224

3 経営企画と各種分析手法 …………………………………… 久保高明 230

4 実例紹介"理学療法士が起業してみた！" ……………… 松井 亨 236

5 実例紹介"作業療法士が起業してみた！" ……………… 元田真一 242

Index …………………………… 248

編集・執筆者一覧

◆編集 （五十音順）

久保高明	熊本保健科学大学保健科学部リハビリテーション学科理学療法学専攻教授
山野克明	熊本保健科学大学保健科学部リハビリテーション学科生活機能療法学専攻教授

◆執筆 （五十音順）

池嵜寛人	熊本保健科学大学保健科学部リハビリテーション学科言語聴覚学専攻准教授
枝尾久美	熊本保健科学大学保健科学部リハビリテーション学科理学療法学専攻講師
大脇秀一	朝日野総合病院総合リハビリテーションセンター科長
越智良輔	熊本市社会福祉事業団総務課課長補佐
久保高明	熊本保健科学大学保健科学部リハビリテーション学科理学療法学専攻教授
後藤伸一朗	介護老人保健施設てんすい倶楽部リハビリテーション課リーダー
下川和也	特別養護老人ホーム白梅の杜機能訓練係係長
仙波梨沙	熊本保健科学大学保健科学部リハビリテーション学科生活機能療法学専攻准教授
竹川宜孝	朝日野総合病院総合リハビリテーションセンター主任
竹谷剛生	熊本機能病院総合リハビリテーション部主任
田尻威雅	桜が丘病院作業療法室長
田中耕一	株式会社 Links 代表取締役
田中貴士	熊本保健科学大学保健科学部リハビリテーション学科理学療法学専攻准教授
本田啓太	熊本保健科学大学保健科学部リハビリテーション学科理学療法学専攻講師
本田 直	九州中央リハビリテーション学院作業療法学科専任教員
松井 亨	株式会社 EMIAS 代表取締役
松尾崇史	熊本保健科学大学保健科学部リハビリテーション学科生活機能療法学専攻准教授
元田真一	株式会社シンパクト代表取締役
山野克明	熊本保健科学大学保健科学部リハビリテーション学科生活機能療法学専攻教授
山本良平	熊本保健科学大学保健科学部リハビリテーション学科理学療法学専攻准教授
吉岡和則	元熊本市社会福祉事業団障がい福祉部部長，元平成学園長
吉本大佑	朝日野総合病院総合リハビリテーションセンター主任

◆キャラクター紹介

ピーさん
（理学療法士：PT）
Physical Therapist

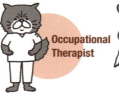
オーさん
（作業療法士：OT）
Occupational Therapist

ゲンさん
（言語聴覚士：ST）
Speech-Language-Hearing Therapist

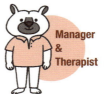
クマ社長
（マネージャー兼セラピスト）
Manager & Therapist

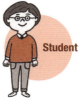
ヒゴさん
（学生）
Student

第1章

リハビリテーションにおける管理運営とは？

1 リハビリテーションに管理運営が必要なワケ

2 リハビリテーションを実施する組織の管理運営
　　〜ヒト・モノ・カネ〜

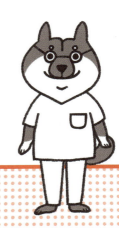

第1章 リハビリテーションにおける管理運営とは？

1 リハビリテーションに管理運営が必要なワケ

> **Point**
> ▶ 管理運営は質の高いリハビリテーションサービスを提供するため，患者やスタッフの安全を守るため，職場環境の維持・改善のために必要である．
> ▶ 養成校の新しい指定規則において，職場管理や職業倫理などの管理学を学修することが必須化されている．

▶ introduction

ヒゴさん：リハビリテーションには，なぜ管理運営が必要なんですか？

ピーさん：君はよく通う飲食店はあるかな？

ヒゴさん：はい，あります．おいしくて，従業員の接客態度もいいので気に入っています！

ピーさん：質の高いサービスを提供するためには，人材や環境などの管理運営が必要なんだよ．

ヒゴさん：おっしゃるとおりです．リハビリテーションサービスにも同じことがいえそうですね．

ピーさん：だからこそ，リハビリテーションの管理運営を勉強する必要があるよ．

飲食店の場合，提供する食事がおいしい，食中毒が起こらない，お店が清潔である，スタッフの対応がしっかりしているなどの管理運営が必要であるように，リハビリテーションサービスに関しても同様に管理運営が必要である．

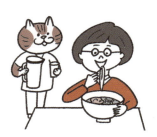

質の高いリハビリテーションサービスの提供

リハビリテーションにおいては，質の高いサービス提供が求められており，患者との良好なコミュニケーションのもとで，患者の状態に合わせた適切な治療計画の策定や実施が重要である．さらに，実施したリハビリテーションのアウトカム（結果や成果）が当初の目標を達成できているかということも大事である．

1) 人材育成

「人材育成」は，セラピストとしての評価や治療技術のみならず，組織人としての多職種連携能力や文書作成など業務遂行能力も含め人を育てることである．

所属する職場内での新人教育，勉強会だけでなく，日本理学療法士協会など各種団体の経験年数別による生涯学習プログラム，学術大会，研修会なども人材育成に一役買っている．

また，職場に話を戻すと，将来のリハビリテーション部門の管理運営の責任者の育成も必要であり，その部署が永続的に質の高いリハビリテーションサービスを提供することも意識しておくべきである．

2) 臨床研究

リハビリテーションにおいては臨床研究が重要で，リハビリテーションの効果を検証するためにも研究を実施する必要がある．

研究マインドをもち，研究のために論文や書籍に目を通すことで，自身の知識や技術を向上させることにつながる．そして，新たな治療法の開発につながる臨床研究結果を出すことができれば，その病気で苦しむ患者の多くを助けることにもつながる．

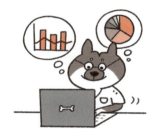

研究は一人で行うよりも，所属する職場の先輩セラピストや医師・他職種，大学教員などと研究チームを形成し，みんなで頑張ることが臨床研究を前進させる近道である．

安全管理

リハビリテーションの現場では，医療事故やヒヤリハットが起こることがある．日本医療機能評価機構の医療事故データベースをもとに，事故の当事者がセラピストであるものについて調査した結果，酸素療法機器関連の事故・インシデントが多く，具体的には酸素投与忘れや流量設定間違いが多かったとされている[1]．そのほか転倒や窒息はリハビリテーション医療と関わりが深く，有害事象の予防が大事である[2]．

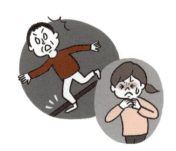

▶ column

「管理運営」は，セラピスト養成校の新しい指定規則に盛り込まれた学修内容である．リハビリテーションを行うにあたり，評価や治療方法の知識・技術の向上だけでなく，接遇，安全管理，労務管理なども含めて管理してこそ質の高いサービスが提供でき，このことが職場の永続性につながる．

『リハビリテーション医療における安全管理・推進のためのガイドライン 第2版』[3]では，医療事故対策以外に，運動負荷を伴うリハビリテーションを実施する場合のめまいや意識障害などの合併症対策や，標準予防策などの医療関連感染対策について触れている．事故等を防ぐためには，セラピスト個人の資質の向上はもちろんではあるが，患者情報の申し送りなど情報共有に関するヒューマンエラーといった，その他の要因によっても事故が起こることがあるため，安全管理に関するセラピスト教育を行ったり，組織全体で日頃からエラーを未然に防ぐリスクマネジメントを実践したりすることも求められる．

職場環境

1) 機器設備

リハビリテーション部門には常備すべき機器や消耗品が多いが，それらの管理も業務の一部である．たとえば，手洗い時に使用するペーパータオルや，ホットパック加温装置の水の補充などである．機器の故障による患者への重篤な被害を避けるため，機器の適宜の動作確認と，購入からの期間やメーカーのアフターサービスの有無も含めて機器を管理する必要がある．

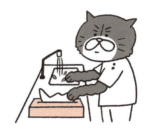

また，スタッフルームの整理整頓は，作業効率の向上ばかりでなく，望ましい就労環境を維持することにもつながる．

2) 人間関係・メンタルヘルス

厚生労働省による「令和4年 労働安全衛生調査の結果」において，2021年11月から2022年10月までの1年間でメンタルヘルス不調で連続1か月以上休業した，または退職した労働者がいた事業所は13.3％で，医療・福祉産業でみるとその割合は17.9％であった[4]．

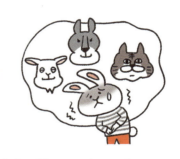

メンタルヘルス不調には職場の人間関係ストレス（上司・同僚など）が関係する[5]ことが多い．人の幸せづくりを担うセラピストが自身の種々のストレスを低減することは，ひいてはリハビリテーションサービスを維持・向上させることにつながる．

3) 収益管理

医療の現場では，リハビリテーションサービスの対価である診療報酬（収入）が入ってくるが，病院の支出が収入を上回ることで，収入と支出のバランスが崩れ，いわゆる赤字の状態となる（第8章参照）．

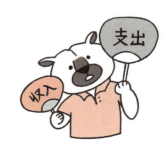

リハビリテーション部門においては，それぞれのセラピストの診療報酬がどのくらいか，必要となる機器・消耗品の購入費用や維持

費はどのくらいかなど，よいリハビリテーションサービスの提供を持続可能にするための収益管理が必要となる．

📝 文 献

1) 多田菊代, 他：リハビリテーション職によるインシデント・アクシデント事例に関する記述疫学的研究. 日本呼吸ケア・リハビリテーション学会誌 28：349-353, 2019
2) 宮越浩一：リハビリテーション医療におけるリスクマネジメント. The Japanese Journal of Rehabilitation Medicine 57：167-173, 2020
3) 日本リハビリテーション医学会リハビリテーション医療における安全管理・推進のためのガイドライン策定委員会（編）：リハビリテーション医療における安全管理・推進のためのガイドライン. 第 2 版, 診断と治療社, 2018
4) 厚生労働省：令和 4 年「労働安全衛生調査（実態調査）」の概況.
(https://www.mhlw.go.jp/toukei/list/r04-46-50_gaikyo.pdf　参照 2023/12/31)
5) 小森隆史, 他：労働者のメンタルヘルス問題の予防に向けた分析–職場の人間関係ストレス高群と組織風土との関連を中心に. 人間工学 56：138-145, 2020

（久保高明）

第1章 リハビリテーションにおける管理運営とは？

2 リハビリテーションを実施する組織の管理運営〜ヒト・モノ・カネ〜

Point
- 管理運営には大きく「ヒト」「モノ」「カネ」があり，ヒトに関しては個人レベルから組織レベルまで，モノに関しては消耗品から備品・環境（建物）まで，カネに関しては個人レベルから組織全体の収支までと幅広い．
- スタッフ（人材）を資本として捉え，その価値を最大限に引き出すという考え方も必要である．

introduction

ヒゴさん：リハビリテーションの管理運営は，何に着目して行うんですか？

オーさん：管理運営のポイントは，「ヒト」「モノ」「カネ」だよ．

ヒゴさん：3つもあるんですか？

オーさん：そうだよ．どれも欠けないように，総合的な管理が必要なんだよ．

ヒゴさん：管理をきちんとすることが，いいリハビリテーションサービスにつながるんですね．

オーさん：そうだね．普段から組織を多面的に，かつ俯瞰的にみるクセをつけておくといいね．

　リハビリテーションを実施する組織では，ヒト・モノ・カネと幅広い管理運営が必要である（表1）．これらを総合的に管理することで，患者への最適なリハビリテーションサービスが提供できるなど，所属組織の使命を達成することが可能となる．

ヒトの管理

1）個人レベル

a．自身のレベルアップを図る

　セラピストは，患者に納めてもらう治療費の対価としてリハビリテーションサービスを提供するという，治療者―患者の契約関係[1]にあることをセラピスト自身が理解することが大事である．

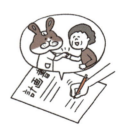

2 リハビリテーションを実施する組織の管理運営〜ヒト・モノ・カネ〜

表1 リハビリテーション組織の管理運営に必要な要素

ヒト	1)	個人レベル 臨床能力（リスク管理含む），対人スキル（対患者，対スタッフ），認定・専門セラピスト等資格，事務能力，教育指導能力，管理運営（マネジメント）能力，勤務スケジュール，残業，ワーク・ライフ・バランス，メンタルヘルスなど自己管理，産休・育休・病休，退職，転属・転勤，定着率，研究能力，大学院進学
	2)	組織レベル 人員配置（施設基準，退職者補充，新規採用，転属・転勤），勤務時間・勤務日数・休日，コミュニケーション・報連相（報告・連絡・相談），チーム医療（ミーティングやカンファレンス），各種委員会（安全管理，感染対策，褥瘡，個人情報保護，サービス向上，栄養サポートチーム〈NST〉，倫理，広報，環境整備，衛生，防災，ハラスメント対策），クレーム処理，勤務意欲，メンタルヘルス，人事評価，昇任審査
モノ	1)	消耗品 手袋，マスク，ペーパータオル，消毒用ジェル，タオルなど
	2)	備品 リハビリテーション室，理学療法・物理療法機器，作業療法機器，言語聴覚療法機器，パルスオキシメーター，血圧計など
	3)	環境（建物） 棚，廊下，手すり，スロープ，玄関マット，トイレ，駐車場など
カネ		診療報酬，介護報酬，人件費（直接・間接），材料費，水道光熱費，減価償却費，清掃費など

　セラピストのリスク管理能力を含む臨床能力は，リハビリテーションサービスの成果を高めるために必須である．各種学会等で作られる診療ガイドライン等に準拠した治療方法を選択し，それをきちんと遂行できる力が必要である．そのためには，書籍やジャーナルでの学びはもちろんのこと，院内においてはリハビリテーション部門内での指導，勉強会・研修会で対応していくことに加え，職能団体（理学療法士協会など）の研修会，学術大会，動画配信サービス等のオンデマンド形式での勉強など，院外のソースの活用も重要と考える．職能団体や学会の定める認定・専門セラピスト等の資格取得を目指すことは，必然的に自己研鑽をすることにつながるため，目に見えるかたちでの個人レベルの向上になる．大学院進学もまた，自己研鑽のひとつの選択肢となり，ジャーナルなどの先行研究に目を通すこと，データ解析や論文作成を行うこと，学会発表することなどを通して個人のレベルは格段に向上すると思われる．

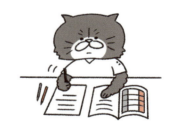

b. コミュニケーション力と伝える力をつける

　院内における患者のクレームの背景として，高圧的あるいは不愉快な態度や，説明不十分をきっかけとした感情のすれ違いなどがあげられる[2]．臨床能力が大事であることは前述したとおりであるが，対人スキルは医療サービスを提供するための大前提であり，接遇研修や上司・同僚の指導などで対患者，対家族，対スタッフ問わず，きちんとコミュニケーションがとれるようにすることも考える必要がある．

　セラピストは，医師（言語聴覚士は歯科医師も含む）の診療の補助としてリハビリテーションを実施するため，その記録（カルテ）の記載は必須である．そして，疾患別リハビリテー

ションに必要なリハビリテーション実施計画書の作成や，各種報告書作成などの書類作成に必要な文章力，論理的思考力，パソコン操作能力などを高めることも大事である．このため，リハビリテーション評価や治療技術の習得の際の手順である「見学，模倣，監視下実施」の流れのように，先輩セラピストが作成した実際の書類を見て，まねて，自身で作成をするという経験を通して報告書等の作成の上達が早くなるものと考える．カンファレンスなど口頭での報告（プレゼンテーション含む）も，また同じである．

c. 人を育てる

セラピストの3職種（理学療法士〈PT〉，作業療法士〈OT〉，言語聴覚士〈ST〉）それぞれの職能団体の倫理綱領に「後進の育成」が含まれており[3-5]，職場の後輩の育成のみならず，養成校学生の臨床実習における指導も後進の育成のひとつである．すべての職種で臨床実習指導者講習会の修了が臨床実習指導者の要件になるため，自身の職場において臨床経験丸4年以上のセラピストの講習会受講計画を立てることも考えねばならない．

病院等のリハビリテーション部門においては部門長や主任などの管理者を，デイサービスにおいては店舗の責任者を任されたり，自らが起業しその代表を務めたりというのも，セラピストの働き方のひとつである．このことは，患者等のリハビリテーションを実施するというプレーヤーとしての働き方とは異なり，マネージャーとして他のセラピストや他職種の労務管理や人事管理などを行わないといけない立場となる（スポーツにたとえると，監督が選手を管理するようなものである）．このため，個人のレベルで身近にいる先輩管理者から学んだり，書籍，研修会などを通して管理運営（マネジメント）について学んでおくことも必須である．

長時間労働や睡眠休養不足などは，メンタル不調などのプレゼンティーイズム（presenteeism：出勤している労働者の健康問題による労働遂行能力の低下）[6]として労働生産性が下がる可能性があり，それがひいてはアブセンティーイズム（absenteeism：職場を休業している状態）につながることにもなるので，自身の勤務時間管理，体調管理は当たり前の取り組みである．

2) 組織レベル

a. 人事配置

病院に予定（計画）した診療報酬が入るためには，関係する施設基準（たとえば，専従のPTやOT，STがそれぞれ○名など）を満たす必要があり，最も優先しないといけないのは配置すべき人員を満たすことである．退職者補充の緊急性がある場合は，有資格者（既卒者）を中途採用することとなるが，多くは次年度に向けた計画採用により人員を満たす．計画採用の多くは，それぞれの養成校の最終学年の学生（新卒者）を対象としていると思われるが，施設によっては既卒者を計画採用することもある．想定外の退職者を減らす努力をする（定着率を上げる）ことも，大事な考え方である．

スタッフの法定の労働時間は1日8時間であり，1週間で40時間を超えて労働させるこ

とはできず，1日の中で労働時間が8時間を超える場合は1時間以上の休憩を与えないといけない．また，毎週1日の休日か，4週間を通して4日以上の休日を与える必要がある．スタッフが6か月以上継続して勤務するなどの場合は，年次有給休暇を10日与える（それ以降，勤務の継続した場合，最高年間20日となる）が，そのうち5日は確実に休暇を取得させることが法律で義務づけられている．残業時間の上限は月45時間，年360時間となっているため，労働時間の管理も必要である[7]．

365日リハビリテーションを実施する回復期リハビリテーション病棟の場合，土・日曜や祝日に誰を配置するかなど，スタッフの勤務日程の調整が必要となる．子どもの入学式や運動会，参観日などへの行事参加などの都合も鑑みて，勤務表を作成する．また，育児中のセラピストの場合，平日の保育施設への送り迎えや，小学校低学年の場合は学童保育への送り迎え，子どもの急な熱発などの病気の際は休暇を取る，保育施設へ迎えに行くなどし，受診・看病などが必要となる．

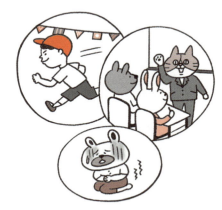

産休（産前休業と産後休業）は女性が取得するが，育休（育児休業）は女性に加えて男性も取得できる．介護休暇も労働者が取得できる休暇である[8]．その他，忌引きや結婚休暇，誕生日休暇など，職場ごとに定められた就業規則に従い対応する．

同じ施設内での転属（たとえば，病院のリハビリテーション室から，訪問リハビリテーション事業所への移動）や，同一法人内での転勤（A病院からB病院への移動）も管理者としての管理の対象に含まれる．

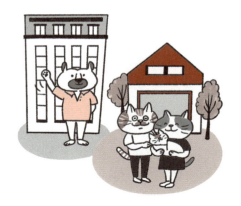

リハビリテーション部門のスタッフ間のスムーズな報告・連絡・相談が可能となるよう日頃からコミュニケーションを良好にしておくことも必要で，これは他職種を含めたチーム医療，ミーティングやカンファレンスなどを円滑に進めることにつながる．

また，組織内の各種委員会（安全管理，感染対策，褥瘡，個人情報保護，サービス向上，栄養サポートチーム〈NST〉，倫理，ハラスメント対策，広報，環境整備，衛生，防災など）へのリハビリテーション部門からの委員選出も業務のひとつとなる．

b. 問題への対策・対応

パワーハラスメントやセクシャルハラスメントなどの各種ハラスメント対策も重要で，スタッフ同士，スタッフと患者との間，スタッフと実習生との間など，あらゆる場面でそれらを未然に防ぐように，個人はもちろんであるが，組織として努めなければならない（第3章6参照）．

近年，病院でも人事評価を行う施設が増えてきているが，評価者の1人として当然，リハビリテーション部門の管理者も該当する．主任など役職昇任者の選定や推薦も，管理者の業務である．

リハビリテーション室での治療の待ち時間の長さに対するクレームや，治療効果に対する担当セラピストへのクレームなど，軽微なものから深刻なものまでクレームが存在するが，クレームを受けた当事者のみでなく，病院の問題として対応するような組織づくり（マニュアルを含む）が必要である[9]．そのほかには，スタッフの勤務意欲やメンタルヘルス，毎年の人事評価や昇任審査なども管理運営の対象である．

モノの管理

リハビリテーションにおけるモノには，消耗品，備品，環境（建物）がある．手袋，マスク，ペーパータオル，消毒用ジェル，タオルなどの消耗品は在庫や消耗頻度を確認し，過不足を起こさないようにしないといけない．ホットパック加温装置などの理学療法・物理療法機器，サンディングボードなどの作業療法機器，オージオメーターなどの言語聴覚療法機器，パルスオキシメーター，血圧計などバイタルサイン測定用機器といった必要とされる備品の購入，定期的な点検や修理依頼などが必要となる．

環境（建物）についてはリハビリテーション室に関係するものと，施設の共有部分に関係するものとがある．たとえば，患者が機器の電源コードに足を引っかけそうになる場合や，廊下に段ボールが置いてあることで移動の妨げになったり，手すりが壁面から外れそうで転倒の危険があったりする場合など，環境に関してもきちんと管理する必要がある．

▶column

マネージャー（役職）を任期制としている職場がある．職場においてマネージャーを交代で務めることは，職場を俯瞰的に把握できる人間がそれだけ増えることにつながり，組織の運営にとってよいことであると考える．もし任期制でなくても，マネージャーでないスタッフがマネージャーと同じ立ち位置にいてくれる職場は素晴らしい．

カネの管理

　一般病院の収入としては，入院患者や外来患者の保険（診療報酬）による医業収益が主である．支出としては，職員の給与，医薬品の費用，給食の材料費，診療の材料費，建物や機器の減価償却費，機器のリース代，水道光熱費等がある[10]（第8章2参照）．

文献

1) 藤田聡美, 他：連載第1回 理学療法診療記録の目的―記録の法的根拠と意義について―. 理学療法学 39：130-134, 2012
2) 中野八重美：苦情・クレームが起きる背景と対応のコツ，およびクレームを発生させない環境とは. エマージェンシー・ケア 21：882-888, 2008
3) 日本理学療法士協会：倫理綱領.
   (https://www.japanpt.or.jp/pt/announcement/pt/ethics/　参照 2024/1/6)
4) 日本作業療法士協会：倫理綱領・職業倫理指針.
   (https://www.jaot.or.jp/about/moral/　参照 2024/1/6)
5) 日本言語聴覚士協会：倫理綱領.
   (https://www.japanslht.or.jp/about/teikan.html　参照 2024/1/6)
6) 山下未来, 他：Presenteeism の概念分析及びわが国における活用可能性. 産業衛生学雑誌 48：201-213, 2006
7) 厚生労働省：労働基準法.
   (https://elaws.e-gov.go.jp/document?lawid=322AC0000000049　参照 2024/1/7)
8) 厚生労働省：育児・介護休業法のあらまし.
   (https://www.mhlw.go.jp/content/11909000/000355354.pdf　参照 2024/1/7)
9) 竹内昌史：クレーム対応マニュアルの作成ポイント.
   (http://dtp-nissoken.co.jp/jtkn/ps/tool/library_DLdata/21_1.pdf　参照 2024/1/7)
10) 厚生労働省：第24回医療経済実態調査の報告（令和5年実施）.
   (https://www.mhlw.go.jp/bunya/iryouhoken/database/zenpan/jittaityousa/24_houkoku.html　参照 2024/1/21)

（久保高明）

第 2 章

関連する制度・法規と組織
～とっつきにくいけど必要！～

1　社会保障制度と組織
2　医療保険制度と組織
3　介護保険制度と組織
4　その他の制度と組織

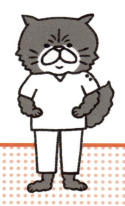

第2章 関連する制度・法規と組織～とっつきにくいけど必要！～

1 社会保障制度と組織

Point
- 社会保障制度とは国が提供するサービスであり，セーフティネット（安全策）である．
- 社会保障制度には医療保険や介護保険，生活保護などが該当する．

▶ introduction

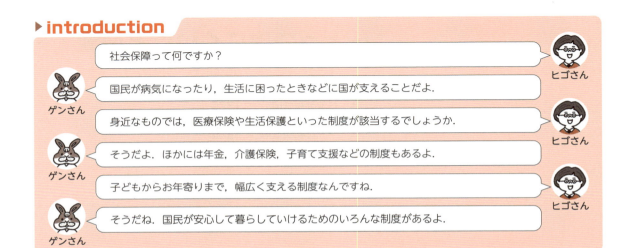

　「保障」とは現在の状態が悪くなることのないように守ることを意味しており，社会保障とは，国が提供する医療や介護，年金などのサービスである．したがって，社会保障制度は，病気や要介護状態など生活上の困りごとに対する医療や介護などの専門的なサービスや，所得が低い場合の生活保護などのセーフティネット（安全策）である．
　社会保障制度は「社会保険」「社会福祉」「公的扶助」「保健医療・公衆衛生」からなり，子どもからお年寄りまで，すべての人々の生活を生涯にわたって支えるものである[1]．

社会保険

　社会保険とは，国民が病気をしたり，障害を負ったり，失業したりなど，生活をするうえで困難をもたらす出来事（保険事故）があった場合に決められた給付を行い，人々の生活の安定を図ることを目的とした保険制度である．

1) 医療保険制度（第2章2参照）
　医療保険制度は，病気や怪我で通院や入院をした場合に，医療費の負担を軽くする（例：

医療費が合計 10,000 円かかる場合に，本人の負担金額が 3,000 円になるような）しくみである．具体的には，自営業者や年金生活者などは国民健康保険に，会社員は協会けんぽや健康保険組合に，公務員は共済組合に加入し，保険料（掛金）を支払っている本人（被保険者）やその家族などが，病院や診療所，調剤薬局などの保険医療機関で診療などのサービスを受けた際に，患者が支払った費用の残りを保険者である国民健康保険などが負担する制度である[2]．

2）年金制度（第2章4参照）

（公的）年金制度は，自身や家族が年をとったり，障害を負ったり，死亡したりするなどして，自立した生活が難しくなる場合に，社会全体でそれを支えるしくみである．自営業など国民年金のみに加入している人は，毎月決められた保険料を自分で納め，会社員や公務員で厚生年金に加入している人は，毎月定率の保険料を職場と半々で負担（半分は給料から天引き）している．たとえば，老後はすべての人に老齢基礎年金が，障害を負った場合には障害年金が，家族が亡くなった場合には遺族に遺族年金が支給される[3]．

3）介護保険制度（第2章3参照）

介護保険制度は，高齢者の介護を社会全体で支え合うしくみである．40歳以上になると，医療保険などと同じように保険料を支払う．65歳以上で寝たきりや認知症で介護が必要な状態（要介護状態）や，日常生活の支援が必要な状態（要支援状態）になった場合，40〜64歳までは特定疾病（脳血管疾患など）により要介護状態や要支援状態になった場合に，通所介護などのサービスに支払った費用の残りを保険者である市区町村（以下，市町村）が負担する制度である[4]．

社会福祉

社会福祉とは，社会のなかで生活をするうえで，様々な困りごとがある障害者や母子家庭などが安心して生活ができるよう公的に支援することである[1]．障害者（児）福祉では，障害者や障害児が円滑に社会生活を送ることができるように，デイサービスや補装具の給付などの在宅サービス，障害者支援施設などの施設サービスといった支援がある．そのほかの社会福祉制度として，保育所など，児童の健全な育成や子育てを支援する児童福祉や，母子・父子・寡婦福祉がある．

公的扶助

貧困で生活が苦しい国民に対して，健康で文化的な最低限度の生活を保障し，その自立を助けるしくみである生活保護制度[5]がある．その内容の一部として，医療サービスの費用を支援する医療扶助，介護サービスの費用を支援する介護扶助がある（本人の費用負担はない）．

保健医療・公衆衛生

　保健医療や公衆衛生は，国民が健康に生活をできるような様々なことに関する予防や衛生のための制度である．

　具体的には，医師やその他の医療従事者や病院などが提供する医療サービス，疾病の予防や健康づくりなどの保健事業，母性の健康を保持したり，増進したりするとともに，心身ともに健全な児童の出生と育成を増進するための母子保健，食品や医薬品の安全性を確保する公衆衛生などである[1]．

> ▶column
>
>
> 　対象者が装具を購入したり，介護サービスを受けたりする際に，医療保険や介護保険などの社会保障制度を活用する．すなわち，さまざまな社会保障制度を理解してこそ，対象者の社会参加の促進を円滑に進めることにつながる．

文献

1) 厚生労働省：社会保障とは何か．
(https://www.mhlw.go.jp/stf/newpage_21479.html　参照 2024/1/21)
2) 厚生労働省：我が国の医療保険について．
(https://www.mhlw.go.jp/stf/seisakunitsuite/bunya/kenkou_iryou/iryouhoken/iryouhoken01/index.html　参照 2024/1/21)
3) 厚生労働省：年金制度の仕組み．
(https://www.mhlw.go.jp/stf/nenkin_shikumi.html　参照 2024/1/21)
4) 厚生労働省：介護保険制度の概要．
(https://www.mhlw.go.jp/stf/seisakunitsuite/bunya/hukushi_kaigo/kaigo_koureisha/gaiyo/index.html　参照 2024/1/21)
5) 厚生労働省：生活保護制度．
(https://www.mhlw.go.jp/stf/seisakunitsuite/bunya/hukushi_kaigo/seikatsuhogo/seikatuhogo/index.html　参照 2024/1/21)

（久保高明）

第2章 関連する制度・法規と組織〜とっつきにくいけど必要！〜

2 医療保険制度と組織

Point
- 日本の医療保険制度は国民全員を保証し，世界に誇れる社会保険方式の制度である．
- 医療の値段は診療報酬によって定められ，2年に1度改訂される．
- リハビリテーションの診療報酬は，疾患別，施設基準等によって定められている．

▶ introduction

クマ社長

ヒゴさん

医療保険制度って何ですか？

君は受診をしたとき，治療費の一部だけ支払ったのを覚えているかな？

はい．毎月保険料を払っているので，治療を受ける際の自己負担が少ないんですよね．
ヒゴさん

医療保険制度は，国民全員が支払った保険料の中から，治療を受けた人の治療費の一部を負担するシステムだよ．
クマ社長

治療費は，2年に1度見直しがあると聞きました．
ヒゴさん

治療費（診療報酬）は，医療の進歩や社会経済の変化に応じて見直しをするんだよ．
クマ社長

医療保険制度とは？

　私たちは，病気や怪我をしたとき，症状に応じて医療機関や薬局等で必要な医療サービスを受けることができる．この場合に受けた医療サービスにかかる料金を医療費という．
　この医療費は患者が全額を支払うのではなく，一部の負担金で治療が受けられるしくみになっている．患者の一部負担金以外の医療費は，公的医療保険として患者本人が事前に納めていた保険料と，国・都道府県・市町村・事業主からの負担によって運営されている．
　日本では1961年に国民皆保険制度[1]が導入され，すべての国民が公的医療保険に加入し，国民が平等でどの地域でも公平な医療を受けることができ，さらに医療機関を自由に選べる（フリーアクセス）というしくみがつくられた．医療機関の医療サービスという保険給付を受ける方式を「社会保険方式」，この定められたきまりのことを「医療保険制度」という．

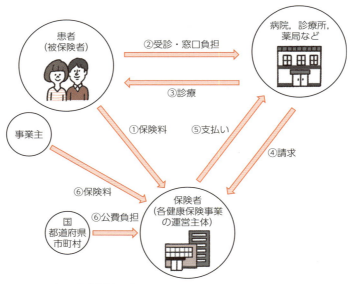

図1 日本の医療制度の概要
〔厚生労働省：我が国の医療保険について．（https://www.mhlw.go.jp/stf/seisakunitsuite/bunya/kenkou_iryou/iryouhoken/iryouhoken01/index.html 参照 2024/2/21）〕

　日本の医療保険制度の概要は，図1[1]のとおりである．①患者（被保険者）は毎月，保険料（掛金）を保険者（各健康保険事業の運営主体）に納める．保険者には，ほかにも⑥事業主からの保険料と国などの行政機関からの補助金も交付されている．②③患者は，医療機関で医療サービスを受けると，一部負担金を支払う．④⑤医療機関は保険者に医療費を請求すると，保険者から医療機関に支払われる．

　世界をみると，ドイツとフランスは，日本と同じく「社会保険方式」による医療制度が構築されている．一方，イギリスは，税をおもな財源として医療制度が運営される「税方式」である．「税方式」の国では，利用者はほぼ無料で医療サービスを受けることができるが，医療へのフリーアクセスについては制限があることが多い．

　また，アメリカは，国民全般を対象とする公的医療保障制度はなく，公的医療保障制度の関与をできる限り小さくしようとする「公的医療限定方式」とでもよべそうな体制をとっている．「公的医療限定方式」の国は世界でも少数派である．

　日本の医療保険制度は国民が安心して生活していくためにも重要で，世界に誇れる制度といわれていた．しかし，今日では，少子高齢化や近年の新型コロナウイルス感染症における医療費増大による保険料の財源不足という問題も抱えている．

1）医療保険の種類

　医療保険は，会社員などが加入する被用者保険と，自営業者や退職者などが加入する国民健康保険，75歳以上を全員対象とする後期高齢者医療保険の大きく3つに分けることができる（表1）[2]．

表1 医療保険の種類

医療保険の制度		被保険者	保険者	給付内容
被用者保険（職域保険）	健康保険	民間企業に勤務する人（健康保険の適応事業所で働く人）	全国健康保険協会，健康保険組合	業務外の病気・怪我，出産，死別
	船員保険	船員として船舶所有者に使用される人	全国健康保険協会	
	共済組合などの短期給付	国家公務員，地方公務員，私学教職員	各種共済組合	病気・怪我，出産，死別
国民健康保険（地域保健）		健康保険，船員保険，共済組合等に加入している勤労者以外の一般住民	市町村，国民健康保険組合	病気・怪我
後期高齢者医療保険		75歳以上，または65〜74歳で一定の障害の状態にあると認定された人	後期高齢者医療広域連合	病気・怪我

〔全国健康保険協会：医療保険制度の体系. (https://www.kyoukaikenpo.or.jp/g3/cat320/sb3190/sbb3190/1966-200/ 参照 2024/2/21) を改変〕

健康保険に加入している本人を「被保険者」，健康保険事業の運営主体のことを「保険者」という.

a. 被用者保険

被用者保険は，会社員などの被用者やその扶養家族を対象にした健康保険のことをいう. 被用者の職域によっておもに3つに分類（民間企業：健康保険，船員：船員保険，公務員：共済組合）されるため，職域保険ともいわれる.

保険料は被用者の給与水準によって定められ，被用者と企業が折半して支払うことになっている. また，傷病手当金や出産手当金など様々な給付があり，病気や怪我，出産等で休業するときも，安心して療養や出産に専念できるところが大きな特徴である.

b. 国民健康保険

国民健康保険は，自営業や農業，無職の人などを対象にした医療保険である. 住んでいる市町村で加入するため，地域保険ともいわれる. 保険料は，世帯ごとに収入や資産額，世帯人数に応じて算出され，世帯主が負担している.

保険料は，市町村ごとに算定されるので，住む地域によって金額が異なっている. また傷病手当金や出産手当金の給付は，ほとんどの市町村で行われていない.

c. 後期高齢者医療保険

後期高齢者医療保険は，75歳以上もしくは65歳以上で障害をもつ高齢者が加入する医療保険である. 対象となる高齢者は，個人単位で保険料を支払う.

後期高齢者医療制度の運用費は，患者の自己負担に加え，現役世代の保険料から徴収している「後期高齢者支援金」および公費でまかなわれている.

2）患者負担額の取扱い

患者負担額は，おもに年齢で決められており，高齢者は収入も考慮されている（図2）[3].

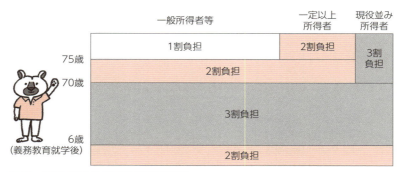

図2　医療保険の自己負担額の割合
〔厚生労働省：医療費の一部負担（自己負担）割合について．(https://www.mhlw.go.jp/content/000937919.pdf　参照2024/2/21)〕

3）国民医療費

　国民医療費とは，1年間の公的医療保険診療の対象となりえる疾病の治療にかかった医療費を推計したものである．

a. 国民医療費の財源

　2021年の国民医療費は，総額45兆359億円であった．国民医療費の財源をみると（**図3-A**）[4]，患者負担分が11.6％，保険料が50％と，医療保険制度単体では61.6％であり，不足する38％は公費でまかなわれている．

　年齢別にみると（**図3-B**）[4]，75歳以上の後期高齢者と前期高齢者の医療費はあわせて60.6％と医療費全体の半数以上を占めており，高齢者が特に医療給付費に占める割合が高いことがわかる．

b. 国民医療費の推移

　日本の国民医療費は，1978年には10兆円であったがその後右肩上がりに上昇し，約40年後の2021年にはその4倍を超えた．一方，国内総生産（GDP）の比率は，ここ10年横ばいである（**図4**）[4]．

　日本は現在，少子高齢化が進んでいる．これは世界のなかでみても最も進んでおり，今後もこの傾向は2060年まで続くと予想されている（**図5**）[5]．

　そのため，今後も国民医療費が上昇し，公費からの補填が増大することは避けられない．このような高齢者医療費の増大に対し，国は，医療保険制度の維持継続に向けて制度を適切

> ▶column
>
>
> 　高額療養費制度とは，年齢や所得に応じて医療機関や薬局での自己負担額が1か月のうちに一定額を超えた場合には，それ以上は負担しなくてもよいこととするしくみである．医療費が原因で国民が経済的に困窮することを避けるための制度である．他国には同等・類似の制度はあまり存在せず，日本の医療制度独自のよいしくみとして語られる．

2 医療保険制度と組織

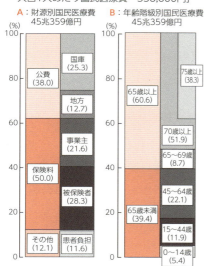

図3 国民医療費の財源
[厚生労働省：令和3（2021）年度国民医療費の概況　参考1.]

注：1）（　）内の数値は構成割合（単位：%）である．
　　2）制度区分別国民医療費は令和3年度内の診療についての支払確定額を積み上げたものである（ただし，患者等負担分は推計値である）．

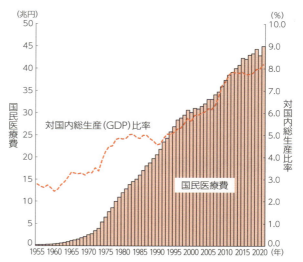

図4 国民医療費・対国内総生産比率の年次推移
[厚生労働省：令和3（2021）年度国民医療費の概況　参考1.]

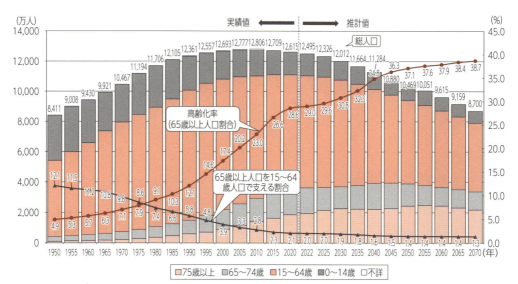

図5 高齢化の推移と将来推計
[内閣府：令和5年版高齢社会白書（全体版）第1章第1節-1　高齢化の現状と将来像.]

に運用するため，これまで数回にわたり政策を実施している．おもな政策としては，2000年の介護保険制度と高齢者1割負担（以前は無料），2006年の現役並み所得高齢者3割負担，2003年の被用者本人3割負担（以前は1割負担）の導入などである．先述した後期高齢者医療保険は，2006年に高齢者の世代と現役世代の費用負担や財政運営の責任を明確化し，公平でわかりやすい制度にするため創設された．

組織〜保健医療機関〜

医療保険制度を利用する組織を保健医療機関という．保健医療機関には，①病院（総合病院，専門病院），②診療所（クリニック），③薬局，④保健センターがある．このうちの病院，診療所は，以下のように分類されている．

1）医療法における病院の分類（図6)[6]

a. 病床数による分類

医業を行うための場所を病院と診療所とに限定し，病院と診療所との区分については，病院は20床以上の病床をもつもの，診療所は病床をもたないものまたは19床以下の病床をもつものとしている．

b. 機能による分類

病院のうち一定の機能をもつ病院（特定機能病院，地域医療支援病院）について，一般の病院とは異なる要件（人員配置基準，構造設備基準，管理者の責務等）を定め，この要件を満たした病院には名称独占を認めている．

2）病床の機能区分による分類〜地域医療構想における医療機能の整理〜

超高齢社会，および医療の地域格差にも耐えうる医療提供体制を構築するため，2014年に「医療介護総合確保推進法」によって，「地域医療構想」が制度化された．これまで施設基準（後述）において病棟単位で機能が区分されていたが，病床単位で区分する取り組みである．

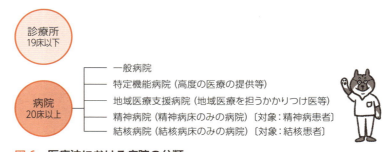

図6 医療法における病院の分類

〔厚生労働省：平成22年版 厚生労働白書 資料編Ⅰ-2-(2)-医療施設の類型．(https://www.mhlw.go.jp/wp/hakusyo/kousei/10-2/kousei-data/PDF/22010206.pdf 参照2024/2/21）を一部改変〕

表2　病床の機能区分

医療機能の名称	医療機能の内容
高度急性期機能	・急性期の患者に対し，状態の早期安定化に向けて，診療密度が特に高い医療を提供する機能
急性期機能	・急性期の患者に対し，状態の早期安定化に向けて，医療を提供する機能
回復期機能	・急性期を経過した患者への在宅復帰に向けた医療やリハビリテーションを提供する機能 ・特に，急性期を経過した脳血管疾患や大腿骨頸部骨折等の患者に対し，ADLの向上や在宅復帰を目的としたリハビリテーションを集中的に提供する機能（回復期リハビリテーション機能）
慢性期機能	・長期にわたり療養が必要な患者を入院させる機能 ・長期にわたり療養が必要な重度の障害者（重度の意識障害者を含む），筋ジストロフィー患者または難病患者等を入院させる機能

〔厚生労働省：令和5年度病床機能報告　報告マニュアル①基本編．(https://www.mhlw.go.jp/content/001152025.pdf　参照 2024/2/21)〕

　地域医療構想とは，まず，将来人口推計をもとに2025年に必要となる病床数を4つの医療機能ごとに推計する．次に，当時の病床の地域偏在，余剰または不足が見込まれる機能を明らかにして地域の実情を地域の病院全体と都道府県で共有し，協議によって課題を解決して2025年には効率的な医療提供体制を実現する取り組みである．ここで区分される4つの病床の医療機能は，**表2**[7)]のとおりである．

医療の値段〜診療報酬〜

1）診療報酬とは

　診療報酬とは，保険医療機関が医療サービスの対価として受け取る，全国一律に適応された報酬である．

　診療報酬の設定は，医師の診察や手術などの技術料と，診療に伴い必要となる薬剤や治療材料などの価格（薬価など）に大きく分けられ，それぞれ数千以上に及ぶ項目について1点10円で点数化され，評価されている．いわゆる，価格表（個々の診療行為の価格）と，品目表（保険診療の範囲・内容）の役割をもつ．そのため，医療の質と量，および保健医療機関の経営，国の予算に影響を及ぼす．

2）診療報酬の計算方法

　診療報酬の算定には，「出来高払い方式」と，「包括払い方式」の2種類がある．

　「出来高払い方式」は外来で採用されることが多く，治療や診療で発生した内容を合算して診療報酬を算出するため，行われた医療サービスが多いほど診療報酬は増える．一方，「包括払い方式」は入院で採用されており，治療患者の病名や治療内容に応じて分類され，分類ごとに1日あたり一定の診療報酬となるため，医療サービスの数による変動はない．

> **column**
>
> 2003年に導入された包括払い医療費支払制度（Diagnosis Procedure Combination：DPC制度）は，「包括払い」に加えて，一部従来どおりの出来高払いが認められている項目を，あわせて請求する制度である（図7)[8]．この制度により，過剰な医療サービスの抑制が期待されている．

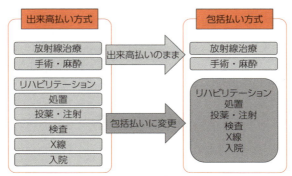

「出来高払い方式」では，診療行為ごとに医療費を計算する．「包括払い方式」では，診療行為の量や回数に関わらず，1日あたりの医療費が定額となる．

図7　DPC制度
〔厚生中央病院：入院費用について．(https://kohseichuo.jp/hospitalization/discharge.html　参照2024/2/21)を改変〕

3）施設基準

診療報酬を算定するうえで，医療機関として施設基準の取得が必要となる．施設基準では人員や設備などの条件が決められ，同じサービスであっても算定できる診療報酬の点数に差が出る．

表3[9]は，一般病棟入院基本料の施設基準を示したものである．この基準は，医師の配置と看護師の配置，入院患者の平均在院日数などによって定められている．

また，同じようにセラピストの数が施設基準となる入院料として，回復期リハビリテーション病棟および地域包括医療病棟，地域包括ケア病棟の入院料がある．回復期リハビリテーション病棟では，リハビリを集中的にチーム医療で行うため，表4[10]のようにセラピストのほか，社会福祉士，管理栄養士，医師，看護職員の数が決まっている．さらに，「リハビリテーションの質」が着目され，その評価として「重症患者の割合」「自宅復帰率」「リハビリテーション実績指数」といった成果が施設基準として定められている．

4）リハビリテーションに関する診療報酬

a. 疾患による分類と施設基準による分類

リハビリテーション料は，「対象疾患」の内容と，「施設基準」による分類によって定められている．

2 医療保険制度と組織

表3 一般病棟入院基本料の施設基準（2024年7月現在）

入院基本料		点数	看護職員常時配置	看護師比率	夜勤看護	平均夜勤時間	入院患者の平均在院日数
急性期一般	1	1,688	7対1以上	7割以上	看護師1を含む，看護職員2以上	72時間以下	16日以内
	2	1,644	10対1以上				21日以内
	3	1,569					
	4	1,462					
	5	1,451					
	6	1,404					
地域一般	1	1,176	13対1以上	7対1以上			24日以内
	2	1,170					
	3	1,003	15対1以上	4対1以上	看護職員2以上		60日以内
特別		612	2割以上	—	—	—	—

〔厚生労働省：2024年度診療報酬改定．（https://www.mhlw.go.jp/content/12404000/000887197.pdf　参照 2024/2/21）〕

表4 回復期リハビリテーション病棟の入院料（2024年7月現在）

	入院料/日（点数）	人員				
		医師	看護職員	セラピスト	社会福祉士	管理栄養士
入院料1	2,229	専任常勤1人以上	13対1	専従常勤理学療法士3人以上，作業療法士2人以上，言語聴覚士1人以上	専従1人以上	専任常勤1人
入院料2	2,166					
入院料3	1,917					専任常勤1人の配置が望ましい
入院料4	1,859		15対1	専従常勤理学療法士2人以上，作業療法士1人以上	—	
入院料5	1,696					

	リハビリテーションの提供体制等に関する施設基準		アウトカムに関する施設基準			
	休日のリハビリテーション	口腔管理	新規入院患者のうちの，重症の患者の割合	自宅等に退院する割合	リハビリテーション実績指数	入院時に重症であった患者の退院時の日常生活機能評価（　）内はFIM総得点
入院料1	○	○	4割以上	7割以上	40以上	3割以上が4点（16点）以上改善
入院料2					—	
入院料3			3割以上		35以上	3割以上が3点（12点）以上改善
入院料4	—					
入院料5			—			

〔厚生労働省：令和6年度診療報酬改定説明資料等について．（https://www.mhlw.go.jp/stf/seisakunitsuite/bunya/0000196352_00012.html　参照 2024/6/10）〕

▶column

　地域包括ケア病棟は，急性期治療を経過した患者が，自宅や介護施設へと退院する前に，リハビリテーションが必要な場合に入院する病棟である．また，療養を行っている患者等の受け入れや患者の在宅復帰支援などを行い，地域包括ケアシステムを支える役割をももつ．施設基準は1〜4まであり，自宅から入院した患者の割合などが「実績」として評価される．この病棟では，診療報酬は各医療サービスの診療報酬の積み上げではなく，疾病に基づき定額の報酬を払う包括払い方式であり，リハビリテーション料はその包括に含まれる[4]．

第2章　関連する制度・法規と組織〜とっつきにくいけど必要！〜

表5　疾患別リハビリテーション料（2024年7月現在）

職種	点数（1単位）			標準算定日数	対象疾患（抜粋）
	I	II	III		
心大血管疾患リハビリテーション料　PT OT Dr Nrs 集団	205 205 205 205 205	125 125 125 125 125	— 	150日	急性心筋梗塞，狭心症，開心術後，大血管疾患，慢性心不全で左室駆出率40%以下　等
脳血管疾患等リハビリテーション料　PT OT ST Dr 他	245（147） 245（147） 245（147） 245（147） —	200（120） 200（120） 200（120） 200（120） —	100（60） 100（60） 100（60） 100（60） 100（60）	180日	脳梗塞，脳腫瘍，脊髄損傷，パーキンソン病，高次脳機能障害　等
廃用症候群リハビリテーション料　PT OT ST Dr 他	180（108） 180（108） 180（108） 180（108） —	146（88） 145（88） 146（88） 146（88） —	77（46） 77（46） 77（46） 77（46） 77（46）	120日	急性疾患等に伴う安静による廃用症候群
運動器リハビリテーション料　PT OT Dr 他	185（111） 185（111） 185（111） —	170（102） 170（102） 170（102） —	85（51） 85（51） 85（51） 85（51）	150日	上・下肢の複合損傷，脊髄損傷による四肢麻痺，運動器の悪性腫瘍等
呼吸器リハビリテーション料　PT OT ST Dr	175 175 175 175	85 85 85 85	— 	90日	肺炎・無気肺，肺腫瘍，肺塞栓，慢性閉塞性肺疾患であって重症度分類II以上の状態　等

（　）内は，月に13単位を限度に入院中の要介護被保険者に対して，標準算定日数を超えてリハビリテーションを行う場合.

〔厚生労働省：2024年度診療報酬改定.（https://www.mhlw.go.jp/content/12404000/000887197.pdf　参照 2024/2/21），厚生労働省：中央社会保険医療協議会　第423回総会資料. p.5，2019 より作成〕

　　表5[9,11]のとおり，心大血管疾患と呼吸器の施設基準はIとIIに，脳血管疾患等や廃用症候群，運動器はI〜IIIに分けられる．対象疾患の発症日などからの期間よって，算定可能な単位が決定される．心大血管疾患では，治療開始日から150日を限度とし，1日9単位（1単位20分）まで可能である．これらの疾患別リハビリテーション料には，発症早期からかかわることを推奨するため，急性期リハビリテーション加算50点，早期リハビリテーション加算25点や初期加算45点が設定されている．なお，1人のセラピストが実施できる単位数は1日18単位，週108単位となっている．

　　疾患別リハビリテーション料に対しての施設基準は，表6[11]のとおり医師の数・セラピストの数（理学療法士〈PT〉，作業療法士〈OT〉，言語聴覚士〈ST〉）・リハビリ室の面積・設備が定められている．

b. その他のリハビリテーション料

　　表6の疾患別以外に，難病患者リハビリテーション料，認知症患者リハビリテーション料などもある．

表6　疾患別リハビリテーション料の施設基準（2024年7月現在）

項目名		医師	セラピスト全体	PT	OT	ST	専有面積（内法*による）		器械・器具具備
心大血管疾患リハビリテーション料	(I)	循環器科または心臓血管外科の医師が実施時間帯に常時勤務 専任常勤1名以上	—	専従常勤PTおよび専従常勤看護師合わせて2名以上等	必要に応じて配置	—	病院30m²以上 診療所20m²以上		要
	(II)	実施時間帯に上記の医師及び経験を有する医師（いずれも非常勤を含む）1名以上勤務	—	専従のPTまたは看護師いずれか1名以上					
脳血管疾患等リハビリテーション料	(I)	専任常勤2名以上	専従従事者合計10名以上	専従常勤PT5名以上	専従常勤OT3名以上	（言語聴覚療法を行う場合）専従常勤ST1名以上	160m²以上	（言語聴覚療法を行う場合）専用室（8m²以上）1室以上	要
	(II)	専任常勤1名以上	専従従事者合計4名以上	専従常勤PT1名以上	専従常勤OT1名以上		病院100m²以上 診療所45m²以上		
	(III)	専任常勤1名以上	専従の常勤PT，常勤OT，常勤STのいずれか1名以上				病院100m²以上 診療所45m²以上		
廃用症候群リハビリテーション料	(I)～(III)	脳血管疾患等リハビリテーション料に準じる							
運動器リハビリテーション料	(I)	専任常勤1名以上	専従常勤PTまたは専従常勤OT合わせて4名以上			—	病院100m²以上 診療所45m²以上		要
	(II)		専従常勤PT2名または専従常勤OT2名以上，あるいは専従常勤PTおよび専従常勤OT合わせて2名以上						
	(III)		専従常勤PTまたは専従常勤OT1名以上				45m²以上		
呼吸器リハビリテーション料	(I)	専任常勤1名以上	専従常勤PT1名を含む常勤PTまたは常勤OT合わせて2名以上			—	病院100m²以上 診療所45m²以上		要
	(II)		専従常勤PTまたは専従常勤OT1名以上				45m²以上		

＊：内壁で囲まれた部分の面積（2015年4月から内法に統一された）

［厚生労働省：中央社会保険医療協議会　第423回総会資料. p6. 2019］

第2章 関連する制度・法規と組織～とっつきにくいけど必要！～

表7 リハビリテーションにかかわる計画書・管理料（2024年7月現在）

項目名	算定点数	内容
リハビリテーション総合計画評価料	1. 300点 2. 240点 1回/月	医師・看護師・PT・OT・STなどの多職種が共同してリハビリテーション評価を行い，当該計画に基づきリハビリテーションを行った場合に算定する
目標設定等支援・管理料	初回250点 2回目以降100点 1回/人	要介護被保険者等に対するリハビリについて，医療と介護の連携を促すために，医師・看護師・PT・OT・STなどの多職種がリハビリの目標設定を行い，その進捗を管理した場合に算定する

〔厚生労働省：令和6年度診療報酬改定について 個別改訂項目について．(https://www.mhlw.go.jp/content/12404000/001220531.pdf 参照2024/6/10)〕

c. リハビリテーションにかかわる計画書・管理料

　リハビリテーションを行ううえで，患者ごとにリハビリテーションの実施計画書を作成する．患者本人または家族に説明し同意を得て交付することで，リハビリテーションが開始される．リハビリテーション実施計画書の内容は，リハビリテーションを行っている患者の経過や目標を把握するための情報として，関係職員に周知される（表7）[12]．

診療報酬の決定のしくみ

1) 診療報酬の改定は2年に1度

　診療報酬は，医療保険は2年ごとに，介護保険は3年ごとに見直しが行われ，改定される．これは，医療の進歩や社会経済の変化に対応し，公平な報酬の確保を目的とするためである．

2) これまでのリハビリテーション料の診療報酬の推移

　現在のリハビリテーション料となるまで，どのような推移があったかをみてみよう．診療報酬としてはじめてリハビリテーション料が取り決められたのは1958年であり，1974年に理学療法と作業療法について認定施設制度がはじまった．「複雑」と「簡単」の2つに分けられ，「複雑」では1単位が40分以上80点，「簡単」では15分以上40点であった．1981年の改定で，「複雑」は300点へ大幅に点数が上がり，同時に言語療法が点数化された．
　1992年には，施設基準により理学療法はI～IVに，作業療法・言語療法はI・IIに分けら

▶column

　医療保険のうち，医科診療報酬，歯科診療報酬，調剤報酬は2年ごとに，薬価は1年ごとに改定される．内閣府が医療費の総額（改定率）を決めたうえで，国の審議会が策定した基本方針に基づいて「中央社会保険医療協議会（中医協）」が具体的な個別項目の審議を行っている．

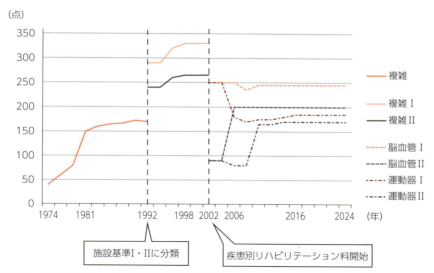

図8　リハビリテーション料の推移の概要
※1974〜1992年：複雑（20分あたり），1992〜2006年：施設基準Ⅰ・Ⅱの複雑（20分あたり），2006年〜：脳血管疾患等・運動器疾患Ⅰ・Ⅱの点数をグラフ化
〔西條一彦：診療報酬点数表に込められたメッセージを読む―言語聴覚療法を中心に―，成田会・研究ジャーナル2；9-18，2021をもとに作成〕

れ，さらに理学療法では発症日からの期間により区分された．2002年には，「複雑」「簡単」から現行の「疾患別リハビリテーション料」に区分され大きく変化した．1単位あたりの時間が半分の20分に統一されたため点数は大きく低下し，最も高い「脳血管疾患等Ⅰ」で250点となった．

これまでのリハビリテーション料の推移を，20分1単価あたりに計算し，図8[13]に示した．1998年をピークに低下しているが，2010年より大きな変動はないことがわかる．

近年の動向として，早期から離床に必要な治療を行った場合の早期離床リハビリテーション加算が進んでいる．また，難病患者に対するロボットスーツを着用した歩行運動処置などの診療報酬も認められている．

3）どうなる？　これからのリハビリテーション料

図9[14]は，入院1日あたりのリハビリテーション点数と医療費に占めるリハビリテーション料の割合について，1999〜2022年までの推移を示したグラフである．1999年には1.9%（32.2点）であったが，年々増加し，2022年には5.9%（214.9点）を占めるようになっている．これは，図7に示すように，2008年以降に診療報酬の大幅な変動がない状態で，1999年のPT・OT養成校の急激な増加に伴うセラピストの増加により，医療費に占めるリハビリテーション料の割合も増大しているためと考えられる．

今後，少子高齢化がさらに進むことから，さらに医療費が増大し，国が政策を講じることが予想されるため，その動向に注意を払う必要がある．

2024年の診療報酬の改定では，疾患別リハビリテーション料に，職種ごとの区分が新設

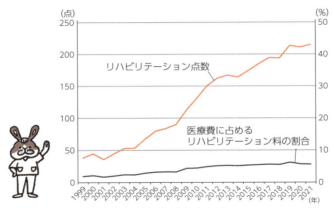

図9 日本における入院の1日あたりのリハビリテーション点数と医療費に占めるリハビリテーション料の割合の推移

〔厚生労働省：社会医療診療行為別統計（旧：社会医療診療行為別調査）：結果の概要　1992～2022．(https://www.mhlw.go.jp/toukei/list/26-19c.html　参照 2024/2/21）より作図〕

された．現在は職種による点数の差はないが，今後は差が生じることも考えられる．近年の傾向として，「医療の質」に応じて施設基準が改定され，「質」に対する評価がなされているため，「リハビリテーションの質」を高め，その質を数値化して示すことが必要だろう．

文献

1) 厚生労働省：我が国の医療保険について．
(https://www.mhlw.go.jp/stf/seisakunitsuite/bunya/kenkou_iryou/iryouhoken/iryouhoken01/index.html　参照 2024/2/21)
2) 全国健康保険協会：医療保険制度の体系．
(https://www.kyoukaikenpo.or.jp/g3/cat320/sb3190/sbb3190/1966-200/　参照 2024/2/21)
3) 厚生労働省：医療費の一部負担（自己負担）割合について．
(https://www.mhlw.go.jp/content/000937919.pdf　参照 2024/2/21)
4) 厚生労働省：令和3（2021）年度国民医療費の概況　参考1．
(https://www.mhlw.go.jp/toukei/saikin/hw/k-iryohi/21/　参照 2024/2/21)
5) 内閣府：令和5年版高齢社会白書（全体版）第1章第1節-1　高齢化の現状と将来像．
(https://www8.cao.go.jp/kourei/whitepaper/w-2023/zenbun/pdf/1s1s_01.pdf　参照 2024/2/21)
6) 厚生労働省：平成22年版　厚生労働白書　資料編Ⅰ-2-(2)-医療施設の類型．
(https://www.mhlw.go.jp/wp/hakusyo/kousei/10-2/kousei-data/PDF/22010206.pdf　参照 2024/2/21)
7) 厚生労働省：令和5年度病床機能報告　報告マニュアル①基本編．
(https://www.mhlw.go.jp/content/001152025.pdf　参照 2024/2/21)
8) 厚生中央病院：入院費用について．
(https://kohseichuo.jp/hospitalization/discharge.html　参照 2024/2/21)
9) 厚生労働省：2024年度診療報酬改定．
(https://www.mhlw.go.jp/content/12404000/000887197.pdf　参照 2024/2/21)
10) 厚生労働省：令和6年度診療報酬改定説明資料等について．
(https://www.mhlw.go.jp/stf/seisakunitsuite/bunya/0000196352_00012.html　参照 2024/6/10)
11) 厚生労働省：中央社会保険医療協議会　第423回総会資料．p.5, 2019.
(https://www.mhlw.go.jp/content/12404000/000548711.pdf　参照 2024/2/21)
12) 厚生労働省：令和6年度診療報酬改定について　個別改訂項目について．
(https://www.mhlw.go.jp/content/12404000/001220531.pdf　参照 2024/6/10)
13) 西條一彦：診療報酬点数表に込められたメッセージを読む―言語聴覚療法を中心に―，成田会・研究ジャーナル　2；9-18, 2021
14) 厚生労働省：社会医療診療行為別統計（旧：社会医療診療行為別調査）：結果の概要 1992～2022．
(https://www.mhlw.go.jp/toukei/list/26-19c.html　参照 2024/2/21)

（枝尾久美）

第2章 関連する制度・法規と組織〜とっつきにくいけど必要！〜

3 介護保険制度と組織

Point
- 介護報酬は「基本部分」と「加算」「減算」により算出している．
- ここでは，リハビリテーション専門職が直接的にかかわるサービスをおもに記載する．
- 今後は LIFE の活用が重要となってくる．

▶ introduction

ピーさん：介護保険はなぜ，できたのですか？

ヒゴさん：家族を中心に行っていた介護を，社会全体で支え合いながら行うためだよ．

ピーさん：医療保険と同じように，保険料を支払う必要があるんですね．

ヒゴさん：そうだよ．介護保険を利用する人が保険料を支払うため，自分の意思でさまざまなサービスを受けられるようになっているんだ．

ピーさん：サービスを受けるためには，どのような手続きが必要なんですか？

ヒゴさん：サービスを受けたい人が，住んでいる市町村の窓口に申請をするんだよ．

介護保険制度とは？

1) 介護保険とは

介護保険は，高齢者の介護を社会全体で支え合うしくみである（図1）．基本的な考え方として，次の3点があげられる．
- 自立支援：単に介護を要する高齢者の身の回りの世話をするということを超えて，高齢者の自立を支援することを理念とする
- 利用者本位：利用者の選択により，多様な主体から保健医療サービス，福祉サービスを総合的に受けられる
- 社会保険方式：給付と負担の関係が明確な社会保険方式を採用している

2) 介護保険の財源

介護保険の介護サービスを利用する場合，利用者の所得に応じて利用した費用の1割また

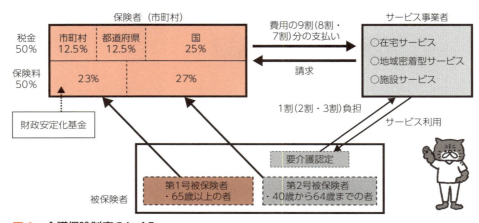

図1 介護保険制度のしくみ
〔厚生労働省：介護保険とは（https://www.mhlw.go.jp/content/000801559.pdf 参照2024/1/29）を改変〕

は2割・3割を負担する．残りの9割または8割・7割は，介護保険財源からサービス提供者へ支払われる．介護保険の財源は，被保険者の保険料（50％）と，国（25％），都道府県（12.5％），市町村（12.5％）の公費で構成されている．

介護保険サービスの利用（図2）

1）要介護認定の申請

　介護保険サービスを利用するには，申請者本人が住んでいる市町村の窓口に要介護認定を申請する必要がある．受付窓口の名称は，「高齢者福祉課」「介護保険課」など市町村によって異なる．申請は本人あるいは家族が行うが，地域包括支援センターあるいは居宅介護支援事業者に申請を代行してもらうこともできる．申請に必要なものは，第1号被保険者の場合は介護保険被保険者証，第2号被保険者の場合は医療保険証である．

2）要介護認定

　まず，訪問調査員が全国共通の様式を使用し，訪問調査を実施する．主治医には主治医意見書の提出を依頼する．

　訪問調査および主治医意見書に基づいて，コンピュータで要介護認定等基準時間を算定し，要介護度の一次判定を行う．その結果をもとに，訪問調査での特記事項や主治医意見書も踏まえ，保険・医療・福祉の専門家で構成される「介護認定審査会」で二次判定を行う．二次判定では，介護の必要度により要介護1～5，要支援1，2，非該当の8段階に分類され（表1），要介護度が決定される．

　判定結果は市町村に通知され，本人のもとへ「認定通知書」と「被保険者証」が郵送で届く．要介護・要支援新規認定の有効期限は原則6か月，要支援・要介護更新認定は原則12か月である．

3 介護保険制度と組織

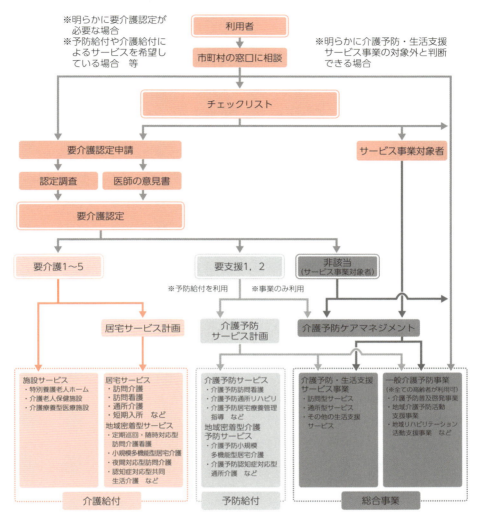

図2　サービス利用の手続き
〔厚生労働省：介護予防・日常生活支援総合事業のサービス利用の流れ（https://www.kaigokensaku.mhlw.go.jp/commentary/flow_synthesis.html　参照 2024/1/29）を一部改変〕

表1　要介護状態の区分

要介護状態の区分	状態の例	利用できるサービス
要支援1	基本的な日常生活はほぼ自分で行うことができるが，要介護状態にならないように何らかの支援が必要	介護予防サービス
要支援2	基本的な日常生活を行う能力が低下し，何らかの支援が必要	
要介護1	立ち上がりや歩行が不安定．排せつや入浴などで一部介助が必要	介護サービス
要介護2	立ち上がりや歩行が自力では難しい．排せつや入浴，衣服の着脱などで，一部または全体の介助が必要	
要介護3	立ち上がりや歩行が自力では難しい．排せつや入浴，衣服の着脱などで，全体の介助が必要	
要介護4	排せつや入浴，衣服の着脱など，日常的に全面的な介助が必要	
要介護5	意志の伝達が難しい．生活全般において全面的な介助が必要	
非該当	介護保健によるサービスは受けられないが，市町村の介護予防事業への参加や，保健福祉事業を利用することができる	

3) 介護保険のサービス

　介護保険サービスを利用するためには，ケアプランを作成する必要がある．ケアプランは，介護の必要度が「非該当」「要支援1,2」の場合は地域包括支援センターが，「要介護1〜5」の場合は介護支援専門員（ケアマネージャー）が，それぞれ作成する．

　サービスには，介護給付，予防給付，総合事業の3つがある．

a. 介護給付

　要介護者を対象としたサービスで，施設サービス（特別養護老人ホーム，介護老人保健施設など），居宅サービス（訪問介護，通所介護，訪問看護など），そして地域密着型サービス（小規模多機能型居宅介護など）がある．

（1）施設サービス

　施設サービスには，「介護老人保健施設」「介護老人福祉施設（特別養護老人ホーム）」「介護療養型医療施設（2023年度末まで）」の3つがある．施設サービスは，要介護者のみが利用することができる．なお，2018年4月から新たな介護保険施設として，「介護医療院」が創設された．

（2）居宅サービス

　居宅サービスには，利用者の自宅に看護師等が訪問する「訪問サービス」，利用者が施設に通う「通所サービス」，利用者が施設に短期間入居する「短期入所サービス」がある．このほかに，福祉用具のレンタル料や購入費の補助などがある．

（3）地域密着型サービス

　介護が必要となった高齢者が，住み慣れた地域で生活が継続できるように，日常生活圏内にサービスの拠点を確保し，サービスを提供することを目的として，2006年に創設されたサービス類型である．市町村によって指定された事業者が，その地域に住む利用者を対象として提供するサービスである．

b. 予防給付

　要支援者が要介護状態になることを予防するためのサービスで，介護予防サービス（介護

▶column

　介護支援専門員とは，要介護者や要支援者の人の相談や心身の状況に対応するとともに，サービス（訪問介護，デイサービスなど）を受けられるようにケアプラン（介護サービス等の提供についての計画）の作成や市町村・サービス事業者・施設等との連絡調整を行う者である．保健医療福祉分野での実務経験（医師，看護師，社会福祉士，介護福祉士等）が5年以上である者などが，介護支援専門員実務研修受講試験に合格し，介護支援専門員実務研修の課程を修了して介護支援専門員証の交付を受けた場合に，介護支援専門員となることができる．

予防訪問リハビリ，介護予防訪問看護など）と，地域密着型介護予防サービス（介護予防小規模多機能型居宅介護など）がある．

c. 総合事業（介護予防・日常生活支援総合事業）

地域の実情に応じた効果的な介護予防の推進を行い，高齢者本人への機能面へのアプローチだけではなく，高齢者本人を取り巻く環境や地域も含めた事業である．介護予防・生活支援サービス事業は，要支援の認定を受けた者と基本チェックリストの該当者が利用できる事業である．また，一般介護予防事業は，第1号被保険者のすべての者と，その支援のための活動にかかわる者に対して行われる．

介護報酬と算定の基本ルール

1）介護報酬とは

介護報酬とは，「指定事業者が実施した保険給付の対象となるサービスにかかった費用」のことであり，「基本単位」と「加算」「減算」により算出される．国が定めた「介護給付費単位数表」には，サービスごとに「単位数」が示されている．

2）1単位あたりの単価

1単位あたりの単価は，事業所，施設の所在地によって8区分（1〜7級地・その他）に分類され，10円〜11.40円となっている．この単価に各サービスの単位をかけることで，そのサービスの介護報酬を決定する．

科学的介護情報システム（LIFE）

介護領域においても，エビデンスに基づいた質の高い介護サービスを確立していくことが重視されており，厚生労働省は介護のエビデンス構築に向けて，

・介護保険総合データベース（介護DB）：要介護認定情報，介護保険レセプト情報を格納
・通所・訪問リハビリテーションの質の評価データ収集事業（VISIT）：通所・訪問リハビリテーションにおけるリハビリテーション計画書等の情報を格納
・科学的介護情報データベース（CHASE）：利用者の状態や提供したケアに関する情報，具体的には認知症・口腔・栄養のデータベースを格納

という3つのデータベースを稼働させている．2021年から「VISIT」と「CHASE」は一体的に運用され，「科学的介護情報システム（LIFE）」という名称に統一された．

事業所・施設がデータを提出し，データベースからフィードバックを受ける．フィードバックの内容を踏まえてサービスやケアを改善するPDCAサイクルを回していくことで，エビデンスに基づいた質の高い介護サービスが確立していくと期待されている（表2）．

表2 LIFEへのデータ提出とフィードバックの活用が算定要件にある加算一覧

	訪問看護	訪問リハ	通所介護	通所リハ	老健	介護医療院
リハビリテーションマネジメント加算（ロ）		○		○		
リハビリテーションマネジメント加算（ハ）				○		
リハビリテーションマネジメント計画書情報加算					○	
短期集中リハビリテーション実施加算（I）					○	
個別機能訓練加算 II・III			○			
ADL維持等加算 I・II			○			
自立支援促進加算					○	○
栄養アセスメント加算			○	○		
栄養マネジメント強化加算					○	○
口腔機能向上加算 II, II（イ）, II（ロ）			○	○		
口腔衛生管理加算 II					○	○
褥瘡マネジメント加算 I・II					○	
褥瘡対策管理指導 II						○
排せつ支援加算 I・II・III					○	○
科学的介護推進体制加算			○	○		
科学的介護推進体制加算 I・II					○	○

居宅サービス，介護予防サービスの算定項目

ここでは，それぞれのサービスに関するおもな算定項目についてみていこう．

1）訪問看護・介護予防訪問看護

訪問看護では，医師の指示に基づき，看護職員，PT，OT，STなどが利用者の自宅を訪問し，病状の確認や点滴，医療機器の管理などの専門的なケア，または身体機能の向上や拘縮予防，嚥下訓練などのリハビリテーションを行う．

訪問看護には，病院や診療所からの訪問と訪問看護ステーションからの訪問の2種類があり，リハビリテーションを訪問看護事業の一部として行う場合は，訪問看護ステーションのみ実施ができる．

a. 基本単位

訪問看護費，介護予防訪問看護費は所要時間と事業所（訪問看護ステーション，病院，診療所）によって異なる．PT，OT，STによる訪問の場合，1日2回まで訪問看護では294単位，介護予防訪問看護では265単位が算定できる．ただし，1回あたり20分以上，週6回が限度となる．

b. 加算

（1）複数名訪問加算 I

1名の利用者に対して1つの事業所から同時に複数の看護師などが訪問看護を行った場

表3　サービス提供体制強化加算（2024年7月現在）

	訪問看護，介護予防訪問看護	訪問看護
	訪問看護ステーション，病院または診療所の場合	定期巡回・随時対応訪問介護看護事業所と連携する場合
サービス提供体制強化加算Ⅰ	6単位／回	50単位／月
サービス提供体制強化加算Ⅱ	3単位／回	25単位／月

＊支給限度基準額に含まれない.
〔厚生労働省：介護報酬の算定構造.〕

合，ただし，看護師，准看護師，保健師，PT，OT，STのいずれか2名で訪問した場合に算定できる.

（2）初回加算

初回の訪問看護を行った月に算定できる．訪問看護計画書を作成した場合は，PT，OT，STが訪問しても算定できる．なお，退院時共同指導加算を算定する場合は算定できない.

（3）退院時共同指導加算

病院や診療所，介護老人保健施設，介護医療院を退院（退所）後に訪問看護を利用する方に対して，その病院または施設と訪問看護ステーションの職員が連携して在宅への移行を支援，指導した場合に算定できる.

（4）サービス提供体制強化加算（表3）

職員の勤続年数の長さと，その職員が全体の職員に占める割合の基準を満たしている場合に算定できる.

c．減算

（1）理学療法士等による（介護予防）訪問看護

PT，OT，STが1日3回以上訪問看護を提供した場合に減算される.

2）訪問リハビリテーション・介護予防訪問リハビリテーション

訪問リハビリテーションとは，医師の指示に基づき，PT，OT，STが利用者の自宅に訪問し，心身機能の維持・回復，日常生活の自立を支援するためのリハビリテーションや，介護する家族へのアドバイス・相談を行うサービスである．訪問リハビリテーションの提供機関は病院・診療所，介護老人保健施設または介護医療院である.

a．基本単位

訪問リハビリテーションと介護予防訪問リハビリテーションでは，基本単位が異なっている.

b．加算

（1）短期集中リハビリテーション実施加算

要介護認定日，または病院・診療所・介護保険施設などの退院（退所）日から3月以内の利用者に対して，集中的な訪問リハビリテーションを行った場合に算定できる.

第 2 章 関連する制度・法規と組織～とっつきにくいけど必要！～

表 4 リハビリテーションマネジメント加算（2024 年 7 月現在）

区分	リハビリテーションマネジメント加算 イ	リハビリテーションマネジメント加算 ロ	リハビリテーションマネジメント加算 イ	リハビリテーションマネジメント加算 ロ
単位	180 単位/月	213 単位/月	450 単位/月	483 単位/月
要件	①定期的なリハビリテーション会議の開催と記録（テレビ会議などでの参加可能）			
	②リハビリテーション計画について PT，OT，ST が利用者などに説明・同意を得て，医師に報告		②リハビリテーション計画について医師が利用者などに説明・同意を得る	
	③リハビリテーション計画書などの情報を LIFE へ提出し，フィードバック情報を活用して，SPDCA サイクルによりサービスの質の管理を行うこと			
データ提出	なし	あり	なし	あり

〔厚生労働省：介護報酬の算定構造.〕

（2）認知症短期集中リハビリテーション実施加算

認知症であると医師が判断した利用者であって，リハビリによって生活機能の改善が見込まれると判断された利用者に対して，医師または医師の指示を受けた PT，OT もしくは ST が，その退院（所）日または訪問開始日から 3 月以内にリハビリを集中的に行った場合に算定できる．

（3）リハビリテーションマネジメント加算（表 4）

利用者の状態や生活環境など踏まえた（Surbey），多職種共同による訪問リハビリテーション計画の作成（Plan），計画に基づく適切なリハビリテーションの提供（Do），提供内容の評価（Check）とその結果を踏まえた計画の見直し（Action）といったサイクル（SPDCA サイクル）により，継続的にリハビリテーションの質の管理を行った場合に算定できる．

（4）移行支援加算

利用者の身体機能が向上して社会参加ができるようになり，ほかのサービスに移行した利用者の割合が一定以上となった場合，評価対象期間の次年度内に限り算定できる．

（5）退院時共同指導加算

病院または診療所に入院中の利用者が退院するにあたり，訪問リハビリテーション事業所の医師または PT，OT もしくは ST が，退院前カンファレンスに参加して退院時共同指導を行った後に，当該者に対する初回の訪問リハビリを行った場合に算定できる．

（6）サービス提供体制強化型加算

リハビリテーション専門職の配置を強化し，基準を満たしている場合に算定できる．

c. 減算

（1）診療未実施減算

事業所の医師が診療を行っていない利用者に訪問リハビリテーションを行った場合，減算される．なお，免除要件がある．

表5　通所介護（デイサービス）の基本報酬（2024年7月現在）　　［単位］

事業所規模	所要時間	要介護1	要介護2	要介護3	要介護4	要介護5
通常規模型	3h以上4h未満	370	423	479	533	588
	4h以上5h未満	388	444	502	560	617
	5h以上6h未満	570	673	777	880	984
	6h以上7h未満	584	689	796	901	1,008
	7h以上8h未満	658	777	900	1,023	1,148
	8h以上9h未満	669	791	915	1,041	1,168
大規模型Ⅰ	3h以上4h未満	358	409	462	513	568
	4h以上5h未満	376	430	486	541	597
	5h以上6h未満	544	643	743	840	940
	6h以上7h未満	564	667	770	871	974
	7h以上8h未満	629	744	861	980	1,097
	8h以上9h未満	647	765	885	1,007	1,127
大規模型Ⅱ	3h以上4h未満	345	395	446	495	549
	4h以上5h未満	362	414	468	521	575
	5h以上6h未満	525	620	715	812	907
	6h以上7h未満	543	641	740	839	939
	7h以上8h未満	607	716	830	946	1,059
	8h以上9h未満	623	737	852	970	1,086

［厚生労働省：介護報酬の算定構造.］

(2) 事業所と同一建物などの居住する利用者への訪問リハビリテーション

事業所と同一建物に居住する利用者，または事業所と同一・隣接施設内の建物に居住する利用者に訪問リハビリテーションを提供した場合に減算となる．

(3) 介護予防訪問リハビリテーションの長期期間利用減算

介護予防訪問リハビリテーションを長期期間利用している利用者に，介護予防リハビリテーションを提供した場合に減算となる．なお，免除要件がある．

3）通所介護・地域密着型通所介護（デイサービス）

利用者が通所介護の提供施設に通い，入浴や食事などの日常生活上の支援や生活機能向上のための機能訓練などを行う．また，利用者の社会的孤立感の解消や利用者の家族の身体的および精神的負担の軽減を図ることも目的としたサービスである．

a. 基本単位

通所介護の基本単位は，事業所規模やサービス所要時間，要介護度によって異なる（表5）．事業所の規模は，1月あたりの平均利用延人員数により，次のように分けられる．

- 通常規模型通所介護：750人以内
- 大規模通所介護Ⅰ：750人超900人以内
- 大規模型通所介護Ⅱ：900人超

b. 加算

（1）入浴介助加算

入浴の介助を行った場合に算定できる.

（2）生活機能向上連携加算

通所介護事業所の職員と外部のリハビリテーション専門職が連携して，機能訓練のマネジメントを行った場合に算定できる.

（3）個別機能訓練加算

身体機能や生活機能向上を目的とした機能訓練を行った場合に算定できる.

なお，この加算は個別機能訓練計画などの情報を LIFE へ提出し，フィードバック情報を活用して，PDCA サイクルによりサービスの質の管理を行うことで算定できる.

（4）ADL 維持等加算

評価対象期間における利用者の ADL 維持・改善の度合いが一定水準を超えた場合，評価対象期間の満了日の属する月から 12 月以内の期間に限り算定できる. また，利用者全員に対して，利用開始月と 6 月目に ADL 値を測定し，測定した日が属する月ごとに ADL 値を LIFE へ提出し，フィードバック情報を活用して，PDCA サイクルによりサービスの質の管理を行うことで算定できる.

（5）口腔機能向上加算

口腔衛生，摂食，嚥下機能の向上を目的とした指導や訓練が行われた場合に算定できる.

なお，この加算は口腔機能改善管理指導計画などの情報を LIFE へ提出し，フィードバック情報を活用して，PDCA サイクルによりサービスの質の管理を行うことで算定できる.

c. 減算

（1）定員超過利用減算

月平均の利用者数が利用定員を超えた場合に，利用者全員が減算となる.

（2）事業所と同一建物通所利用者減算

事業所と同一建物に居住する利用者に対して，サービスを提供した場合に減算となる.

4）通所リハビリテーション・介護予防通所リハビリテーション

通所リハビリテーションの提供施設に通う利用者に対し，PT，OT，ST などの専門職が医師の指示に基づいて機能回復訓練や基本的・応用的動作訓練を行うサービスである.

a. 基本単位

通所リハビリテーションの基本単位は，事業所規模やサービス所要時間，要介護度によって異なる. 事業所の規模は，1 月あたりの平均利用延人員数により，次のように分けられる.

・通常規模型通所リハビリテーション：750 人以内

・大規模型通所リハビリテーション I：750 人超 900 人以内

・大規模型通所リハビリテーション II：900 人超

表6 リハビリテーションマネジメント加算（2024年7月現在）[単位/月]

区分	同意日の属する月から6月以内	同意日の属する月から6月超
リハビリテーションマネジメント加算（イ）	560 (830)	240 (510)
リハビリテーションマネジメント加算（ロ）	593 (863)	273 (543)
リハビリテーションマネジメント加算（ハ）	793 (1,063)	473 (743)

*（ ）内の数字は，リハビリ事業所の医師が利用者・家族へ説明し同意を得た場合．
〔厚生労働省：介護報酬の算定構造．〕

b. 加算

(1) 理学療法士等体制強化加算

専従かつ常勤のPT，OT，STなどの専門職を2名以上配置している場合に算定できる．

(2) リハビリテーション提供体制加算

リハビリテーション専門職の配置（PTなどを常時25：1以上配置）や，リハビリテーションマネジメントに基づいた質の高いサービスを提供している（リハビリテーションマネジメント加算を算定している）場合に算定できる．

(3) リハビリテーションマネジメント加算

利用者の状態や生活環境など踏まえた（Surbey），多職種共同による訪問リハビリテーション計画の作成（Plan），計画に基づく適切なリハビリテーションの提供（Do），提供内容の評価（Check）とその結果を踏まえた計画に見直し（Action）といったサイクル（SPDCAサイクル）により，継続的にリハビリテーションの質の管理を行った場合に算定できる（表6）．

(4) 短期集中個別リハビリテーション実施加算

要介護認定日，または病院・診療所・介護保健施設の退院（退所）日から3月以内の利用者に対して，週に概ね2日以上，1日あたり40分以上の個別リハビリテーションをPT，OT，STが集中的に行うことで算定できる．

(5) 認知症短期集中リハビリテーション実施加算

MMSE（Mini Mental State Examination）またはHDS-R（改訂長谷川式簡易知能評価スケール）において，概ね5～25点に相当する利用者に対して，早期に集中的なリハビリテーションを行った場合に算定できる．

(6) 生活行為向上リハビリテーション実施加算

加齢や廃用症候群により生活活動機能が低下した利用者に対して，生活行為の向上を目的とした計画的なリハビリテーションを行った場合に算定できる．

表7 口腔機能向上加算（2024年7月現在）

区分	単位	LIFEへの情報提供	リハビリテーションマネジメント加算（ハ）の有無
口腔機能向上加算Ⅰ	150単位	なし	算定していない
口腔機能向上加算Ⅱ（イ）	155単位	あり＊	算定している
口腔機能向上加算Ⅱ（ロ）	160単位	あり＊	算定していない

＊口腔機能改善管理指導計画などの情報をLIFEへ提出し，フィードバック情報を活用して，PDCAサイクルによりサービスの質の管理を行うことで算定できる．

（7）退院時共同指導加算

病院または診療所に入院中の利用者が退院するにあたり，リハビリテーション事業所の医師またはPT，OTもしくはSTが，退院前カンファレンスに参加して退院時共同指導を行った後に，当該者に対する初回の通所リハビリテーションを行った場合に算定できる．

（8）入浴介助加算

入浴の介助を行った場合に算定できる．

（9）口腔機能向上加算

口腔衛生，摂食，嚥下機能向上を目的とした指導や訓練が行った場合に算定できる（表7）．ただし，要介護の利用者に対しては月に2回まで，要支援の利用者に対しては月に1度までである．

c. 減算

（1）定員超過利用減算

月平均の利用者数が利用定員を超えた場合に，利用者全員が減算となる．

（2）事業所と同一建物通所利用者減算

事業所と同一建物に居住する利用者に対してサービスを提供した場合に，減算となる．

5）介護保健施設サービス（介護老人保健施設）

リハビリテーションなどの医療サービスを提供し，家庭への復帰を目指す施設である．入所者の状態にあわせて作成した施設サービス計画（ケアプラン）に基づいて，医学的管理のもとで機能訓練などの必要な医療や看護を行う．また，日常生活上の介護などもあわせて行う．在宅復帰，在宅療養支援のための地域拠点となる施設である．

a. 基本単位

通常の介護保健施設やユニット型介護保健施設では，サービスは施設のタイプ，居室のタイプによって異なり，大きく分けるとⅠ・Ⅱ・Ⅲ・Ⅳの4分類，全10類型となる．

従来型の「介護老人保健施設」はサービスⅠとⅣ，療養病床から転換した「療養型老人保健施設」などはサービスⅡとⅢを算定する．サービスⅠとⅣは在宅復帰率，ベッド回転率，重度者率などにより，「基本型」「在宅強化型」「その他，特別」に分類され，サービスⅡとⅢは看護体制によって「看護職員常時配置」と「看護オンコール体制」に分類される．

表8　介護老人保健施設のサービス費（2024年7月現在）　［単位］

サービス費	I				II		III		IV	
施設タイプ	介護老人保健施設				療養型老人保健施設				介護老人保健施設	
	基本型	在宅強化型	基本型	在宅強化型	看護職員常時配置		看護オンコール体制		その他，特別	
居室タイプ	従来型個室		多床型		従来型個室	多床型	従来型個室	多床型	従来型個室	多床型
要介護1	714	788	793	871	758	839	758	839	703	777
要介護2	763	863	843	947	843	924	837	918	748	826
要介護3	828	928	908	1,014	960	1,044	933	1,016	812	889
要介護4	883	985	961	1,072	1,041	1,121	1,013	1,092	865	941
要介護5	932	1,040	1,012	1,125	1,117	1,197	1,089	1,170	913	991

［厚生労働省：介護報酬の算定構造.］

表9　ユニット型介護老人保健施設のサービス費（2024年7月現在）　［単位］

サービス費	I				II		III		IV	
施設タイプ	介護老人保健施設				療養型老人保健施設				介護老人保健施設	
	基本型		在宅強化型		看護職員常時配置		看護オンコール体制		その他，特別	
居室タイプ	ユニット型	経過的ユニット型	ユニット型	経過的ユニット型	ユニット型	経過的ユニット型	ユニット型	経過的ユニット型	ユニット型	経過的ユニット型
	個室	個室的多床室	個室	個室的多床室	個室	個室的多床室	個室	個室的多床室	個室	個室的多床室
要介護1	802		876		928		928		784	
要介護2	848		952		1,014		1,007		832	
要介護3	913		1,018		1,130		1,104		894	
要介護4	968		1,077		1,209		1,181		948	
要介護5	1,018		1,130		1,287		1,259		997	

［厚生労働省：介護報酬の算定構造.］

さらに，要介護度によって単位は異なっている．

・介護保健施設サービス費 I・II・III・IV（1日につき）（表8）

・ユニット型介護保健施設サービス費 I・II・III・IV（1日につき）（表9）

b.　加算

（1）短期集中リハビリテーション実施加算

　入所日から3月以内で，過去3月間に介護老人保健施設に入所していない入所者に対して，入所早期に集中的なリハビリテーションを行った場合に算定できる．

(2) 認知症短期集中リハビリテーション実施加算

入所日から 3 月以内で，MMSE，または HDS-R において概ね 5～25 点に相当があると医師が判断し，リハビリテーションによって生活機能の改善が見込まれる入所者に対して，集中的なリハビリテーションを行った場合に算定できる．

(3) 入所前後訪問指導加算

入所予定日前 30 日以内または入所後 7 日以内に，入所予定者の居宅を訪問した場合に算定できる．

(4) 退所時等支援加算

①試行的退所時指導加算

退所が見込まれる入所期間が 1 月を超える入所者に対して，試行的に居宅へ退所させ，療養上の指導を行った場合に算定できる．

②退所時情報提供加算

入所期間が 1 月を超える入所者に対して，退所後の主治医または医療機関などに対して情報提供を行った場合に算定できる．

③入退所前連携加算

退所後に居宅サービスまたは地域密着型サービスを利用する入所期間が 1 月を超える入所者に対して，入退所前に施設と在宅の各担当者が情報を共有し，退所後の居宅サービス利用などに関する調整を行った場合に算定できる．

(5) 経口移行加算

経管栄養から経口摂取へ移行するための支援を行った場合に算定できる．

(6) 経口維持加算

経口で食事を摂取しているが，摂食機能障害による誤嚥が認められ，栄養管理が必要と医師または歯科医師が指示した入所者に対して，経口摂取維持に向けた管理栄養を行った場合に算定できる．

(7) リハビリテーションマネジメント計画書情報加算

入所者またはその家族にリハビリテーション実施計画についての説明を行い，その内容を LIFE に提出し，フィードバックを受けている場合に算定できる．

c. 減算

入居者の定員が超過している場合や，職員の人数が人員基準に達していない場合に減算される．

6) 介護医療院サービス（介護医療院）

介護医療院とは 2018 年に法定化された施設で，原型は 2017 年度末で廃止となった介護療養型医療施設である．長期的に医療と介護の両方を必要とする要介護高齢者を対象とした日常的な医学管理や看取り，ターミナルケアなどの医療機能と生活施設としての機能を兼ねた施設である．

介護医療院は，介護療養病床相当のサービスを提供するⅠ型と，老人保健施設相当以上のサービスを提供するⅡ型の2種類に分類される．

a. 基本単位

（1）介護医療院サービス

施設のタイプ（Ⅰ型・Ⅱ型・特別），看護・介護職員の配置数，居室のタイプ（従来型個室・多床室），要介護度によって異なる．

（2）ユニット型介護医療院サービス

施設のタイプ（Ⅰ型・Ⅱ型・特別），要介護度によって異なる．看護・介護職員の配置数（看護：6：1・介護4：1）と居室のタイプ（個室・個室的多床室）は共通である．

b. 加算

（1）退所時指導等加算

①退所前訪問指導加算

入所期間が1月を超えると見込まれる入所者に対して，退所前に居宅を訪問し，療養上の指導を行った場合に算定できる．

②退所後訪問指導加算

退所した入所者に対して，退所早期に居宅を訪問し，療養上の指導を行った場合に算定できる．

③退所時指導加算

入所期間が1月を超える入所者に対して，退所時に療養上の指導を行った場合に算定できる．

④退所時情報提供加算

入所期間が1月を超える入所者において，退所後の主治医または医療機関などに対して情報提供を行った場合に算定できる．

⑤退所前連携加算

退所後に居宅サービスを利用する入所期間が1月を超える入所者に対して，退所前に施設と在宅の各担当者が情報を共有し，退所後の居宅サービス利用などに関する調整を行った場合に算定できる．

（2）経口移行加算

経管栄養から経口摂取へ移行するための支援を行った場合に算定できる．

（3）経口維持加算

経口摂取維持に向けた栄養管理を行った場合に算定できる．

（4）重度認知症疾患療養体制加算

重度の認知症入所者に対して，手厚いケアを提供できる体制を整えている場合に算定できる．

表10　特別診療費の算定（2024年7月現在）

理学療法	理学療法（I）	123単位/回
	注3の加算（リハ計画策定）	480単位/回
	注4の加算（入所生活リハ管理指導）	300単位/月
	注5の加算（専従職員2名配置）	35単位/月
	理学療法（II）	73単位/回
	注6の加算	33単位/月
作業療法		123単位/回
	注3の加算（リハ計画策定）	480単位/回
	注4の加算（入所生活リハ管理指導）	300単位/月
	注5の加算（専従職員2名配置）	35単位/月
	注6の加算	33単位/月
言語聴覚療法		203単位/回
	注3の加算（専従職員2名配置）	35単位/月
	注4の加算	33単位/月
集団コミュニケーション療法		50単位/回
摂食機能療法		208単位/日
短期集中リハビリテーション		240単位/日
認知症短期集中リハビリテーション		240単位/日
精神科作業療法		220単位/日

〔厚生労働省：介護医療院開設に向けたハンドブック．（https://www.mhlw.go.jp/kaigoiryouin/assets/docs/kaigoiryouin_3.pdf　参照2024/6/7）〕

（5）特別診療費（個別評価）

　厚生労働省が定めた医療行為を行った場合，単位数に10円を乗じた額を算定できる(表10)．

（後藤伸一朗）

第2章　関連する制度・法規と組織〜とっつきにくいけど必要！〜

4 その他の制度と組織

Point
- 社会保険は様々なリスクに備えて，企業と従業員が負担する公的保険制度である．
- 社会扶助は生活に困窮する人々に対し，保険を利用せずに税金で社会保障を提供する制度である．
- 疾病予防や衛生面の向上に関する取り組みにより，人々の健康を増進するのは保健医療と公衆衛生である．

introduction

ヒゴさん：社会保障は保険のみでなく，税金で賄われることもあるんですね．

オーさん：扶助制度は税金で保障を行うね．

ヒゴさん：扶助制度の対象は誰ですか？

オーさん：児童やひとり親，高齢者や障害者などだね．

ヒゴさん：何らかの障害で就労ができないなど，最低生活費よりも収入が低い方も扶助の対象ですね．

オーさん：医療や介護にかかる費用なども含めて扶助されるんだよ．

社会保険

　社会保険とは，公的保険によって被保険者・被扶養者が疾病や高齢，介護や失業，労働災害などのリスクに備えるための制度であり，医療保険，年金制度，介護保険，雇用保険，労災保険の総称である．社会保険では，保険適用となる事故が起こらなければ，給付を受けることはできない．

1）年金制度

　年金制度は，高齢者の生活の大部分を支える制度である．現在，日本に住んでいる20歳以上60歳未満の人は，60歳になるまでは年金を受け取る権利がないが，全員が加入することで年金制度が実現している．加えて，会社員や公務員などの被用者は厚生年金にも加入する．国民年金では，被用者本人を第2号被保険者，その被扶養配偶者を第3号被保険者と区

47

表1　国民年金における被保険者区分

区分	おもな加入者	
第1号被保険者	自営業者，学生等	日本国内に住所を有する20歳以上，60歳未満の者であって，第2号被保険者，第3号被保険者でない者
第2号被保険者	会社員，公務員等	厚生年金保険の被保険者
第3号被保険者	専業主婦（夫）	第2号被保険者の被扶養者であって原則として年収130万円未満の20歳以上，60歳未満の者

〔日本年金機構：公的年金制度の種類と加入する制度．(https://www.nenkin.go.jp/service/seidozenpan/20140710.html　参照 2024/2/29)〕

分している．この第2号，第3号被保険者に該当しない会社経営者や学生が第1号被保険者となる（表1）．

a. 国民年金制度

　国民年金は政府が保険者として運営し，給付にかかわる事務を日本年金機構，資格の取得・喪失にかかわる事務を市町村が行っている．会社員または公務員等の厚生年金保険の加入者の場合，国民年金の手続きを別途行う必要はない．国民年金は定額保険料であり，「17,000円×物価や賃金の変動を反映した率」で算出され，毎年改定される．第2号被保険者は，厚生年金の加入期間は国民年金についても保険料納付済みとして扱われる．第3号被保険者には，保険料納付義務はない．

　国民年金を受けるには，①保険料納付済み期間，保険料免除期間，合算対象期間を合計して算出される受給資格期間が10年を超えている（年金の未納期間は受給資格期間に含まれない），②65歳に達している，の2つの要件を満たす必要がある．国民年金額は以下の計算式に基づいて年額で算出される．

基礎年金満額×（保険料納付月数／480月）

　※基礎年金満額は物価や賃金に応じて毎年4月に改定される

　国民年金保険料の納付には，「免除」と「猶予」が設けられている．「免除」では，本人・世帯主・配偶者の前年所得が一定額以下の場合や失業した場合など保険料を納めることが困難な場合に，本人からの申請により，保険料を納付する義務が免除される．「猶予」では，学生で本人の所得が一定額以下の場合に申請をして承認を受ければ，在学中の保険料を後払いできる(学生納付特例制度)．各猶予月から10年以内に追納すれば，保険料が納付済みとなる．また，産前・産後は，出産予定日または出産日が属する月の前月から4か月間が免除期間となる（図1）．さらに，多胎妊娠の場合

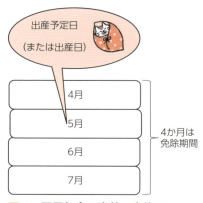

図1　国民年金の産前・産後の保険料免除期間（例）

は，出産予定日または出産日が属する月の3か月前から6か月間が免除期間となる．なお，出産とは妊娠85日以上の出産をいい，死産，流産，早産を含む．

b. 厚生年金制度

厚生年金は，厚生年金保険の適用事業所に勤務する70歳未満のすべての人が強制的に加入することになる．厚生年金では労働者の老齢に加えて，障害または死亡を受給の条件としており，それぞれ老齢厚生年金，障害厚生年金，遺族厚生年金で対応している．厚生年金の保険料は下記の計算式から算出し，その額を企業と被保険者が1/2ずつ負担している．

厚生年金保険料額 ＝ 標準報酬月額（標準賞与額）×保険料率（18.3％）

なお，産前・産後休業および育児休業中は育児支援を目的に，産前・産後休業期間中および子どもが3歳になるまでの育児休業期間中の厚生年金保険料は，第1号被保険者負担分・事業主負担分ともに免除される．

c. 障害年金

国民年金加入者が65歳までの間に障害状態となった場合の年金給付で，障害基礎年金と障害厚生年金の2つに分かれている．障害年金の受給要件は，①障害の原因となった疾患や傷害の初診日が公的年金の被保険者期間内であること，②障害の程度が障害認定日（初診日から1年6か月経過した日，またはその間に症状が固定した場合には固定した日）に一定の障害状態にあること，③保険料の納付要件を満たしていること，の3点がある．障害基礎年金と障害厚生年金には，納付要件に若干の違いがある．

障害の程度が1級・2級の場合は障害基礎年金と障害厚生年金をあわせて受給でき，3級の場合は障害厚生年金のみ受給できる．年金額は障害の程度によって異なる．また，20歳になる前に障害基礎年金の対象となった場合，所得制限があるが保険料納付の要件は適用されず，障害基礎年金を受給できる．

d. 遺族年金

遺族年金の目的は，家計を支える人が亡くなった場合に，遺族の生活を保障し，生活の再建を支援することである．障害年金同様に，遺族基礎年金と遺族厚生年金に分けられる．遺族基礎年金は子のある妻に支給され，子どもが独立すると受給できなくなる．また，遺族厚生年金は，すでに老齢厚生年金を受給していた被保険者が亡くなった場合に支給される．退職前の被保険者が亡くなった場合には，遺族基礎年金と遺族厚生年金が支給され，配偶者に対しては子どもと生計を同一にしている場合に限って支給される．現役世代の死亡に伴う遺族厚生年金は，亡くなった人によって生計を維持されていた配偶者等に支給される．

> **column**
>
>
> 症状の固定とは，その症状が安定し，治療によっても症状が変わらない状態を指す．たとえば四肢切断術後や，脳卒中の6か月経過後で医師が症状固定と認めた場合などである．

2）雇用保険制度

　雇用保険の目的は，会社員など雇われている人の生活が，失業によって不安定になるのを防ぐことである．雇用保険の被保険者は，雇用を行っている適用事業所に使用される労働者であり，1週間の所定労働時間が20時間未満の者，同一の事業主の適用事業に継続して31日以上雇用されることが見込まれない者，季節的雇用者，日雇労働者，国・都道府県・市町村等に雇用される者，昼間学生は被保険者になることができない．保険料額の算定から納付までは事業主が行う．

　なお，雇用保険で受給できる1日あたりの金額を基本手当日額といい，「賞与等を除いて離職した日の直前の6か月の賃金の合計を180で割った金額」（賃金日額）の50～80%と定められている（60～64歳では45～80%）．賃金日額が低い場合には，実際にもらっていた賃金に近い額を受給できる．給付日数は，年齢，雇用保険の被保険者期間，離職の理由により，90～360日の間で決められている．

3）労災保険（労働災害補償保険）制度

　労災保険では，業務に関連して何らかの傷病を負った場合に，その状態に応じて補償を定めている．雇用保険と同様に，自営業者は被保険者の対象にならない．労災給付を受けるには，業務または通勤における傷病が原因と認定される必要がある．労災保険の保険料率は業種ごとに定められており，厚生労働省のWebサイトで確認できる．また，適用事業所における災害防止の措置の程度には差があるため，事故が少ないと保険料率が下がり，事故が多いと保険料率が上がるようになっている．

a．療養（補償）給付

　業務災害・通勤災害による傷病により，医療機関を受診した際の療養費のことである．全額が事業主負担となる．

b．休業（補償）給付

　業務災害などによる療養のために働くことができず，休業が続く場合に給付される．1～3日目は事業者が直接補償を行い，4日目以降に給付される．支給期間は1年6か月であり，支給額は給付基礎日額の60%相当である．

c．傷病（補償）年金，障害（補償）年金

　治療が1年6か月以上の長期にわたって必要となる場合，休業（補償）給付が傷病（補償）年金に切り替わる．また，医学的治療が適切になされ，完了しても障害が残る場合に，障害

> ▶column
>
>
> 　業務に起因する業務災害の場合は「療養補償給付」（「補償」という言葉が入っている），通勤に起因する通勤災害の場合は「療養給付」とよばれる．ちなみに，入院費や通院費など，治療に要する支給内容はどちらも同じである．

の状態が固定すると障害（補償）年金を受給することになる．

社会扶助

社会扶助とは，生活に困窮する人々に対し，先に述べたような保険を利用せずに税金で社会保障を提供する制度のことである．社会扶助には，社会福祉および公的扶助が含まれる．

1）社会福祉

障害者，母子家庭，生活困窮者などの社会生活をするうえで弱い立場にある人を国や地方公共団体が援助し，自立した生活ができるように促すことを社会福祉という．次にあげる児童福祉，母子・父子・寡婦福祉，高齢者福祉，障害者福祉，公的扶助では，福祉事務所が総合的窓口を担っている．福祉事務所は都道府県，市，特別区に設置義務があるが，町村での設置は任意となっている．

a. 児童福祉

「児童福祉法」に基づいて提供される．対象は18歳未満の者（児童），妊娠中または出産後1年以内の者，保護者である．児童相談所が窓口となり，児童福祉司などの職員が障害相談，虐待や里親に関する養護相談，不登校などの育成相談，非行相談などに応じている．児童相談所は都道府県，指定都市に設置が義務づけられている．その相談内容や保護者の意見に応じて，表2に示す児童福祉施設が利用される．

表2　児童福祉施設

助産施設	経済的な理由で入院助産を受けられない妊産婦を入所させて助産を受けさせる
乳児院	乳児の入院，養育
母子生活支援施設	母子家庭の保護，自立のための生活支援
保育所	保護者の委託により，乳児・幼児を保育する
幼保連携型認定こども園	幼稚園と保育所の両方の機能をあわせもち，就学前の子どもに教育・保育を提供する
児童厚生施設	児童に健全な遊びを提供し，健康の増進し，情操を育む
児童養護施設	保護者のいない児童や虐待を受けている児童などの環境上養護を必要とする児童を入所させ，養護する
障害児入所施設	福祉型と医療型の2つがある 障害児を入所・保護し，日常生活指導，自立に必要な知識や技能を付与する
児童発達支援センター	福祉型と医療型の2つがある 障害児を通所させ，基本動作指導，自立に必要な知識や技能の付与，集団生活への適応訓練などを行う
児童心理治療施設	社会生活への適応が困難な児童を，短期間入所または通所させ，治療や生活指導を行う
児童自立支援施設	不良行為を行うあるいはその可能性のある児童，生活指導を要する児童に必要な指導を入所または通所のもと行う
児童家庭支援センター	地域の児童の福祉に関する相談に応じ，必要な助言を行うとともに，児童相談所やその他の児童福祉施設などとの連絡調整などを行う

［児童福祉法］

b. 母子・父子・寡婦福祉

「母子及び父子並びに寡婦福祉法」に基づいて提供される．母子家庭や寡婦（夫と死別して再婚していない女性）などで，経済的・社会的に不安定な生活になる可能性のある人に対して，生活の安定と向上のために必要な支援を行う．条件を満たすことで，事業開始資金や修学資金，技能習得資金など様々な貸し付けを受けることができる．また，保育所入所に関する配慮や公営住宅の供給を受けることができる．

c. 高齢者福祉

高齢者福祉とは，生活に何らかの支障をきたした高齢者が，健常者と同様の生活を送れるよう支援する体制のことであり，「老人福祉法」や「介護保険法」などに基づいて提供される．サービスは，65歳以上の人またはその人を養護する人が利用できる．ほとんどが介護保険により利用されるが，やむを得ない事情により介護保険を利用できない場合，「老人福祉法」での利用となる．

医療費に関しては，「高齢者医療確保法」により後期高齢者医療制度が運用され，75歳以上の高齢者または65歳以上で一定の障害がある人は医療費の患者負担が1割となる．ただし，非高齢者と同等の水準の所得者は3割負担，2022年10月からは一定以上の所得者は2割負担となった．患者負担分以外は，公費4割，非高齢者からの支援金4割，高齢者からの保険料1割となっている．

d. 障害者福祉

「身体障害者福祉法」「知的障害者福祉法」「精神保健福祉法」「発達障害者支援法」「児童福祉法」「障害者総合支援法」に基づいて提供される．身体障害者手帳は「身体障害者福祉法」，精神障害者保健福祉手帳は「精神保健福祉法」，療育手帳は厚生労働省事務次官通知を根拠にしている．身体障害の範囲は，身体障害者福祉法により図2のとおり定められている．

身体障害者，精神障害者，障害児，難病患者のすべてを対象として様々な支援や給付等を行うために，「障害者総合支援法」が施行された．障害者総合支援法によるサービスは，障害者に身近な市町村がサービスを提供し，国と都道府県がそのサポートを行う．市町村が提供するサービス（表3）のうち受けられるサービスは，障害の程度や自治体などによって異なる．

2）公的扶助（生活保護）

生活保護は，憲法25条にある「国民は，健康で文化的な最低限度の生活を営む権利を有する」を保障するための公的な経済支援である．支援対象となるには基準（生活保護基準）を満たす必要があり，その一覧表は厚生労働省が毎年公表している．それをもとに最低生活費を算出し，収入と比べて決定された額が生活保護費として支給される．なお，年金，介護保険，労災保険等の様々な社会保険制度が優先的に適用され，これらの法制度を利用しても生活が困難な場合に生活保護が受給できる．

```
①視覚障害
②聴覚障害・平衡機能障害
③音声機能・言語機能または咀嚼機能の障害
④肢体不自由
内 ⑤心臓・腎臓・呼吸器の機能障害
部 ⑥膀胱または直腸障害
障 ⑦小腸機能障害
害 ⑧ヒト免疫不全ウイルスによる免疫機能障害
   ⑨肝臓機能障害
```

図2 身体障害の範囲
〔身体障害者福祉法〕

表3 障害者総合支援法によるサービス

	目的	具体例
介護給付	日常生活に介護が必要な障害児・者に対し，障害支援区分に応じた支援・介助を行う	・居宅介護　・行動援護 ・短期入所　・施設入所支援　など
訓練等給付	共同生活や就労などを希望する障害者に対し，知識・技能の向上に必要な訓練・環境を提供する	・自立訓練　・就労移行支援 ・共同生活援助　など
自立支援医療	障害の軽減を図り，自立した日常生活，社会生活を営むために必要な医療を提供する公費負担制度．自己負担は原則1割である	・更生医療　・育成医療 ・精神通院医療
補装具	必要と認められた場合に，補装具の購入，レンタル，修理に要する費用を支給する（9割）	・車いす　・義肢　・補聴器　など
計画相談支援	障害児・者の抱える課題，サービス利用をケアマネジメント手法を用いて支援する	・サービス等利用計画作成
地域相談支援	施設入所者・入院者に対して，地域移行と地域定着を支援する	・地域移行計画の作成

a．生活保護の受給の可否

　生活保護の受給の可否は，生活するのに十分な収入と資産があるかどうかで決定される．収入に関しては，労働世代では働けるか否かが基準となる．たとえば，何らかの障害等で働けない場合や，就職活動を継続しているが採用されない場合，就労しているが収入が最低生活費よりも少ない場合などである．資産に関しては，自動車や株などの有価証券や貴金属類などの売却によって十分に生活が可能と考えられる資産の保有は原則として認められない．ただし，ローンを完済した住宅，各地域で普及率が7割を超える電気製品や生活用品は所有を認められる．なお，現金や預貯金の保有が許される限度額は，最低生活費の半分までである．生活保護を受ける際に，最低生活費の半分以下の現金・預貯金を除く資産は売却などの処分を行う．

表4 生活保護申請に必要なもの

- 要保護者の氏名,住所(居所)
- 申請者と要保護者が異なる場合には,申請者の氏名,住所,要保護者との関係
- 保護を受けようとする理由
- 要保護者の資産や収入に関する書類
  ↳ 給与明細,年金手帳,預貯金通帳,自宅の登記事項証明書,生命保険証書等
- 健康保険証などの他法他施策に関するもの
- ハローワークカードなどの稼働能力に関するもの
- その他の厚生労働省で定める事項

b. 生活保護の申請

　生活保護の申請は,原則として申請者本人または家族(配偶者,子,両親など)が福祉事務所で行う.ただし,本人が緊急の傷病などにより申請が困難な場合には,福祉事務所の職権により生活保護を行う場合がある.また,近隣に福祉事務所がない場合には,町村役場でも相談と申請が可能である.生活保護申請の際には表4に示す書類の提出が必要である.

　生活保護申請から受給決定後までは,図3の流れで行われる.申請者が福祉事務所や役場で申請を開始し,福祉事務所のケースワーカーによる自宅の訪問調査で,収入や資産に関する様々な調査を行う.そのほかに,ケースワーカーは金融機関などへの資力調査(ミーンズテスト),扶養義務者への調査,社会保障給付の調査,健康状態調査などを行う.これらの調査の結果をもとに福祉事務所長の決済を得て,生活保護が開始されるかどうかが決定される.

c. 生活保護の対象

　生活保護には表5に示す8つの扶助がある.最低生活費は生活扶助,住宅扶助,教育扶助,介護扶助,医療扶助の合計から算出される.出産扶助,生業扶助,葬祭扶助は該当することが発生した場合に限定して適用される.また,最低生活費の算出に用いられる生活保護基準は地域間で物価や消費水準が異なることを考慮し,「1級地-1」「1級地-2」「2級地-1」「2級地-2」「3級地-1」「3級地-2」の6つの級地に分けられ,それぞれで基準額が異なる.

(1) 生活扶助

　日常生活の費用に関する生活扶助は,居宅生活者では第1類基準額(食費や被服費等の個人的費用)と,第2類基準額(光熱費などの世帯共通の費用)の合算から算出される.第1類基準額は,その世帯の全員に対して年齢をもとに決定される.また,施設入所者や入院患者では前述の級地によって基準が設定されている.病院などに入院している場合には身の回り品などの日常生活費として入院患者日用品費が,介護施設に入所している場合には入所者が施設に支払う身の回り品などの費用として介護施設入所者基本生活費が別途支給される.

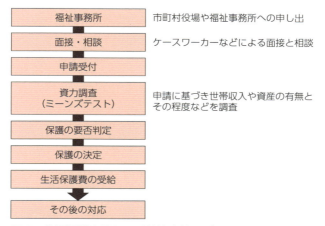

図3　生活保護申請から受給決定後のプロセス
〔若林美佳（監修）：図解　五訂版　福祉の法律と手続きがわかる事典. 47, 三修社, 2021 を改変〕

表5　生活保護の一覧

扶助の種類	内容
生活扶助	日常生活の費用（食べ物，衣類，光熱費など）
住宅扶助	家賃などの住宅に伴う費用
教育扶助	義務教育に要する費用（給食費，教材費を含む）
介護扶助	介護に要する費用
医療扶助	医療に要する費用
出産扶助	出産に要する費用
生業扶助	自立に必要な技能習得のための費用
葬祭扶助	葬祭に要する費用

〔厚生労働省：生活保護制度. (https://www.mhlw.go.jp/stf/seisakunitsuite/bunya/hukushi_kaigo/seikatsuhogo/seikatuhogo/index.html　参照 2024/2/29)〕

(2) 住宅扶助

住宅扶助は家賃や土地代などについて，最低限度の生活を維持するために必要な費用を給付する．この金額も級地ごとに定められている．

(3) 教育扶助

教育扶助は学用品や給食費など，義務教育（小学校・中学校）に必要な費用が給付される．基準額は級地ごとに定められていることに加えて，小学校と中学校で異なる．

(4) 医療扶助

医療扶助は生活保護を受給している間，医療費を支払わずとも必要な診察や治療，投薬を受けられる．国民健康保険に加入している場合，保険証を返還し，福祉事務所から医療券の交付を受ける．1つの医療機関につき1枚が発行され，月ごとに新たな医療券が必要となる．なお，医療扶助は「生活保護法」により指定を受けた医療機関でのみ利用でき，

調剤される医薬品は原則として後発医薬品（ジェネリック医薬品）とされている．

（5）介護扶助

生活保護受給者が介護保険の認定を受け，一定の介護福祉サービスを使用している場合，自己負担分が介護扶助として生活保護から負担される．

保健医療と公衆衛生

現在，高齢化などの影響もあり国民医療費は増加し，2021年度における厚生労働省の統計では45兆359億円と増加し続けている[1]．このような状況において重要なことは，病気の発症の予防（一次予防），早期発見・早期治療（二次予防），重症化の防止や社会復帰（三次予防）である．保健事業はこれらを達成するための疾病予防や衛生面の向上に関する取り組みであり，医療とも密接に関係しているため，保健医療とよばれる．

公衆衛生に関しては，アメリカのウィンスロー（C. E. A. Winslow）が示した「公衆衛生は，コミュニティの組織的な努力を通じて，疾病を予防し，寿命を延長し，身体的・精神的健康と能率の増進をはかる科学・技術である」という定義が広く用いられている．その定義のもと，先述の医療制度や社会保障のほかに，環境保健，疾病予防，健康教育，健康管理，衛生行政を行うことで，国は国民の健康を守っている．

1）医療サービス

医療は日々進歩しており，それを提供する量・質の整備が進められている．そのようななかで医療の安全性の向上が求められており，医療提供施設の設備などの構造面，ガイドラインやクリニカルパスなどの過程，入院期間や転倒・転落発生率などの結果（クリニカルインディケーター）などについて第三者からの評価が行われている．

a．病院機能評価

病院機能評価は，日本医療機能評価機構による評価事業である．評価項目は数年ごとに見直されており，現在は病院の機能種別（一般病院1，一般病院2，一般病院3，リハビリテーション病院，慢性期病院，精神科病院，緩和ケア病院）の評価項目が適用されている．

b．国際標準化機構（International Organization for Standardization：ISO）

ISOは，国際的な非政府機関であり，製品やサービスの国際標準規格を定め，普及させている．「Plan（計画）-Do（実行）-Check（評価）-Act（改善）」の繰り返しにより，作業工程の改善や品質向上を図るPDCAサイクルを内部にもっているかを評価している．医療機関ではおもに，品質マネジメントシステムの基準（ISO 9001），環境マネジメントシステムの基準（ISO 14001），情報セキュリティ管理システムの基準（ISO 27001）の3種を取得することができる．

c．クリニカルパス

クリニカルパスとは，診療プロセスの標準化のために作成される診療スケジュール表であ

る．入院から退院までの時間軸に沿って検査，治療，処置，看護，リハビリテーションなどの一連の流れを立案する．標準化により，治療の均質化やチーム医療の強化といった効果に加えて，患者・家族の理解と安心につながる．

d. 患者満足度

患者満足度とは，医療サービスに対する患者の満足度を定量的に調査したものである．医療技術やスタッフの態度，待ち時間，施設の設備などについて各医療機関が独自に調査する．

2) 保健事業

保健事業の中核を担うのは保健所であり，都道府県，指定都市，中核都市，特別区などに設置されている．保健所は，人口動態統計や地域保健に関する統計，食品衛生，水道などの環境衛生，医事・薬事，母性・乳幼児・高齢者の保健，歯科保健など様々な保健・衛生に関する業務に携わっている．市町村が設置することができる市町村保健センターは，住民の健康相談，家庭訪問などの保健福祉事業を担っている．

a. 母子保健

「母子保健法」や「戸籍法」により，妊娠，低出生体重児（出生時の体重が 2,500 g 未満），出生，死産，死亡が明らかとなった際には，市町村長などへの届け出が義務づけられている．妊娠の届け出により，母子健康手帳が交付される．その後は出産後まで，妊婦・乳幼児に対する健康診査が行われる．

妊婦健康診査は，妊娠 24 週までは 4 週間に 1 回，その後 36 週までは 2 週間に 1 回，さらに分娩に至るまでは 1 週間に 1 回の頻度が推奨されており，14 回までは原則として無料で受診できる．出産後の乳児健康診査は，出産後 1 か月健診，3〜4 か月健診，6〜7 か月健診，9〜10 か月健診，5 歳児健診が任意で行われる．また，法的義務のともなう健康診査として，1 歳 6 か月児健康診査と 3 歳児健康診査が行われる．これらの健診で異常を認めた場合，専門医などで精密検査を受ける．そのほかに出産後に受ける検査として，新生児マススクリーニングがある．新生児マススクリーニングは，知的障害等の不可逆的な障害や生命の危険をまねくリスクのある疾患について，早期発見・早期治療を目的に公費負担で行われる．

仕事をしながら出産を迎える女性は，産前および産後の休業を取得することができる．産前休業は本人が申請をした場合に出産予定日前の 6 週間，産後休業は無条件に出産後 8 週間発生する（図 4）．産後 6 週間経過後に本人が請求し，医師が認めた業務に限って就業が可能

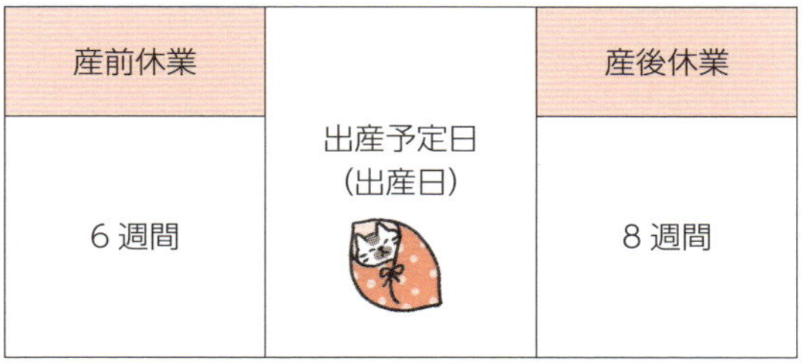

産前休業	出産予定日 （出産日）	産後休業
6 週間		8 週間

図 4　産前・産後休業の期間

となる．産後休業後には，仕事をもつ父母が申し出ることで，子どもが1歳に達するまでのあいだ育児休業を取得することができ，保育所に入所できないなどの特別な理由がある場合には，最長で1歳6か月または2歳になるまで延長できる．

休業以外の施策として出産・育児にかかわる給付があり，「出産育児一時金」「出産手当金」「育児休業給付金」を受けることができる．

母子保健においては，妊娠・出産にかかわることだけではなく，母性の生命と健康の保護を目的とする「母体保護法」，児童の健全な育成と生活の保障を目的とする「児童福祉法」，虐待の予防と早期発見を目的とする「児童虐待防止法」などに基づく様々な施策がなされている．

b．食品衛生

飲食に関する衛生上の危害発生を防止するため，「食品衛生法」が定められており，食品，添加物，器具，表示および広告，検査，営業，食中毒者の届け出などについて規定している．そのほかに，食品のリスク評価，緊急時の対応により食品の安全性を確保するための「食品安全基本法」，消費者が食品を選択する際の基準となる情報を表示する「食品表示法」が施行された．「食品表示法」では，加工食品，生鮮食品，添加物の分類ごとに表示基準が規定されており，加工食品は，名称，原材料名，内容量，賞味期限，保存方法，製造者に加えて，栄養成分の表示（熱量，蛋白，脂質，炭水化物，食塩相当量）が義務化されている．また，表6のアレルゲンを含む食品についても表示が必要となる．

なお，いわゆる健康食品には法律上の明確な定義はないが，表7の食品については基準を満たし，国への申請・承認のうえで保健機能食品となる．特定保健用食品はその効能ゆえに病者用，乳幼児用，嚥下困難者用などの特別な用途に適することを表示できる特別用途食品にも該当する．

食品衛生に関する重要な事項として，食中毒がある．食中毒とは，飲食物を介して摂取された病原体やその毒素，有害な化学物質により，比較的急性に起こる胃腸炎症状などの健康被害の総称である．病因物質として，サルモネラ属菌やカンピロバクターなどの感染型の細菌，ボツリヌス菌やブドウ球菌などの毒素型の細菌，ノロウイルスや腸管アデノウイルスなどのウイルス，アスペルギルス属やペニシリウム属などの真菌，アニサキスやトキソプラズマなどの寄生虫といった病原体があげられる．そのほかに，じゃがいもにおけるソラニンやトリカブトなどの植物性自然毒，フグ毒やシガテラ毒などの動物性自然毒，ヒスタミンやヒ素，カドミウムなどの無機化合物および有機水銀などの病原体以外の病因がある．

c．薬事衛生

これまでに薬害エイズやサリドマイド，ペニシリンなどの薬剤やワクチンの使用に伴う健康被害が発生し，世界的に問題となった．このような健康被害を防ぐために，医薬品の販売にあたっては品質，有効性，安全性の確保，適切な使用方法の確立が求められる．そのため，

表6 アレルゲンを含む食品

特定原材料の 7 品目 （表示が義務化されているもの）	特定原材料に準ずる 21 品目 （表示が推奨されるもの）
・えび ・かに ・小麦 ・そば ・卵 ・乳 ・落花生（ピーナッツ）	・アーモンド　・さば ・あわび　　・大豆 ・いか　　　・鶏肉 ・いくら　　・バナナ ・オレンジ　・豚肉 ・カシューナッツ　・まつたけ ・キウイフルーツ　・もも ・牛肉　　　・やまいも ・くるみ　　・りんご ・ごま　　　・ゼラチン ・さけ

〔消費者庁：食品アレルギーに関する情報．(https://www.caa.go.jp/policies/policy/food_labeling/food_sanitation/allergy/　参照2024/2/29)〕

表7 保健機能食品一覧

特定保健用食品	血圧や血中コレステロールなどの身体の生理学的機能に影響を与える成分を含む
栄養機能食品	栄養素の補給のために利用される食品で，栄養素の機能を表示するもの（サプリメントなど）
機能性表示食品	事業者の責任において，科学的根拠に基づいた機能性を表示したもの

各製品に対して製造販売後調査（Post-Marketing Surveillance：PMS）と再審査・再評価が行われている．厚生労働大臣の新医薬品の承認後 2 年間は半年に 1 度，それ以降は年に 1 度の安全性定期報告を行い，承認の 4〜10 年後に再審査を受ける必要がある．さらに，その時点での医学・薬学の学問水準から有効性・安全性を見直すために再評価が行われる．また，「医薬品医療機器等法」に基づいて，副作用，感染症，不具合の報告義務が課せられる．

麻薬および向精神薬などは保健衛生上の問題や社会的な影響が大きいため，医療用に利用する場合「麻薬及び向精神薬取締法」「覚醒剤取締法」で定めた方法で用いなければならない．なお，医師が麻薬中毒者を診断した場合には都道府県知事に届け出る義務があるが，覚せい剤中毒者を診断した場合にはその義務はない．

農薬などに用いられる毒物，工業製品の加工などに用いられる劇物の取り扱いは「毒物及び劇物取締法」に準ずる必要がある．毒物・劇物と紛らわしいものに毒薬・劇薬があるが，これらは「医薬品，医療機器等の品質，有効性及び安全性の確保等に関する法律（医薬品医療機器等法）」に基づき指定されたもので，医薬品の一種である．

文 献

1) 厚生労働省：令和3（2021）年度　国民医療費の概況.
　(https://www.mhlw.go.jp/toukei/saikin/hw/k-iryohi/21/index.html　参照 2024/2/29)

参考文献

・高橋幸生：図で理解する！　社会保障の仕組み. 中央法規, 2022
・脇美由紀：医療・福祉担当者, 利用者の素朴な疑問にこたえる年金・社会保障ガイド. 中央経済グループパブリッシング, 2022
・米澤裕美（著）, 山田芳子（編著）：図解でわかる社会保険　いちばん最初に読む本（改訂5版）. アニモ出版, 2021
・医療情報科学研究所（編集）：公衆衛生がみえる 2022-2023. メディックメディア, 2022
・中尾幸村, 他：2023-2024年版 図解わかる年金. 新星出版社, 2023
・小山　洋（監修）, 辻　一郎, 他（編集）：シンプル衛生公衆衛生学 2023. 南江堂, 2023
・元田宏樹（編著）, 松浦賢治, 他（著）：シリーズ今日から福祉職　押さえておきたい公的扶助・生活保護行政. ぎょうせい, 2021
・若林美佳：図解　五訂版　福祉の法律と手続きがわかる事典. 三修社, 2021

（山本良平）

第3章

組織別のマネジメント
～将来の自分のために学ぶ～

1 "組織マネジメント"とは？
2 医療施設の組織マネジメント
3 介護施設の組織マネジメント
4 福祉施設の組織マネジメント
 1）特別養護老人ホーム
 2）障害者福祉施設
5 その他の施設・組織のマネジメント
6 働く人のウェル・ビーイングのために

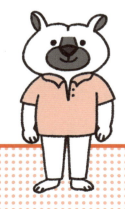

第3章 組織別のマネジメント〜将来の自分のために学ぶ〜

1 "組織マネジメント"とは？

Point
- "組織マネジメント"とは，組織の労働生産性を高めるものである．
- マネージャーのとるべき行動を理解する．
- 心理的安全性の確保，業務の管理，人材の管理を行う．

▶ introduction

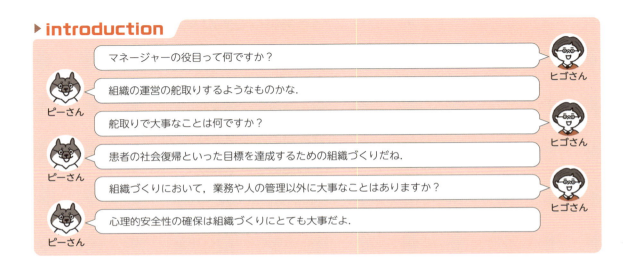

マネジメントとは？

「マネジメント（management）」を簡単にいうと「管理運営」である．管理運営を行う人のことをマネージャー（manager）というが，すなわち経営者，部長，科長，主任などの管理職のことである．

もし，あなたが所属する部署のスタッフなどにおいて次のようなことが起こっていたら，どう感じるだろうか？

・遅刻や無断欠勤が当たり前である
・コミュニケーションがとれない
・仲が悪い
・上司が特定のスタッフを贔屓(ひいき)する
・ハラスメントが多い
・医師の指示を無視したリハビリテーションプログラムを実施する

- 報告がない
- 残業が当たり前である
- 会議が長い
- 短期間で退職する
- 患者からのクレームが多い
- 自己研鑽(けんさん)をしない
- 機器が故障したままである
- 消耗品を湯水のように使用する

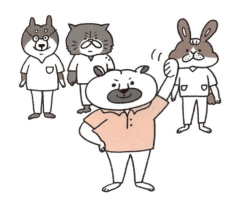

　これらは，いわゆる所属部署（組織）におけるマネジメントが機能しない場合に発生しやすいものであり，組織としての労働生産性にマイナスの影響を及ぼす．
　そこで，大事になるのが「組織マネジメント」である．

マネージャーの仕事

　管理職（マネージャー）の仕事は，①目標を設定する，②組織する，③動機づけをする，④評価測定をする，⑤人材を育成する，の5つである（表1）[1]．具体的なマネージャーの仕事とは，組織に課せられた使命や任務（リハビリテーション部門であれば，患者の社会復帰支援という使命の達成や，そのためのリハビリテーション介入という任務）を遂行するために，組織の方針や目標を設定して，必要となる組織をつくり，組織全体が「やればできる」と感じる組織効力感[2]を高め，目標達成状況を確認し，そして部下（スタッフ）個人の成長を促すことである．
　まず，適切なマネジメントを行うためにマネージャーがとるべき行動には，①心理的安全性の確保，②業務の管理，③人材の管理の3つがある（表2）[3]．

表1　管理職（リーダー）の仕事

①目標を設定する
②組織する
③動機づけをする
④評価測定をする
⑤人材を育成する

[P・F・ドラッカー（著），上田惇生（翻訳）：マネジメント［エッセンシャル版］：基本と原則．ダイヤモンド社，2001]

表2　適切なマネジメントを行うためにマネージャーがとるべき行動

①心理的安全性の確保
②業務の管理
③人材の管理

心理的安全性[4]の確保

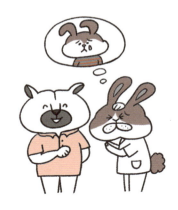

「リハビリテーション室のベッドの配置を変えると,患者さんの移動がしやすいのではないか」「外来患者さんの待ち時間を減らすために,事前予約制を採用してはどうか」など,リスク回避方法や業務改善方法などの提案を,組織内で自由に意見したり,考えを共有したりできる(話がしやすい組織).スタッフの子どもが急病になり欠勤や早退をする場合に,他のスタッフが担当患者のリハビリテーションを代行したり,会議に代理で出席したりするなど,問題や困難が生じた際に互いに支援したり助けを求めたりすることが自然にできる(助け合える組織).「新規に脳血管疾患等リハビリテーション料を算定できるように申請をしてみよう」といった,新しいアイデアや取り組みなどの挑戦を恐れずに提案できる(挑戦する組織).このように新メンバーやそのメンバーの考え方を柔軟に受け入れる環境(新規歓迎をする組織)は,「心理的安全性」が高い組織といえる.

この「心理的安全性」を確保するために,マネージャーのすべき大事なことは,部下がマネージャーに話しかけたり,相談をしたりしやすい雰囲気をつくることや,部下との直接対話などを通して良好なコミュニケーションに努めることである.

業務の管理

マネージャーの仕事とは,当たり前のことではあるがマネジメント業務であり,部下(スタッフ)を通して所属組織の成果を上げることである.リハビリテーションにおける患者担当スタッフ決めをはじめとして,勉強会や研修会業務,物品管理業務,臨床実習受け入れ調整業務,各種委員会活動など,リハビリテーション部門に関係する業務について,所属するスタッフへの業務分担を行い,その進捗や結果を把握し,必要に応じて支援する[5,6].

所属組織にもたらす収益は,たとえば病院やクリニックの場合は診療報酬によるものであるが,リハビリテーション専門職の場合,それぞれのセラピストが患者のリハビリテーションを実施することがその報酬を得る条件である.1人のセラピストの1日における担当患者数が目標値に届かない場合があるとするならば,数値目標をどのようにして達成するかを検討して,課題解決に取り組む.

上場企業の課長職へのアンケート調査では,課長(マネージャー)業務のみである割合はわずか5.1%で,残り94.9%はプレーヤーとマネージャーの役割を兼務しているという結果がある[7].2000年代前半にプロ野球の東京ヤクルトスワローズ所属の古田敦也氏が選手と

監督を兼務（プレイング・マネージャー）したことがあるが，それと同じで，それぞれの組織のリハビリテーション部門では，マネージャーであるセラピストがマネジメント業務を行う傍ら，患者のリハビリテーションを行うというプレイング・マネージャー化している場合が多いと思われる．

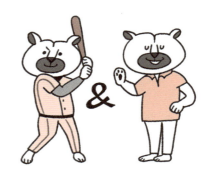

理学療法管理者から聴取した病院理学療法管理者に求められる管理スキルには，人的資源管理，業務管理，財務管理，情報管理といった多岐にわたるカテゴリーが抽出されていること[8]，主任になりたての理学療法士の例では「業務量が多い」「臨床業務の時間が多い」といった回答がある[9]．このことから，これからの時代のリハビリテーション部門は理学療法士（PT）・作業療法士（OT）・言語聴覚士（ST）を問わず，プレイング・マネージャーではなく，マネージャーのみに専念させることが組織の労働生産性をより高めることにつながるのではないかと考える．

しかし，マネージャーのみに専念できるとして，部下に必要な業務の割り振りをすることは必要となるものの，割り振りの難しさも同時に存在する．特にマネージャーになりたてのときは，これまでそのような経験をしていないぶん，なおさら心理的ハードルが高いものである．また，「年下上司」という言葉があるように，年齢や職場での経験年数は少ないがマネージャーに抜擢されるケースもある．前述した課長職へのアンケート調査の中で，「年上の部下がいる（55.1％）」「マネージャーより在籍年数の長い部下がいる（49.7％）」「中途入社の部下がいる（41.5％）」など，多様なバックグラウンドをもった部下をマネジメントすることの難しさを示唆する結果もある[7]．

所属スタッフの人数や年齢構成などは，組織によって様々である．業務の割り振りに際して，たとえば，「やりたくなければ断ってもいいけど，この書類をまとめてもらえないか？」という「お願い」の言い方をしてしまう場合に，仕事の決定権は部下になってしまうことや，責任の所在があいまいになることで，上司と部下との関係が逆転してしまう危険がある．したがって，「来週の月曜日17時までにこの資料をまとめてください」のように「言い切り」で伝えることが大事である[10]．

当然ながら，それぞれの部下の業務負担や業務遂行レベル，子育て中のスタッフの場合は保育施設のお迎え時間などを把握しておくことや，その業務はどのような理由で必要なのか，なぜ今その業務をしないといけないのかなど，業務命令内容の目的や意義をきちんと伝えることも必要である．なぜなら，部下からすると適当に仕事を振られたと思われたりするからである．

人材の管理

1）セラピストの成長支援

それぞれのセラピストについて，リハビリテーション専門職としての成長を支援する．たとえば，臨床研究成果や症例報告に関して，まずは，所属する都道府県士会の学術大会での発表，その次の段階として全国レベルでの発表，最後はジャーナルへの投稿といった経験を通して，部下の成長をサポートすることがあげられる．所属組織の中での勉強会や研修会講師を経験させることなども，スタッフの成長につながる．

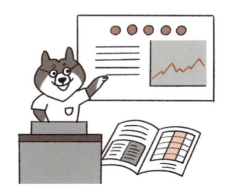

また，社会人としての成長という観点では，そのスタッフにとって今以上のレベルの業務に挑戦させることも大事である．たとえば，各種委員会の委員長補佐や，主任・科長などの役職者の補佐などに就かせ，それぞれの長や役職者の業務内容を間近で見たり，手伝いをしたり，話し合いを行ったりすることで，そのスタッフの成長を促すことにつなげる[3]．

2）労働環境・労働時間の管理

マネージャーはスタッフに対して業務を割り振り，実施させる立場であり，労働基準法に規定されている1日の勤務時間，休憩，休日および年次有給休暇に関する内容に基づき，スタッフの勤務を調整したり，管理したりしないといけない．

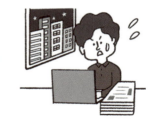

「労働基準法」では，労働時間の上限，休日，時間外勤務の上限，有給休暇の取得などが定められており（表3）[11]，これらを遵守したうえでスタッフの勤務を管理する．

スタッフの労働時間の管理は，ワーク・ライフ・バランス（仕事と生活の調和）の実現を支援することにも関係する．どの組織でも会議は行われるものであるが，「無駄な会議」や「無駄な時間」を減らすことは労働生産性を高めるだけでなく，勤務時間の効率化，残業時間の削減にもつながる．

表3　主要な労働基準法

①労働時間の限度：1日8時間および1週間で40時間（第32条）
②法律で定められた休日：毎週少なくとも1回，または4週間で4回以上（第35条）
③時間外労働の上限：月45時間・年360時間（第36条）
④年5日の年次有給休暇の確実な取得（第39条）

たとえば会議を効率的に行うポイントとして，

・参加者に議題をあらかじめ伝える（何を決めるかを明確にする）

・事前に関連資料を配布し，目を通してもらう

・報告事項はメール配信等に代える（会議の時間は，審議事項のみに充てる）

などがある．

スタッフは所属する組織の一員であると同時に，自宅では家族の一員，地域ではコミュニティの構成員でもある．勤務先では仕事上の責任を果たし，その一方で子育てや介護，地域活動などの時間もしっかりともてるように，仕事と生活との調和ができるような社会の実現が求められている[12]．ジャーナルに目を通したり，研究を行ったりすることは自己啓発の一部であるが，人としてより充実した生き方やすぐれた人格を目指すなどの広い意味での自己啓発のために，自己啓発本やビジネス書に目を通したり，セミナーに参加したりする．その時間を確保させることも，スタッフのワーク・ライフ・バランスを保つことにつながる．

勤務時間外に関することとして，まずは，電子メール等の利用時間は勤務時間内に限定することが必要である．スタッフがマネージャーから時間外や休日にメールが送られてきた場合に，メールを読んだり，メールへの対応のためにプライベートタイムなのにもかかわらず余計な時間を取られてしまったりするためである．

また，マネージャーとスタッフとの人間関係の構築を目的とした飲み会（飲み会＋コミュニケーション＝飲みニケーション）も関心事である．飲みニケーション等に関する 2021 年のアンケート調査によると，飲みニケーションが「必要」と答えた 30 代～60 代の半数以上が，「本音を聞ける・距離を縮められるから」，30 代以下においては「悩み（仕事）を相談できるから」という回答がある．しかし，飲みニケーションを必要と考える回答は調査前年と比較して大きく減少する結果であり，飲みニケーションそのものの有用性が再評価の時期にあるのではないかと報告されている[13]．勤務時間内でのマネージャーとスタッフの 1 対 1 でのミーティングは，飲みニケーションに代わる手段になり得るかもしれない[14]．

ほかの注意点として，働きやすい環境を目指すうえでは，人間関係の悪化，メンタルヘルス不調が起こらないように努める．職場（組織）においては，仕事の忙しさや難しさ（仕事荷重）など，スタッフの職場環境におけるストレスの原因には，職場の人間関係が調整役として関与している（図 1）．良好な人間関係を保っている場合は，ストレス緩和効果によりメンタルヘルスに関連するうつ傾向に結びつくことが少なくなる（その逆に，職場の人間関係が良好でない場合に，ストレスのもつ影響が増し，メンタルヘルス不調をきたす）とされている[15]．このことは，前述した心理的安全性にもかかわることでもある．

さらに，義肢装具やリハビリテーション機器，食品関係の会社の方など院外の関係者との連携も重要であり，院内外を問わず，対人関係上のトラブルを起こさず，良好な関係性を構築，維持することが大事である．

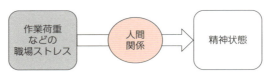
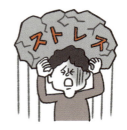

図1　組織ストレスモデル
職場のストレスがある場合に、組織の人間関係が良好であれば、精神状態に影響しない。しかし、組織の人間関係が不良であると、精神状態が不良になりやすい。
［渡辺直登：組織ストレスの構造と従業員のメンタル・ヘルス　職場の人間関係の果たす役割について．経営行動科学 1：69-78，1986を改変］

3）ハラスメント対策・コンプライアンスの順守

ハラスメント防止も重要である．マネージャー自身が気をつけることとして，パワーハラスメントやセクシャルハラスメント，就活ハラスメントなどがある（第3章6参照）．

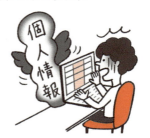

世間的には，「他人の持ち物を勝手に持ち去ってはいけません」のように，様々な法令をわれわれが守ることをコンプライアンスというが，簡単にいえば「規則に従う」「規則を守る」という意味である．法令以外にも身の回りには，リハビリテーション部門に関係する規則（就業規則，マニュアルなど），セラピストの職業倫理，一般社会における常識などがある．

リハビリテーション部門に関係するコンプライアンス違反事例としては，無断の遅刻・欠勤，診療報酬の不正請求，カルテの改ざん（不正記載），患者の個人情報漏洩，患者等への不当な報酬の要求などであるが，マネージャー，スタッフ問わず，組織内でコンプライアンス教育を実施したり，コンプライアンスにまつわる組織のルール作りを行ったりするなどして，意識を普段から高めておく必要がある．

マネージャーに求められる基本的役割[16]の中に，院内外の情報を収集，分析し，直面する課題や機会を明らかにしながら，必要な情報を院長や事務長，その他（医局，看護部，薬剤部，検査部，放射線部，栄養部，総務・人事・経理・施設・用度・診療情報管理・地域連携などの事務部，部下など）に迅速的確に伝え，所属スタッフ間で共有することが大事であるとされている．たとえば，診療報酬や介護報酬の改定にまつわる情報は，われわれセラピストにはかかわりが深い．

4）内部統制

「内部統制」は，すでにマネージャーである人，これからマネージャーになる人も知っておくべき大事なキーワードなので，ここで述べる．

病院や施設，一般企業などでの数多くの不正の報告があり，たとえば，職場の機密情報を外部に漏らす情報漏洩，職場の備品や消耗品の不正転売や横領，架空の物品購入や出張，不正会計などがあげられる．

内部統制は「基本的に，業務の有効性及び効率性，財務報告の信頼性，事業活動に関わる法令等の遵守並びに資産の保全の4つの目的が達成されているとの合理的な保証を得るために，業務に組み込まれ，組織内のすべての者によって遂行されるプロセスをいう」と定義され，前述したあらゆる種類の不正等や違法行為を事前に防止することを目的とし，所属する組織において適用するルールや業務のプロセスを整備し運用することである．

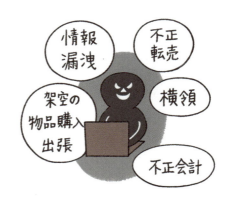

たとえば，架空購入を防ぐことを目的とする場合には，スタッフ個人に物品を購入してもらうのではなく総務課に購入を依頼したり，宿泊を伴う出張において架空の宿泊を防ぐ場合には，出張後に宿泊証明書を提出してもらうなどである．

2015年の医療法改正において，一定規模以上の医療法人に対して，公認会計士・監査法人による会計監査を受けることが義務づけられており，この「公認会計士等による外部監査」によって，監査の透明性や信頼性が高まり，医療機関の内部統制の整備に対する意識が高まることが期待されている[17]．

5) 働く人のウェル・ビーイング

就業に関するスタッフの幸福論（ウェル・ビーイング）の向上は，リハビリテーション部門における労働生産性を高めることに寄与する可能性がある．

これは，幸せな社員は不幸せな社員よりも創造性が3倍，生産性は1.3倍高く，欠勤率も離職率も低いためである[18]．また，全国の就業者3,000人を対象として，働く人の幸せ/不幸せそれぞれ7つの因子（図2）の重視度について調査した結果で，11に分類された職業のうち，医療・福祉（および教育）職では，働く幸せを実感する因子ではリフレッシュ因子（ほっとひと息）を重要視していること，働く不幸せを実感する因子ではオーバーワーク因子（ヘトヘト）と評価不満（報われない）を重要視する傾向があった[19]．このことは，マネージャーがスタッフのウェル・ビーイングを高めるための方策に示唆を与えるものかもしれない．

> **column**
>
> P.F.ドラッカー（1909〜2005年）はウィーン生まれ．フランクフルト大学卒．ビジネスマネジメントに関する著書を多数執筆しており，ビジネス界に及ぼす影響は多大である．女子マネージャーがドラッカー理論を駆使しながら，弱小野球部の甲子園行きを目指す話は一般の人にも有名である．

働く人の幸せの7因子		働く人の不幸せの7因子	
自己成長因子 （新たな学び因子）	仕事を通じて，未知な事象に対峙して新たな学びを得たり能力の高まりを期待することができている状態	自己抑圧因子 （自分なんて因子）	仕事での能力不足を感じ，自信がなく停滞している．また，自分の強みを活かすことを抑制されていると感じている状態
リフレッシュ因子 （ほっとひと息因子）	仕事を一時的に離れて精神的・身体的にも英気を養うことができていたり，私生活が安定している状態	理不尽因子 （ハラスメント因子）	仕事で他者から理不尽な要求をされたり，一方的に仕事を押し付けられたりする．また，そのような仲間の姿をよく見聞きする状態
チームワーク因子 （ともに歩む因子）	仕事の目的を共有し，相互に励まし・助け合える仲間とのつながりを感じることができている状態	不快空間因子 （環境イヤイヤ因子）	職場環境において，視覚や嗅覚など体感的に不快を感じている状態
役割認識因子 （自分ゴト因子）	自分の仕事にポジティブな意味を見いだしており，自分なりの役割を能動的に担えている実感が得られている状態	オーバーワーク因子 （ヘトヘト因子）	私的な時間を断念せざるを得ないほどに仕事に追われ，精神的・身体的に過度なストレスを受けている状態
他者承認因子 （見てもらえてる因子）	自分や自分の仕事は周りから関心をもたれ，好ましい評価を受けていると思えている状態	協働不全因子 （職場バラバラ因子）	職場内でメンバー同士が非協力的であったり，自分の足を引っ張られていると感じている状態
他者貢献因子 （誰かのため因子）	仕事を通じて関わる他者や社会にとって，よい影響を与え，役に立てていると思えている状態	疎外感因子 （ひとりぼっち因子）	同僚や上司とのコミュニケーションにおいてすれ違いを感じ，職場での孤立を感じている状態
自己裁量因子 （マイペース因子）	仕事で自分の考えや意見を述べることができ，自分の意志やペースで計画・遂行することができている状態	評価不満因子 （報われない因子）	自分の努力は正当に評価されない，努力に見合わないと感じている状態

図2　働く人の幸せ/不幸せ診断に用いられた尺度

［パーソル総合研究所×慶應義塾大学前野隆司研究室：はたらく人の幸せに関する調査【続報版】結果報告書．
(https://rc.persol-group.co.jp/thinktank/assets/well-being-telework.pdf　参照 2024/1/28)]

✎ **文 献**

1) P・F・ドラッカー（著），上田惇生（翻訳）：マネジメント［エッセンシャル版］：基本と原則．ダイヤモンド社，2001
2) Bandura A：Exercise of human agency through collective efficacy. Current directions in psychological science 9：75-78, 2000
3) 内閣官房内閣人事局：国家公務員のためのマネジメントテキスト．
(https://www.cas.go.jp/jp/gaiyou/jimu/jinjikyoku/kanri_kondankai/index.html　参照 2024/1/25)
4) Edmondson A：Psychological safety and learning behavior in work teams. Administrative Science Quarterly 44：350-383, 1999
5) 内閣官房内閣人事局：管理職に求められるマネジメント行動のポイント．
(https://www.cas.go.jp/jp/gaiyou/jimu/jinjikyoku/kanri_kondankai/index.html　参照 2024/1/26)
6) 内閣官房内閣人事局：管理職のマネジメント能力の向上に向けた取組について（平成 29 年 4 月 28 日 人事政策

統括官通知).

(https://www.cas.go.jp/jp/gaiyou/jimu/jinjikyoku/kanri_kondankai/index.html　参照 2024/1/27)

7) 学校法人産業能率大学総合研究所：上場企業の課長に関する実態調査（第7回）.
(https://www.hj.sanno.ac.jp/cp/research-report/2023/10/25-01.html　参照 2024/1/26)

8) 竹内真太，他：フォーカスグループインタビューを用いた病院理学療法管理者に求められる管理運営スキルの抽出．理学療法管理学 1：6-14．2023

9) 山下淳一，他：主任職が役割移行時に感じる困難感とキャリア支援に関する実態調査―就任初期の理学療法士の人材育成―．日本農村医学会雑誌 68：482-489，2019

10) 安藤広大：リーダーの仮面：「いちプレーヤー」から「マネジャー」に頭を切り替える思考法．ダイヤモンド社，2020

11) 厚生労働省：働き方改革関連法のあらまし（改正労働基準法編）.
(https://www.mhlw.go.jp/content/000611834.pdf　参照 2024/1/28)

12) 厚生労働省：仕事と生活の調和（ワーク・ライフ・バランス）憲章.
(https://www.mhlw.go.jp/stf/seisakunitsuite/bunya/koyou_roudou/roudouzenpan/tyouwa/index.html　参照 2024/1/28)

13) 日本生命保険相互会社：ニッセイインターネットアンケート～「勤労感謝の日」について～.
(https://www.nissay.co.jp/news/2021/pdf/20211117.pdf　参照 2024/1/28)

14) 杉原秀保：ニューノーマル時代のチームビルディングに関する提言―1on1 による心理的安全性確保と組織生産性について―．プロジェクトマネジメント研究報告 1：63-67，2021

15) 渡辺直登：組織ストレスの構造と従業員のメンタル・ヘルス 職場の人間関係の果たす役割について．経営行動科学 1：69-78，1986

16) 日本経済団体連合会：ミドルマネジャーをめぐる現状課題と求められる対応.
(https://www.keidanren.or.jp/policy/2012/032.html　参照 2024/1/26)

17) 厚生労働省：外部監査の対象となる医療法人における内部統制の構築について（平成 31 年 3 月 29 日事務連絡）.
(https://www.mhlw.go.jp/stf/seisakunitsuite/bunya/0000205166_00012.html　参照 2024/1/28)

18) 前野隆司：企業が社員の幸せを追求すべき根拠とは？．HITO 16：5-9，2020

19) パーソル総合研究所×慶應義塾大学前野隆司研究室：はたらく人の幸せに関する調査【続報版】結果報告書.
(https://rc.persol-group.co.jp/thinktank/assets/well-being-telework.pdf　参照 2024/1/28)

（久保高明）

第3章 組織別のマネジメント～将来の自分のために学ぶ～

2 医療施設の組織マネジメント

> **Point**
> ▶ 医療施設においてのマネジメントは，非常に多岐にわたっている．
> ▶ 具体的な管理項目として，人事・人材管理，業務管理，労務管理，情報管理，収益管理などがある．

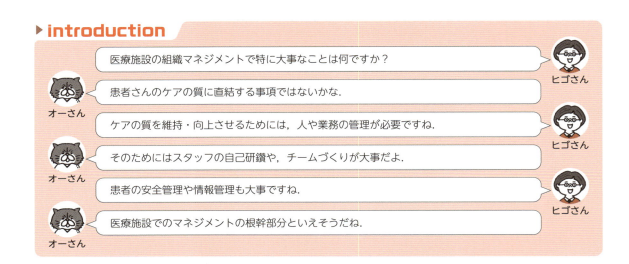

人事・人材の管理

　人材は，採用するのも育てていくのも非常に難しく，成長後の活躍や役割，ポジショニングなど何かと悩ましい問題である．せっかくの出会いで獲得した人材をどのようにしていくのかは，管理者の腕の見せ所である．

1) 人材の選定と配置

　医療施設では，適切な資格や経験をもつスタッフの選定が不可欠である．専門的な知識や技術力を有するスタッフが配置されることで，患者への適切なリハビリテーションプログラムが提供され[1]，人材の適正配置により，施設の効率が向上し，患者の満足度も高まる．リハ専門職を採用する際は，施設で必要とする人材を関係者で決定し，目的に応じた採用方法を確立する．人事考課としての面談も重要だが，併せてスタッフの人となりを知るための面談も信頼関係を築くうえでも実施してみるとよい．

2) スキル開発と教育

専門的な知識や技術力をもったスタッフを配置するには，継続的なスキル開発と教育プログラムが重要である[2]．最新または標準的な治療法や技術の習得，コミュニケーションスキルの向上などが含まれる．定期的な研修やワークショップを通じて，スタッフの能力向上を図り，最良のケアを提供できる体制を整えることが大事である．定期的面談をとおしてスタッフの状況を把握し，今後どんなスキルが必要なのかを共有し，個人別と全体としての継続可能な教育プログラムを作成することで，全体としての相乗効果が生まれる．

3) モチベーションとチームビルディング

スタッフのモチベーション維持とチームビルディングは，組織の成功に直結する．リーダーシップの確立，フィードバックの提供，目標設定と達成のサポートがとても重要である[3]．また，チーム間の協力やコミュニケーションを強化することで，効果的なチームプレイが実現され，患者のケアにポジティブな影響を与える．そのためにも部署としてメンターを配置しての定期的なメンタリングの実施や，共通の目標をもつスタッフを集めて目標達成型のチーム編成を行うことも効果的である．

4) ダイバーシティとインクルージョン

様々な形態を有する施設とそこに所属するスタッフは，多様なバックグラウンドや専門性をもつ人が活躍している．ダイバーシティとインクルージョンの考え方を導入することで[4]，多様な視点やアイディアが生まれ，施設全体の効果的な運営に貢献できる．「自分がそれをやっているから」という理由で後輩にもそれを強要しないこと，また，人がもつ可能性を信じてその人のできることからやってもらうことも大切である．

5) パフォーマンス評価とフィードバック

スタッフのパフォーマンス評価と適切なフィードバックは，個人の成長と組織全体の進化に不可欠である[5]．明確な目標設定や定期的な評価により，スタッフは自身の役割や責任を理解し，向上心をもつことができる．また，フィードバックを通じて，自身の改善点や強みを把握し，適切なアクションをとることができる（図1）．そのため，人事考課制度の運用は非常に重要である．人事考

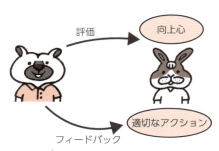

図1 パフォーマンス評価とフィードバックの影響

> **column**
>
> ダイバーシティ（diversity）は価値観，性格，嗜好やライフスタイルなどの多様性を意味し，インクルージョン（inclusion）は包含・包括を意味する．すなわち，スタッフ個々人のさまざまな違いを受け入れ，スタッフのそれぞれが個性を発揮し活躍できる組織・社会の実現を目指すことが，ダイバーシティとインクルージョンの考え方である．

第3章　組織別のマネジメント〜将来の自分のために学ぶ〜

課面談などを通して，組織目標や個人目標を明確にできるとよいが，もし人事考課制度を運用していない場合でも目的を共有するための面談は必要である．

人事・人材管理は医療施設において重要な要素であり，適切な戦略とアプローチにより，すぐれたケアを提供するための基盤が築かれる．組織の成功と患者の満足度向上のために，積極的に取り組むことが求められる．

業務の管理

業務管理では，どんな目的をもって効率化していくのかが重要である．日常の業務から緊急性の高い内容まで様々あるため，優先度やできる範囲を考え対処していく課題である．

1) 業務プロセスの設計と効率化

適切な業務プロセスの設計は，施設全体の効率化に直結する．リハビリテーションプログラムの段階的な流れや役割分担を明確化してスムーズな運営を実現する[6]とともに，現行のプロセスを定期的に見直し，改善点を見つけ出して効率を向上させることが重要である．その職種でなければできない内容が何か理解をすれば，限られた時間で何をすることが重要なのか理解できるだろう．専門職種として，その日，その月，その年に実施すべき内容を明確にする．また，通常実施している業務について定期的に見直すことが大事である．

2) 質の維持と品質管理

患者への最適なケアを提供するためには，質の維持が不可欠である．業務管理では，標準化されたケアの実施や品質管理の導入[5]を通じて，患者への一貫した質の高いサービスを確保する．規定された基準やプロトコルに基づいた運営が重要なため，疾患ごとのガイドラインを理解し，まず一般的な治療や経過がどういうものなのかを知ることが大事である．そのためにも各ガイドラインの理解と実施できる体制づくりを行い，勉強会で得た知識を共有し，OJT の活用によってスタッフの技術の水準を高めるように努める．

3) リソースの最適利用とコスト管理

リソースの最適な利用とコスト管理は，経営効率を高めるために欠かせない．施設内の人材，設備，時間などのリソースを効果的に配分し，過剰なコストを削減することで，経済的な安定とサービスの向上を両立することができる．施設基準を満たすためには，必ず必要な人員・場所・物品がある．必要な物品が何なのかを管理者が把握するだけでなく，通常の運用に欠かせない物品管理を担当するスタッフを配置することで，購入する際の金額に見合うだけの収益があるのかを常にチェックできる．

4) テクノロジーの活用

現代の医療施設では，テクノロジーの活用が不可欠である[5]．電子カルテ，予約システム，効率的なスケジュール管理ツールなど，適切な IT ツールの導入により，業務効率が向上し，

スタッフの負担軽減が図られる．電子カルテもオーダリングシステムだけの簡易装備では，業務改善は図れない．また部門システムがない状態では，相当不便なものとなる．部門システムが装備されても連携がままならないものは更に不便となる．つまり，同じ診療を行うにあたり，基本となるシステムをすべての部門が滞りなく運用できるしくみを導入し，最終的に医事システムとも連携をすることでスムーズに作業ができるようになる．

5）危機管理と緊急対応

　医療施設では，患者の健康や安全を最優先に考えるのが当然である．業務管理では，緊急時の対応プランや危機管理体制の構築が重要であり，迅速かつ適切な対応が患者やスタッフの安全を保障する．災害や事故はいつ何時起こるのか誰にもわからない．そのため，ある程度の施設では，台風や大雨などを想定して病院の事業継続計画（Business Continuity Plan：BCP）を作成している可能性は高い．しかし，部署としてもBCPは必須である．最近では，未知の感染症が起こった場合の基本的対応策も準備しておくことを勧める．また，実際に起こったときのことを想定しての訓練が必要である．

　業務管理は，医療施設の運営において不可欠な要素であり，効率的で質の高いサービス提供の基盤を築くことになる．適切なプロセス設計，質の維持，リソース最適化，テクノロジー活用などを組み合わせ，施設の成長と患者への良好なケアを実現するために積極的に取り組むことが求められる．

労務の管理

　労働にまつわる条件や環境は，会社（あるいは組織）の考えによって左右されるが，スタッフにとって働きやすい職場づくりは非常に有効である．

1）労働環境の整備

　スタッフが働く環境が良好であることは，モチベーションや生産性向上に直結する．適切な設備，快適な職場，健康促進プログラムの提供などが含まれる[7]．また，ストレスの軽減やワーク・ライフ・バランスの確保も重要である．金銭面や待遇面も重要だが，人間関係も非常に重要である．普段あまりみられない態度（イライラ感が強い，やる気がみられない，小さなミスが続くなど）がみられる場合は直ちに対応し，ストレスが疑われる場合は，自己対応や周囲の協力が得られるのかを確認する．それが難しい場合や状態の悪化がみられれば，速やかに専門医療機関の受診を促す．

2）スキル開発とキャリアパス

　スタッフのスキル開発とキャリアパスの設定は，モチベーション維持と専門性の向上につながる[7]．継続的な教育プログラムやスキルアップの機会を提供することで，スタッフは自身の成長を実感し，組織に貢献する意欲を高めることができる．面談を行ったときの興味や

関心は本当なのか？　キャリパスの策定から時を経て，そのとき考えていたことが，現在は全く違うものに変化している場合も多い．このため定期的に面談を実施し，現状そのとき考えていたことを継続しているのか，モチベーションは続いているのか，などの確認も重要である．また，新人に偏りがちな教育を中堅やベテランスタッフに拡大することも有効である．

3) コミュニケーションとフィードバック

コミュニケーションは，スタッフ間の信頼と協力を築くうえで不可欠である．定期的な面談やフィードバックセッションを通じて，意見交換や問題解決の機会を提供し，スタッフの声を尊重することが重要である．管理者が現場から離れることも多くなる可能性は高い．そうなると普段できていたコミュニケーションができなくなるため，定期的に面談を行う機会は必要である．面談を通してスタッフが考えていることを聞き取り，場合によっては管理者で共有し，内容の解決が困難な場合は第三者も入って問題解決を行う．

4) 労務規程と遵守

労務規程の策定と遵守は，組織全体の秩序と法令遵守に寄与する．明確な就業規則や労働条件，福利厚生の提供を通じて，スタッフの安心感を確保し，法的リスクを回避することが大事である．現場の秩序は人間関係によってつくり出されるため，管理者は常に人間関係に気を払い，会社（医療法人や施設など）が掲げる理念を部署として達成するために必要なことを目標に掲げる．また，就業規則や福利厚生については，常に管理者がスタッフに説明できる環境をつくっておくことで安心して業務に携わることができる．

5) チームビルディングと協力

チームビルディングは，チーム間の協力と連携を強化することで，組織の効率化と患者への質の高いケアを実現できる．チームメンバーの信頼構築や共通の目標設定，適切な役割分担が重要である（図2）．定期的な面談やコミュニケーションが活発な組織であれば，スタッフから新しいことをはじめてみたい，という機会も増える．そこで管理者は否定するばかりでなく，一緒に新しいことに取り組んでみたり，目的に応じたチームをつくることに尽力したりすることは，新しいことをはじめるきっかけとなりチームを成長させる．また，管理者だけでなく，スタッフが感じている課題に耳を傾けてみることも新しい発見へとつながる．

労務管理は，組織の成功において欠かせない要素であり，スタッフの満足度や効率的な運営に直接影響を与える．適切な労働環境の整備，スキル開発の推進，効果的なコミュニケーション，労務規程の遵守，チームビルディングの実施など，総合的なアプローチが求められる．これらの要素を適切に取り入れ，組織全体の発展とスタッフの満足度向上を実現することが重要である．

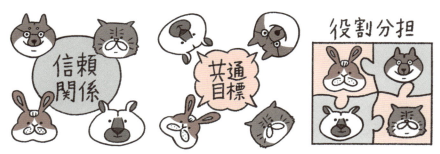

図2 チームビルディングに重要な要素

情報の管理

医療において情報は診療の基本であり，将来を考えるうえで欠かせない．情報をいかに扱い，活かすのかを共有することは，医療の基本である．

1）適切な情報収集と記録

情報管理の基本は，正確かつ十分な情報の収集と適切な記録である[8]．患者の詳細な医療履歴や症状，治療経過などを適切に記録することで，治療の効果の評価や将来の治療計画が円滑に進められる．通常の治療経過とは別に，時事に応じた正確な記録も後に医療情報開示請求や裁判になった際に場合によっては利用される可能性が高いため，重要である．

2）データの保護とセキュリティ

患者のプライバシーや機密情報の保護は，情報管理の重要な側面である．適切なセキュリティ対策を講じ，情報への不正アクセスや漏洩を防止することが求められる．また，データのバックアップや災害時の対応も含まれる[8]．たとえば，電子カルテであれば，絶対に外部から接続ができない環境下で保管しておくようなハード面の対応も必要だが，サイバー攻撃などを受ける可能性も考えるとソフト面として専門職なども配置しておくほうが望ましい．また現場に対しては，医療情報が個人情報の集まりであることを認識させて安易な情報操作を防止するとともに，機密性を日頃からスタッフに教育していく．

3）インフォームド・コンセントとコミュニケーション

患者に対して治療の目的や内容を十分に説明し，患者の同意を得ること（インフォームド・コンセント）や，その際のコミュニケーションは，治療の一環として重要である[8]．患者が治療やプランに理解を示し，積極的に参加できるよう，わかりやすい情報を提供する．患者の同意を得ることはもちろん，家族の参加も積極的に受け入れる．治療方針に則ったリハビリテーションの進捗を標準的な評価を用いて示すことも大事だが，一般の方がわかりやすいツールの活用（クリティカルパスや静止画・動画の記録を定期的に残すなど）も必要である．

4) インテグレーションとシステム連携

　情報管理システムは，ほかの医療機関や関連施設との連携を円滑にする役割を果たす．データの共有や相互運用性を高めることで，患者への全体的なケアが向上し，効率的な連携が実現される．そのためにも，実際に地域で運用されているシステムを理解したうえで，対象となる場面ですぐに活用できるよう準備しておく．

5) データ解析と意思決定支援

　情報収集されたデータを適切に解析することは，施設の運営や治療方針の改善に役立つ[9]．データに基づく意思決定が，効果的なケアの提供や組織の戦略立案に大いにつながる．リハビリテーション部門だけでも疾患別リハから病棟機能報告まで，様々なデータが日々蓄積している状態である．疾患別リハビリテーションのデータであれば，今後どのようにしていけば該当する病棟機能を獲得できるのかなどの定期的な評価がもたらすデータを提示する準備と，データから導かれる方向性の提示が必要である．

　情報管理は，医療施設において患者のケアの質を向上させるための重要な要素である．適切な情報収集・記録，データ保護，患者への情報提供，システム連携，データ解析などのバランスを適切にとり，効率的な情報管理が実現されることが求められる．これらにより，より効果的で効率的なケアを提供し，患者の健康と幸福に貢献することができる．

収益の管理

　医療施設において給料（salary：サラリー）は，診療報酬がほぼ原資となる．医療を担う一部署として，診療報酬を含めたコスト意識をもつことは重要である．

1) 収益源の多様化と最適化

　医療施設は，患者の診療や治療を主たる収益源とするが，これに加えて保険請求や補助金の活用，健康プログラムの提供，販売などの収益源を多様化することが重要である．また，これらの収益源を最適化するための戦略を立てることが必要である[10]．たとえば，医療における収益源が本当にそこだけなのか疑問をもつ．人員を配置すれば，施設を充実すれば，物品を配置すれば，算定可能な基準や加算があることを理解し，多角的に業務を運用できる可能性を見出すことも重要である．

2) コスト管理と効率化

　収益を最大化するためには，適切なコスト管理が不可欠である[11]．経費の適正化や無駄の削減，効率的な資源の配置などが含まれる．定期的なコスト分析や効率改善のプロセスを通じて，コスト削減を進める．具体的には，必要なものとして申請している物品や機器など定期的に確認したり，実際に購入してみて必要なものと不必要なものを振り分けたりするとよい．リース契約している機器・物品に関しては，更新時のタイミングで一度必要性を検討し

てみるのもよい.

3) 収益と品質のバランス

収益の最大化を目指す際に,品質の維持や向上を優先することも重要である.患者の満足度や治療効果を高めることで長期的な収益を確保し,収益と品質のバランスを保つことが組織の持続可能性につながる.医療における品質は,治療を提供するだけではないと理解することが大事である.患者・家族への接遇や言葉遣いという初歩的なことや,治療方針に則ったリハビリテーションをどのような場合でもできているか,また,スタッフ間の治療提供内容を比較することも品質管理といえる.技術に偏りすぎて治療方針から外れ,社会性が欠落することは言語道断である.

4) マーケティング戦略の構築

効果的なマーケティング戦略は,収益管理の要となる.戦略の策定にあたっては,ターゲット市場の選定,競合分析,価格戦略,ブランディングの強化などを検討する.患者の獲得や顧客満足度の向上を通じて,収益を拡大することができる.自院において必要とされるリハビリテーションを提供できているかを振り返り,不足している部分があれば,どうすれば補えるかを検討する.また,処方箋を受けるだけが仕事でないことを理解し,患者の満足度を上げるためにできることを模索する.

5) リスク管理と予算策定

リスクの分析と適切な対策の実施は,収益管理の安定に不可欠である.また,予算策定とそれに基づく収益目標の設定も重要であり,実績のモニタリングと進捗の確認を通じて,適時に調整を行う.必要な業務と削減すべき業務,拡大すべき内容を検討し,その業務が部署にとって将来性や必要性があると判断した場合には,どうすれば実現できるか具体的な方法を考えたうえで実施する.

収益管理は,医療施設の持続可能な運営と発展にとって非常に重要な要素である.収益の最大化とコストの効率化をバランスよく進め,患者のケアの質やサービスの向上に貢献することが求められる.戦略的な収益管理を行いながら,組織の使命とビジョンに沿った運営を追求することで,健全な経営状態を維持し,患者やスタッフ,地域社会に価値を提供することができる.

まとめ

医療施設の運営において,人事・人材管理,業務管理,労務管理,情報管理,収益管理の各要素が不可欠な役割を果たしている.適切な人材配置や継続的なスキル開発,効率的な業務プロセス設計,患者中心の情報管理,収益と品質のバランスなどが重要な課題となる.

今後は,テクノロジーの進化への対応やデータ分析の活用,多様化するニーズへの適応が

求められる．デジタルヘルスケアの導入や遠隔医療の拡充，患者エクスペリエンスの向上などが注目される中，施設全体の効率化と質の向上に向けた取り組みが必要である．また，持続可能な収益を確保しつつ，地域社会と連携し，包括的なケアの提供に向けた戦略的な展望が重要である．継続的な教育とトレーニング，新たな技術の導入，市場動向の把握など，施設全体のイノベーションと成長を見据えた戦略が求められる．

> ▶column
>
>
> 患者エクスペリエンス（患者経験価値：patient experience）とは，「患者が医療サービスを受ける中で経験するすべての事象」のことであり，患者中心の医療を実現するための考え方とされている．

文献

1) 伊藤義広：【連載第3回】組織力を向上させるための理学療法管理．理学療法学 45：54-63, 2018
2) Davis DA, et al.：The accuracy of physician recall of discussions with patients. JAMA 267：2856-2858, 1992
3) Locke EA, et al.：Building a practically useful theory of goal setting and task motivation：A 35-year odyssey. Am Psychol 57：705-717, 2002
4) 厚生労働省：医療現場におけるダイバーシティとインクルージョンの推進．2022
5) 日本医療機能評価機構：厚生労働省補助事業　医療の質向上のための体制整備事業 「医療の質指標基本ガイド」．2022
6) 金子雅明：急性期・一般病院における入院リハビリテーションの標準業務プロセスモデルの提案．東海大学紀要情報通信学部 8：1-8, 2015
7) Cox T, et al.：The nature and measurement of work-related stress：Theory and practice. Sage Publication, 2005
8) 厚生労働省：医療情報システムの安全管理に関するガイドライン．2017
9) Elwyn G, et al.：Shared decision making：a model for clinical practice. J Gen Intern Med 27：1361-1367, 2012
10) 真野俊樹：医療経営学とは何か：経済学，経営学のディシプリンからみた位置づけ．経営・情報研究：多摩大学研究紀要 9：1-13, 2005
11) Gapenski LC, et al.：Understanding healthcare financial management. Health Administration Press, 2012

（大脇秀一）

第3章 組織別のマネジメント〜将来の自分のために学ぶ〜

3 介護施設の組織マネジメント

Point
- 介護保険領域では，サービスごとに人員基準，施設基準が定められている．
- 介護事業の業務を行うためには，多職種による地域連携が必要である．
- 情報管理，収益管理には，慎重さが大事である．

introduction

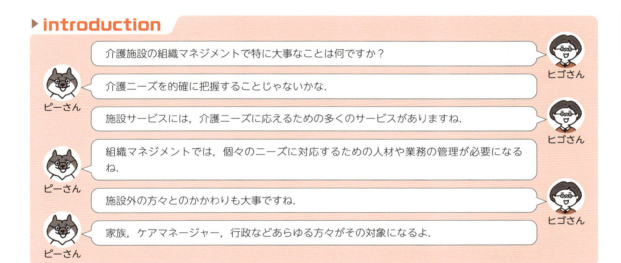

ヒゴさん：介護施設の組織マネジメントで特に大事なことは何ですか？

ピーさん：介護ニーズを的確に把握することじゃないかな．

ヒゴさん：施設サービスには，介護ニーズに応えるための多くのサービスがありますね．

ピーさん：組織マネジメントでは，個々のニーズに対応するための人材や業務の管理が必要になるね．

ヒゴさん：施設外の方々とのかかわりも大事ですね．

ピーさん：家族，ケアマネージャー，行政などあらゆる方々がその対象になるよ．

はじめに

　介護保険サービスは，利用者の身体の状態や家庭環境により多様な利用が想定されることから，様々なサービス形態がある．また，介護事業者のサービスに対する報酬は介護保険料や税金など公的資金があてられることから，サービスごとに厳密な基準が設定されている．「介護保険法」の改正時には，これらの基準も見直されることから，介護事業者はそのつど法改正への対応が求められる．

　介護保険サービスには全26種類54のサービスがあり，介護給付を行うサービスと予防給付を行うサービスに分けられる．また監督官庁も異なり，都道府県・政令市・中核市が指定・監督するサービスと市区町村（以下，市町村）が指定・監督するサービスがある．おもなサービスの種類は図1のとおりである．

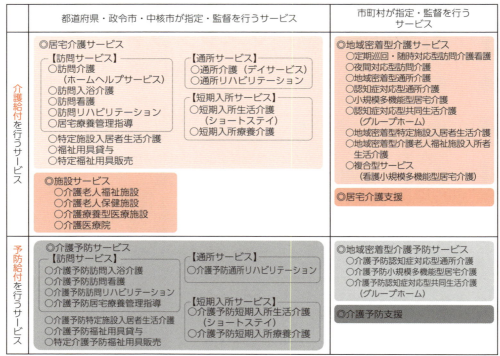

図1　おもな介護サービスの種類
〔厚生労働省老健局：介護保険制度の概要（令和3年5月）．（https://www.mhlw.go.jp/content/000801559.pdf 参照 2024/1/22）〕

人材の管理と施設基準

1）人員基準

　介護保険で利用できる施設にはそれぞれ人員基準があり，人員基準にはそれぞれ必要な資格等の要件が設定されている．たとえば，通所系サービスの通所介護での人員基準として，管理者，生活相談員（支援相談員），看護職員，機能訓練指導員，介護職員の配置義務がある．生活相談員の資格要件は厚生労働省では「社会福祉士，社会福祉主事任用資格，精神保健福祉士」などとしているが，自治体によって異なっており，介護支援専門員，介護福祉士などが含まれている場合もある．機能訓練指導員はPT，OT，STのセラピスト3職種に加え，看護師，鍼灸マッサージ師，柔道整復師も資格要件としてあてはまる．
　また，それぞれ最低限必要な人員数が決められており，開業時点ですべての人員を配置しておく必要がある．もし，必要人員を満たすことができていない場合は，開業の許可が下りない．すでに営業している施設で人員的に不足が発生している場合には，猶予期間はあるが介護報酬（収入）が減算されてしまう場合もある．各サービスの人員基準は，表1のとおりである．

表1 運営基準上配置が必要な職種

サービス類型/職種	管理者・施設長	医師	薬剤師	看護職員	介護職員	機能訓練指導員	理学療法士 作業療法士 言語聴覚士	栄養士または管理栄養士	介護支援専門員	計画作成担当者	生活相談員・支援員・相談員	その他職種名
訪問介護	○											サービス提供責任者○
訪問入浴介護	○			○	○							
訪問看護	○			○								
訪問リハビリテーション	○	○					△					
定期巡回・随時対応型訪問介護看護	○			○	○		○			○		オペレーター○
夜間対応型訪問介護	○			○			○					オペレーター○
通所介護	○			○	○	○					○	
通所リハビリテーション	○	○		○	○	○	○					
地域密着型通所介護	○			○	○	○					○	
認知症対応型通所介護	○			○	○	○					○	
小規模多機能型居宅介護	○			○	○				○			
認知症対応型共同生活介護	○				○					○		
看護小規模多機能型居宅介護	○			○	○				○			
地域密着型特定施設入居者生活介護	○			○	○	○					○	
地域密着型介護老人福祉施設	○	△		○	○	○		○	○		○	調理員・事務員△
短期入所生活介護	○	○		※	※	○		○			※	調理員△
短期入所療養介護	○	※	※	※	※		※	※		○	※	
特定施設入居者生活介護	○			○	○	○					○	
介護老人福祉施設	○	△		○	○	○		○	○		○	調理員・事務員△
介護老人保健施設	○	○	○	○	○	○	△	○	○			調理員・事務員△
介護医療院	○	○	○	○	○		△	○	○			診療放射線技師○
居宅療養管理指導		△	△					△				歯科医師△、歯科衛生士△
居宅介護支援	○								○			
地域包括支援センター												社会福祉士○、保健師○
福祉用具貸与	○											福祉用具専門相談員○
特定福祉用具販売	○											福祉用具専門相談員○

○:1人以上　△:適当数・必要数・人数指定なし等　※:本体施設と同じ

[厚生労働省老健局社会保障審議会：介護給付分科会第223回資料2 人員配置基準等. (https://www.mhlw.go.jp/content/12300000/001144339.pdf　参照 2024/1/22)]

2）労務・人材の管理

　介護分野での労務管理における労働契約や社会保険の手続きについては，通常の企業同様の手続きとなる．組織をマネジメントするにあたっては，事業所ごとに目標を設定し，期限を設けて検証・評価を行う．目標を達成していれば，更なる目標達成に向けて目標の再設定を行う．逆に目標を達成できていなければ，原因を検証し，業務改善につなげていく．また，事業所ごと（部門ごと）に週報を作成し，定期的に会議（週次会議または月次会議）を行うことで，目標に対する進捗を管理する．

　基本的な人材教育については，年間の研修計画を作成し計画に沿って研修を行う．研修の内容については接遇，安全管理，緊急時対応などを中心に，その時々の状況にあわせて計画する．

3）施設基準

　建物についても決められた設備を必ず整えておく必要があり，事業別で必要な施設基準が定められている．通所介護であれば，機能訓練室，相談室，静養室，食堂，事務スペースがそれにあたる．なお，機能訓練室と食堂を合わせた面積から，その施設の最大利用定員を算出することができる（たとえば，通所介護では，利用者1人あたり3 m^{2}以上が必要とされている）．

物品の管理

　介護事業の施設においてもさまざまな物品を使用するため，その管理は重要な業務となる．消耗品等は毎月の予算を決めて，購入に関する決済権限は各事業所の管理者とし，必要時に適宜購入する（日常的に使用する消耗品は，定期購入するものもある）．リハビリ器具や送迎車両など，毎日頻回に使用するものに関しては，点検マニュアルに沿った毎朝の安全点検が欠かせない．もし不具合が見つかった場合は，部品の交換や修理依頼，場合によっては買い替えも検討する．

> **column**
>
> 　介護施設では，セラピストなどの医療職に加え，介護・福祉系の職種も一緒に仕事を行う．業務に際して職種間での連携をするにあたり，お互いがそれぞれの職種について理解をすることは非常に大事である．

業務の流れと地域連携

　介護保険事業は，事業を行う場所（地域）を中心に，地域の方の生活を守る役割がある．たとえば有料老人ホームを運営する場合，建築工事中から近隣には迷惑（騒音等）をかけることになり，完成開業してからも，その地域の方々が入居者となる場合も少なくない．また地域密着型事業所（小規模事業所）であれば，運営推進会議を年間2回開催する義務があり，地域の民生委員や利用者の家族を地域密着型事業所の運営推進会議メンバーとして登録する必要がある．したがって，事業運営には地域に暮らす方々の協力が不可欠となる．

1）介護保険領域での業務の流れ

　利用者が施設を利用するためには，ケアマネジャーからの紹介または，利用者本人及びその家族からの問い合わせからはじまる．具体的な流れは，図2のとおりである．

　施設との利用契約を済ませた後，利用開始となり，利用者には担当ケアマネジャーが計画したケアプランに基づいてサービスが提供される．ケアプラン作成には，利用者自身（または利用者家族）がケアプランを作成するセルフプランニングという方法もあるが，利用者自身の身体状況が変化することと，介護サービスが多岐にわたるため，現実的ではない．

　実際に利用がはじまると，事業者は利用者の身体状況，生活状況，家族環境等の確認を行ったうえで，利用者一人ひとりにあわせたサービスを計画し，提供することとなる．サービスの内容については，サービスごとに利用目的や内容が違うため，ここでは割愛する．

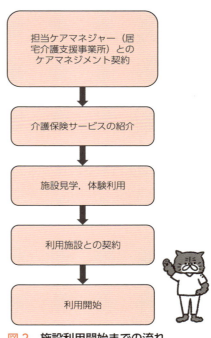

図2　施設利用開始までの流れ

2）地域連携

　介護保険サービスでは，1人の利用者が様々なサービスを利用していることがほとんどであるため（例：通所介護2か所，訪問介護，福祉用具貸与など），サービスごとの情報共有が非常に重要になってくる．そのため，サービス利用開始時や変更時，または利用者の状態にあわせて，半年や1年ごとに定期的に担当ケアマネジャー主催でサービス担当者会議を開催する．サービス担当者会議では，利用者の現状把握やサービス利用に至るまでの経緯，サービス利用後の展望などについて事業所ごとに意見を交わし，利用者の状態にあわせたケアプランおよびサービス内容の検討を行う．

　また介護保険領域での地域連携は，介護保険サービスの提供だけではない．地域の高齢者

の介護予防のため，行政から依頼のある健康教室などのイベントへの参加，運営協力，情報提供も必要となる．

情報の管理と収益の管理

介護保険分野での情報および収益についても，厳密に管理されている．特に以下に述べる情報については，多くが個人情報であることから，利用者に対し個人情報に関する同意書を取ったうえで慎重に取り扱う．

1）情報の管理

介護保険領域における情報管理は，介護保険事業を運営するうえで非常に重要である．介護報酬を算定するために必要な介護度（事業対象者，要支援，要介護）情報，負担割合情報，加算対象となる計画書等の情報のほかに，利用者基本情報，サービス担当者会議議事録，医療機関からの情報提供書など様々な情報があり，その情報は介護保険制度上，一元的に管理される必要がある．事業所においては，利用者一人ひとりのカルテがあり，それらの情報は施設の利用がなくなった後も3年間は保管する必要がある（自治体によって保管期間は異なる場合がある）．

また，科学的介護情報システム（LIFE）の運用も2021年度からはじまっており，サービス提供段階で得られる情報（身体状況，リハビリ進捗度，改善度等）を一定の様式で入力すると，インターネットを通じて厚生労働省へ送信され，入力内容が分析された後，当該施設等にフィードバックされる．2021年の介護保険法改正後はこのLIFEの入力が加算の対象となっているため，情報管理が事業所の収益にも影響を及ぼす．

2）収益の管理

介護事業の収益は，国民が収めている税金および介護保険料から7〜9割が支払われ，残りの3〜1割が利用者の自己負担となっている．なお，自己負担の割合については利用者の年収により決定され，1年ごとの見直しがある．

介護報酬の内訳としては，各サービスで定められた基本報酬＋加算・減算の体系となっており，加算取得率の高い事業所ほど収益性が高い．介護報酬部分については利用者の担当ケアマネジャーが立てるケアプラン（予定）と，事業所が実際に行ったサービス（実績）が一致したうえで，国民健康保険団体連合会（国保連）の審査後，適正と認められたもののみ支払われる．そのため，事業所にはサービス実績および加算等のしっかりとしたチェック体制が求められる．もし国保連の審査で適正と認められない場合は，返戻扱いとなり，再度ケアプランと実績の確認が必要となる．場合によっては報酬が得られないこともある．

（田中耕一）

第3章 組織別のマネジメント〜将来の自分のために学ぶ〜

4 福祉施設の組織マネジメント
1）特別養護老人ホーム

> **Point**
> ▶ 介護保険法から福祉施設の機能を理解し，キャリアラダーに準じたセラピストの役割を実践する．
> ▶ セラピストがもつ「強み」を理解し，利用者および利用者を取り巻く環境に好循環を生みだす．
> ▶ 多職種連携，チームビルディングを念頭におき，利用者の生活支援を「組織マネジメント」の視点から捉える．

▶ introduction

特別養護老人ホームのマネジメントで特徴的なことはありますか？
ヒゴさん

オーさん
利用者にとってはそこが生活の場になるから，利用者それぞれがその人らしい生き方をできるよう支援するためのマネジメントが必要だね．

具体的にはどのような支援ですか？
ヒゴさん

オーさん
特別養護老人ホームは，要介護3より介護度の大きい人が対象だよ．重度の介護を要する人が多いので，本人の生活ニーズ，夜間の対応，リスク管理など多くの支援が必要なんだ．

BCPもマネジメントとして必要と聞きました．
ヒゴさん

オーさん
BCP（業務継続計画）は大きな自然災害や新型コロナウイルスなどの感染症が流行したときに施設の運営が滞らないようにするため，あらかじめ何をするか決めておき，職員全員に周知しておくための計画だよ．実際に動けることができるよう，定期的に訓練しておくことも大切なんだ．

はじめに

1）特別養護老人ホーム（介護老人福祉施設）ってどんなところ？

特別養護老人ホーム（以下，特養）は，原則「要介護3以上」の方が心身機能のみならず，様々な要因によって在宅生活を営むことが困難になった際に利用する福祉施設のひとつである．

特養における機能訓練指導員（セラピスト）の配置基準は，医療機関など多くのセラピス

トが配置される場とは異なり，利用者100名に対して1名である．つまり，すべての利用者に毎日個別療法を提供することは到底できない．では，特養におけるセラピストの役割とはなんだろうか？

2）特養におけるセラピストの役割

特養にセラピストが常勤すると，介護報酬の算定項目である「個別機能訓練加算」が取得できる．これは，セラピストが直接リハビリテーションを施さなくても取得できる．たとえば，「A利用者の車いす駆動プログラムをセラピストの指導のもと，内容を熟知した介護福祉士が実施」，このような介入例でも可能となる．利用者を取り巻く「多職種」とともに機能訓練プログラムを実施することが重要となる．

また，住環境および福祉用具の選定も欠かせない．超高齢かつ介護度が高い利用者の心身機能を向上させることは難しい．そんな利用者には，住環境や福祉用具など「環境」からの介入が有効的である．国際生活機能分類（ICF）で図解すれば明らかである（図1）．たとえば，立位移乗訓練の反復によって動作可能となる身体的アプローチと比較し，モジュール型車いすとスライディングボードを活用した座位移乗による環境面からのアプローチとでは，明確に後者のほうが即効性は高い．また，テレビのリモコン操作訓練の代わりにスマートスピーカーを活用した音声入力システムの活用など，様々な工夫で生活の質が向上する．

特養のセラピストの役割は，利用者を取り巻く「環境」を活用し，豊かな生活を支援することである．そのためにも，卒後教育におけるキャリアラダーを明示し，「臨床基礎能力」の習得からはじまり「各療法における実践」「組織マネジメント力」へと各段階で求められる能力が変化することを念頭におくことが重要である．

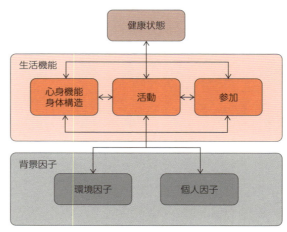

図1 国際生活機能分類（ICF）のモデル

> **▶column**
>
> 　介護老人福祉施設のうち，施設の定員が29名以下であり，利用者が可能な限り自立した生活をできるよう支援する施設のことを「地域密着型介護老人福祉施設」という．施設形態には，従来型という4人部屋を基本する形態と，全室個室である「ユニット型」がある．

人材の管理

1）実習生・ボランティアの積極的な受け入れ

特養には様々な実習生が訪れる．セラピストのみならず，介護福祉士・社会福祉士・看護師など，将来を担う実習生の受け入れは，双方によい効果をもたらす．実習生においては，福祉施設の役割を知ることで将来の選択肢が増え，また受け入れ施設においては，指導要綱の見直しなど自施設の教育体制を振り返る機会につながる．

人材管理では，職員採用の視点も重要である．職員採用には多大なコストが必要となり，特に初期には，指導者（教育）や事務（給与・保険等）へ負担が集中する．しかし，その負担とは裏腹に，早期離職するケースも多い（介護職の 34.4％ が 1 年未満，25.5％ が 1 年以上 3 年未満で離職[1]）．採用面接のみで雇用のリスクを背負うより，実習生やボランティアの受け入れによって，互いが知り得た関係性で採用に結びつけるほうが合理的かもしれない．

2）施設内研修による人材育成

職員は雇用して終わりではない．新人職員をどう育成していくか，組織の教育体制が問われる．施設で行われる人材育成の手法に「施設内研修」がある．事例報告会の経験や専門分野を学ぶセラピストは，この研修会の講師として活躍する．しかし研修会の開催だけでは，日々のケアが改善されることはない．たとえば，摂食嚥下のテーマで「しっかり嚥下チェックをしましょう」と伝えても，説

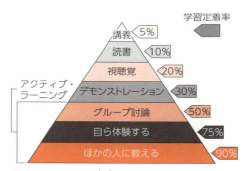

図 2　ラーニングピラミッド
〔アメリカ国立訓練研究所〕

明に具体性がなく実施までに至らない．また学習定着の観点でも，講義を聴くだけでは，図 2 に示したように 5％ しか記憶に残らない[2]．そのため，グループワークや探索学習といったアクティブ・ラーニングを用いることで，より効果的な学習へとつなげる．

具体的な行動ができるように行動計画を示し，伝える力・考える力・解決する力を向上することが，人材不足に悩まされる医療・介護領域に必要なノウハウとなる．この「施設内研修」のような組織学習によって，同じ教材を組織で学べば「共通言語」が生まれ，職員全員に共通イメージができる．その学習の連続が良質な人材育成・人材管理につながる．

3）離職防止施策

現在，特養における離職の原因，第 1 位は「人間関係」（令和 4 年度　介護労働実態調査）であり[1]，その原因のひとつに「職員間のコミュニケーション不足」がある．人材不足による会話量の減少，業務の ICT 化，また感染症への罹患を危惧した交流会の減少など，要因は

様々である.

　離職防止策として，人材管理の視点が重要となる．精神科領域で使われる「リフレクティング（対話を重ね俯瞰的な事実と向き合う手法）」や，様々な成長産業で導入している「1 on 1 ミーティング」など，有効性が示唆されている取り組みを実践するにあたり，セラピストの「リーダーシップ」や「マネジメント力」が活かされる．

業務・労務の管理

　慢性的な人手不足が続く介護業界において，人材確保だけに注力した運営戦略は厳しい．国が推奨する介護ロボットやICT・IoTとうまく共存することが求められる．

1）記録ソフトシステム

　テクノロジーの進化により，われわれは気軽にスマホやタブレットを所持し，通信環境が整うことで，ケア直後の記録入力や情報共有が可能となった．そのような事務業務には積極的に最新のテクノロジーを取り入れ，簡略化し，直接的なケア時間の確保へと転換したい．

2）介護ロボット

　介護ロボットは，厚生労働省が示した利用者の自立支援や介護の負担軽減に役立つ機器で，「情報の感知（センサー系）」「判断（知能・制御系）」「動作（駆動系）」という要素技術を有する知能化機械システムである．移乗や入浴などの介護支援だけでなく，利用者の能力を補填する自立支援型や見守り型など幅は広い．生活支援に重要な「環境」への介入に大きく貢献する機器となる．

3）情報共有装置（インカム）

　年間勤務日数250日とした場合，人は1日36分，勤務中に探し物をしているという報告もある[3]．2人介助や内線の引継ぎ等，人手が少ない介護現場では，その時間がさらに延長される．インカムの導入は，介助の応援，転倒事故時の緊急招集，感染症による居室対応など多岐に活躍する．シフトが多様な介護現場において，「報連相」（報告・連絡・相談）が円滑に行われることは，効率的な業務管理の要となり得る（図3）.

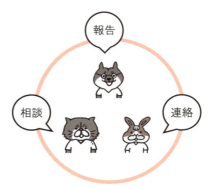

図3　効率的な業務に重要な「報連相」

物品の管理

　施設にある物品のなかで，福祉用具は，特にセラピストが専門的に管理しなければならない．利用者の能力に合わせて選定し，他職種と使用状況を共有することで，新規入居した人や状態が悪化した人への対応が迅速になる．特に重度な利用者は，褥瘡の発生リスクが高く，

治療にコスト（人件費・治療費・職員のモチベーション）がかかる．したがって，福祉用具と利用者の適合を定期的に管理しなければならない．

情報の管理

利用者の個人情報は，食事量・排泄量・ADL 状況など様々で，取り扱いには十分な配慮が必要となる．また日々の情報管理は業務の一部を占め，効率的な記録の入力が求められる．生産的な時間を捻出するための業務見直しには，セラピストの問題解決能力が活躍する．タブレットや記録システムの導入によって情報共有を図る．音声入力を利用すれば，外国人労働者や学習障害をもつ職員など書字が苦手な方でも，情報管理がしやすくなる．

収益の管理

施設のおもな収益源は，介護報酬である．また科学的根拠に基づいた介護，計画書の作成など，ケアを見直すことで様々な加算が取得できる．その際，施設全体をみることで処遇の見直しができる．セラピストは経理に携わる機会が少ないため，事務員との交流が自己研鑽につながる．

連携

1) 他施設間とのネットワーク形成

事業継続計画（Business Continuity Plan：BCP）に沿った施設運営を行ううえで，他施設との連携は欠かせない．自然災害時のボランティア，物価高に伴う運営戦略等，特に近年，重要性を実感することが多い．また，この連携は職種間においても重要である．1 名体制が多いセラピストは日々の悩みも多い．そんななか，同じ境遇の仲間とのつながりは大きな資産となる．管理者の理解があれば，各施設のセラピストの専門性を共有しあう職員交換研修もできる（例：理学療法士〈PT〉在籍施設と言語聴覚士〈ST〉在籍施設の交換）．そのため，様々な研修会や会議に参加する際は，その後のつながりも意識するとよい．

2) 異業種との連携

入所者にとって，「特養＝生活」の場であるため，医療・福祉の思考に偏りすぎると「生活らしさ」が失われてしまう．私たちの生活は，様々な内容（衣食住や娯楽など）により構成されるため，異業種との連携は「生活感」を取り入れる好機となる．たとえば，眼鏡屋による訪問眼鏡チェック，農家から仕入れた規格外の野菜を使った調理活動，また保育施設や子どもセンターの子どもたちとの交流の場としての施設開放など，可能性は無限大である．

このように異業種とかかわることで，生活にいろどりが加わる．セラピストの「つなげる

力」を発揮するためにも，まずは自分たちが住まう地域にどんな資源があるか探索し，引き出し，互いにとって win-win になるようなしかけをしていくことが求められる．

3) 職場以外にコミュニティをもつ

VUCA（第8章1参照）の時代を生き抜くためには，コミュニティの力は必要不可欠となる．たとえば，各セラピスト団体（県士会），自治体や社会福祉協議会が主管で行う事業（地域ケア会議やサロン活動），またプライベートな付き合いも大切となる（サークルや地域の消防団，研修会で知り合った有志たち，SNS やオンラインサロン）．このつながりが施設行事や地域活動などを行う際の協力者として，あなたを支援してくれる確かな社会資源となる．

まとめ

「管理学」とは，堅苦しく難しいイメージだが，セラピストとの相性はよい．利用者の生活を豊かにしていくためには，まず評価をしなければならない．その過程における「分析力」と原因から導き出される「解決策」をもとに「実践」を繰り返す．その対象が何であろうと，セラピストとしての専門性は活かせる．たとえば，「組織（施設）」であれば組織マネジメントに一役買うことができる．

医療機関のようにセラピスト集団の環境下では，セラピストの強みに気づきにくいが，多職種連携によりその強みが如実にみえるようになる．施設をエンパワメントすることが，そこに住まう利用者，職員，またその人たちとつながる家族や地域住民に好循環を生みだす．

施設における「リハビリテーション管理学」を学ぶことにより，その好循環を体験することができる．その秘めた可能性を私たちセラピストはもっている．

文献

1) 介護労働安定センター：令和4年度介護労働実態調査.
   (https://www.kaigo-center.or.jp/report/jittai/2023r01_chousa_01.html　参照 2023/12/14)
2) マイナビ：キャリア教育ラボ "平均学習定着率が向上する「ラーニングピラミッド」とは？"（更新日：2018/07/12).
   (https://career-ed-lab.mynavi.jp/career-column/707/　参照 2023/12/14)
3) リクルート：リクナビ NEXT ジャーナル "「年間150時間」も，ビジネスパーソンは○○に費やしていた．残業をしないチームの仕事術"（2017/11/28).
   (https://next.rikunabi.com/journal/20171128_m1/　参照 2023/12/14)

（下川和也）

第3章 組織別のマネジメント～将来の自分のために学ぶ～

4 福祉施設の組織マネジメント
2) 障害者福祉施設

> **Point**
> - 組織の基本理念について理解を深める．
> - サービスの質の向上と施設利用の安全性を確保する．
> - 医療・介護・地域との連携を理解する．

▶ introduction

ヒゴさん：障害者福祉施設のマネジメントで特徴的なことはありますか？

ピーさん：身体障害，精神障害，発達障害，知的障害をもっている利用者が多いから，その人たちにとって生活しやすい環境を整えることが大切だよ．

ヒゴさん：具体的にはどのような支援ですか？

ピーさん：自宅の中で生活するための支援だけでなく，就労するための手厚い支援が行われているよ．

ヒゴさん：マネジメントのうえで気を配るべきことは何ですか？

ピーさん：とくに精神障害のある人は，不穏状態になることがある．だけど，安易にその人を部屋に閉じ込めたり，縛ったりしてはいけないんだ．やむを得ない事情がある場合もあるとは思うけど，適正に対応を行わないといけないよ．

基本理念の理解

　基本理念とは，組織が存在する目的や価値観，方針を明確にし，それに基づいて行動するための指針や原則のことである．基本理念は，組織の活動や意思決定の基盤となる（図1）．

　組織マネジメントにおいて重要なことは，リーダーシップを発揮し，施設のスタッフを同じ目標に導くことにある．そのためには，組織が示す基本理念の意味合いを十分に理解しておく．

「基本理念」
障がいを生涯の友として歩む仲間たちと，ともに寄り添い喜び悲しみを分かち合える仲間たち全てが学園の主人公であり主体です．

障害者支援の方針を基本理念で示している．

図1　生活介護事業所の基本理念の例
〔熊本市社会福祉事業団平成学園基本理念より一部改変〕

人事・人材の管理

人事・人材管理は，組織の財産となる人材を採用，異動，配置を計画管理し，利用者支援の充実や施設の円滑な運営につなげることである．

1) 人材確保と育成

障害者福祉施設で働くためには，資格取得が必要な場合もある（表1）[1]．スタッフの育成ではリハビリテーションの専門的な知識や経験年数にかかわらず，利用者への接遇や権利擁護の遵守など，利用者の尊厳を守るための指導や研修等が重要である．

a. 人材確保

セラピストの人材確保の募集媒体は，①ハローワーク（公共職業安定所），②広告，③求人イベントへの参加，④スタッフからの紹介，⑤リハビリテーション関連学校からの紹介などがある．人材確保のためには，適正な給与水準や福利厚生はもちろんのこと，施設運営の透明性や仕事のやりがい，自己成長につながる教育体制の整備など，働いているスタッフが魅力を感じる職場であることが必要である．

b. 人材育成

障害者福祉施設のセラピストには，利用者の障害特性の理解や利用者・利用者家族とのコミュニケーション能力など，質の高いサービス提供が求められる．スタッフ教育はOJTやOFF-JTなどを計画的に実施するとともに，一般職から管理者職へのキャリアプラン（図2）

表1 生活介護事業所の人員配置基準

職種	配置数	常勤要件	備考
管理者	1名		支障がなければ，他職種との兼務可
サービス管理責任者	1名以上（60：1）	1名以上は常勤	
生活支援員	1名以上	1名以上は常勤	
看護職員	1名以上	なし（非常勤可能）	
医師		嘱託でも可	医師未配置の場合は減算
理学療法士，作業療法士等			必要な場合は配置する

［厚生労働省：障害者の日常生活及び社会生活を総合的に支援するための法律に基づく障害福祉サービス事業の設備及び運営に関する基準．］

> **column**
>
>
>
> 障害者福祉施設とは，身体障害者，知的障害者，精神障害者などが入所もしくは通所で利用する施設のことである．障害者福祉施設は障害者総合支援法を基盤として生活介護，就労支援，自立支援などのサービスを提供する施設と，児童福祉法で定められた児童発達支援，放課後等デイサービス，保育所等訪問支援などを提供する施設がある．

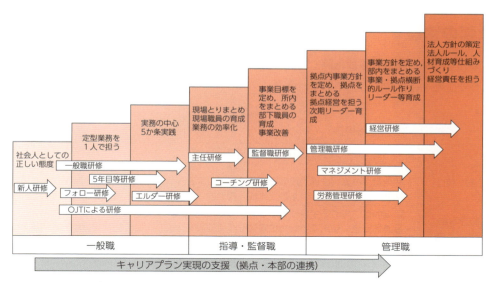

図2　キャリアプランの例
[熊本市社会福祉事業団：人材育成プランより一部改変]

表2　スタッフの離職率低下の最大化に向けた取り組みの例

個別面談や会議等の実施	・利用者の障害特性や生活動作能力に応じた支援グループ間で，利用者の情報共有や生活課題を協議し，利用者支援の悩みや課題をグループで共有し解決に導く
人材育成，研修等の充実	・OJTやOFF-JTなどの研修体制を計画的に実施する ・利用者の支援手順や急病変時の対応などのマニュアルを作成し活用する
勤務形態，働きやすい職場環境	・勤務時間管理やハラスメントの防止，スタッフ間の情報共有など，風通しのよい職場環境を保つために，組織風土診断等のアンケートを実施し改善を行う
メンタルヘルスケア	・ストレスチェックの実施 ・産業保健師や産業医などによるカウンセリングや相談窓口などの支援体制を明確にする

を示すことも効果的である．

2) 離職率低下の最大化とスタッフの業務負荷を軽減するための取り組み

　離職率は，労働環境，組織の運営，福利厚生など，様々な要因に影響される．厚生労働省の「令和4年　雇用動向調査結果の概要」[2]によると，医療・福祉業界における離職率は15.3%であり離職者数は「卸売業，小売業」が約140万人と最も多く，次いで「宿泊業，飲食サービス業」約130万人，「医療，福祉」が約121万人の順となっており，決して低くない状況である．人材定着は，組織マネジメントの注力すべきポイントである（表2）．

業務の管理

業務管理は，障害者福祉施設で提供するサービスの質を高めるとともに，利用者やスタッフの安全性を確保することである（表3）．

表3　業務管理の取り組みの例

サービスの質の向上	・利用者支援の基本，利用者の訓練プログラムなどについて，スタッフ間のグループ会議で協議を行う ・利用者への支援技術や設備操作方法など，スタッフ間でわかりやすく円滑に共有するために，動画マニュアル等を作成し視覚的に理解を深め，実践する
施設利用の安全性の確保	・定期的な防災や衛生管理のラウンド（施設内巡回）を実施する ・設備を安全に使用するために設備安全点検表を作成し，定期的に設備点検を実施する ・ヒヤリハット報告を徹底し，事故防止策をスタッフ間で共有する
法規制遵守	・利用者の権利擁護や守秘義務，事業運営に必要な人員配置や契約書類，サービス計画などの各種書類などの確認・管理を行う

労務の管理

労務管理は，スタッフの労働に関連する事項を管理する業務のことである．具体的には，雇用契約書の作成，就業規則の作成・改定，労使協定の作成，勤怠管理，給与計算，福利厚生，社会保険の手続き，安全衛生管理，職場環境・業務改善等である．組織では総務や人事などの担当部署と連携し，マネジメントを行う．リハビリテーション担当部門などの管理者は，スタッフの勤怠管理や安全衛生管理，職場環境・業務改善等を担う．たとえば，時間外勤務・職場環境・業務改善に，3M（ムリ・ムダ・ムラ）解消の視点を活用した例を図3に示す．

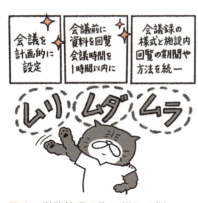

図3　労務管理の取り組みの例

物品の管理

物品管理は施設の資産を管理することでもあり，施設の運営や利益を正確に把握するためには重要な業務である．障害者福祉施設では消耗品などに加えて，様々な福祉用具がある．リハビリテーションスタッフは福祉用具のマニュアル等を用いて，点検・保守し，安全性を常に保つ（表4）．

表4 物品管理の取り組みの例

福祉用具の点検・保守	・保守点検を定期的に実施する．設備の購入日，購入先，保守連絡先，保守点検日，マニュアルなどを一覧にして管理する
消耗品の在庫管理	・消耗品や日常的に使用する物品の在庫を管理する．在庫管理表を作成し，定期的な数量確認を行う ・消耗品を過不足なく発注するために，物品の納品期間に余裕をもつ
物品の廃棄	・消耗品や使い捨て物品の廃棄の際には，環境への影響や廃棄物処理に関連する法令を遵守する．適切な廃棄物処理の手順を守り，環境に配慮した廃棄を行う

情報の管理

施設の情報管理においては，①利用者情報，②施設に関する情報，③緊急時の連絡管理を適切に行う．

1）利用者情報

利用者の個人情報や健康状態など，プライバシーにかかわる情報を慎重かつ法的に管理する．サービス提供においては，受給者証，個別支援計画，リハビリテーション計画，サービス提供記録，モニタリングなどの利用者情報を常に更新し，最新の情報に基づいてサービスを提供する．

2）施設に関する情報

施設に関する情報は，施設内の安全にかかわる情報や緊急連絡先，災害時の対応計画とともに，スタッフの住所や連絡先，所有資格や職務経歴などの個人情報も含まれる．また，施設内外の関係者とのコミュニケーションに使用される情報も管理対象である．これには電子メール，電話での通話内容，会議の議事録なども含まれる．

3）緊急時の連絡管理

施設内での感染症や災害時などの緊急時には，スタッフが出勤できない場合もあり，緊急時の連絡手段をスタッフ，利用者・利用者家族と確保し，連絡先の情報が紛失や漏洩しないように慎重に取り扱う．

収益の管理

障害者福祉施設ではサービスを提供することにより，その対価として利用料（給付金）を利用者の負担分と国保連（市区町村）から得る．おもな収入となる利用料は，福祉サービス種別ごとに設定されている基本単位とサービス内容に応じた「加算」（表5）と「減算」により，ある程度の収入見込みとともに，人件費や施設を運営するに必要な費用などの支出から収益の見通しを管理する．

収益は全国的なめやすも参考になる．参考として，厚生労働省から報告される「障害福祉

表5 生活介護事業所におけるリハビリテーション加算（2024年7月現在）

理学療法士，作業療法士，言語聴覚士等が中心となって，生活介護の利用者ごとのリハビリテーション計画を作成し，個別のリハビリテーションを行う場合に，リハビリテーション加算が算定される．
Ⅰ 頸髄損傷による四肢のまひ等の状態にある者［48単位/日］
Ⅱ 上記以外の者［20単位/日］

〔厚生労働省：令和6年度障害福祉サービス等報酬改定の概要，障害福祉サービス費等の報酬算定構造〕

サービス等経営実態調査結果」[3]を用いることもある．この調査は障害福祉サービス等施設・事業所の経営状況等を明らかにし，障害福祉サービス等報酬改定の影響の把握や次期報酬改定のための基礎資料を得ることを目的としており，各項目や内容は自己施設の収益目標や利益率，収支状況などの参考となる．

連携

リハビリテーション等による障害者福祉施設内での多職種連携だけではなく，利用者の生活環境や利用者の家族支援など，利用者を担当している相談支援事業所等と協力し，医療・介護・地域等との連携をすすめる．

具体的には，医療・介護との連携では，施設利用者の中には医療的ケアが必要な人や，高齢化による介護保険制度の利用検討が必要な人などがいるため，多様なニーズや課題解決に向けた連携を行う．地域との連携では，地域における障害に対する正しい知識の普及とともに，利用者の地域での活躍の場づくりや就労支援等を行う．

文献

1) 厚生労働省：障害者の日常生活及び社会生活を総合的に支援するための法律に基づく障害福祉サービス事業の設備及び運営に関する基準．
2) 厚生労働省：令和4年 雇用動向調査結果の概要．
（https://www.mhlw.go.jp/toukei/itiran/roudou/koyou/doukou/23-2/index.html 参照2024/1/30）
3) 厚生労働省：令和5年 障害福祉サービス等経営実態調査結果．
（https://www.mhlw.go.jp/content/12401000/001167616.pdf 参照2024/1/30）

（越智良輔，吉岡和則）

第3章 組織別のマネジメント～将来の自分のために学ぶ～

5 その他の施設・組織のマネジメント

Point
- ハインリッヒの法則に基づいて，インシデントレポートの結果から医療事故発生防止策を検討する．
- 患者と医療従事者，双方の感染の危険性を軽減するために標準予防策を徹底する．
- 適切な5つのタイミングで手指衛生を励行する．

introduction

医療安全管理と感染対策について教えてください．
ヒゴさん

 医療安全管理は医療ミスを，感染対策は患者や職員の感染リスクを減らすといった取り組みだよ．
オーさん

医療安全管理には，ミスを起こさないしくみづくりがありますね．
ヒゴさん

 トラブルが起きた場合のマニュアルづくりも大事だね．
オーさん

感染対策には，標準予防策の徹底が重要ですね．
ヒゴさん

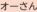 スタッフ全員にしっかりと教育しておく必要があるよ．
オーさん

組織横断的なマネジメント

　エビデンスに基づく医療（Evidence-Based Medicine：EBM）という概念を，1991年にマクマスター大学のゴードン・ヘンリー・ガイアット医師がはじめて提唱した．昨今ではエビデンスに基づいた実践（Evidence-Based Practice：EBP）という概念が普及したとおり，医師だけでなく，理学療法士（PT）や作業療法士（OT），言語聴覚士（ST）を含むコメディカルにも科学的根拠に基づいた質の高い医療を実践することが求められている．言い換えると，各職種の役割はより専門化しており，施設・病院において提供されるサービスの質は，組織縦断的な体制（リハビリテーション部門技師長―副技師長―主任―各セラピスト）で管理されることが多い．
　一方で，施設・病院で1人の患者がサービスを受ける場合には，医師，リハビリ関連専門

99

職種，臨床検査技師，放射線技師，看護師，薬剤師，管理栄養士，医療事務職員等の多くの部門のスタッフがかかわる．各専門職種間での情報伝達の失念のような連携ミス，医療安全管理や院内感染対策のルールに対する各専門職種部門での認識の違いが生じた場合，そのエラーが原因となって生じた不利益を被るのは患者である．たとえば，メチシリン耐性黄色ブドウ球菌（MRSA）感染症に罹患した患者に対してリハビリテーションを実施する際には，接触感染を防ぐために個人防護服を着用するが，これを忘れてリハビリテーションを実施した場合には，次の担当患者のもとへ MRSA 感染症のリスクを運ぶことになってしまう．

　したがって，組織横断的にマネジメントすることを目的とした委員会を設置して施設内共通のルールやマニュアルを作成・周知し，患者へ届ける医療の安全性を高めることに努めなければならない．ここでは，組織横断的なマネジメントを行う医療安全委員会と感染対策委員会についてみていこう．

医療安全管理委員会

1）医療安全管理の改善が図られた経緯

　1999〜2000 年に手術患者の取り違えや医療ミスによる死亡事故が複数生じたことによって，医療安全に対する社会的関心が高まり，このような事故を未然に防ぐしくみを作るために，医療安全をマネジメントする体制が急速に整いはじめた．2002 年 10 月 1 日施行の医療法施行規則改正では「病院及び有床診療所における安全管理体制確保」が，2003 年 4 月 1 日施行の医療法施行規則改正では「特定機能病院及び臨床研修病院における安全管理体制の強化」が，2007 年 4 月 1 日施行の医療法施行規則改正では，「病院及び有床診療所に加え，無床診療所及び助産所における安全管理体制の確保」がそれぞれ指示された[1]．日本では，医療の安全に関する事項として，医療安全管理の指針の文書化，医療安全の確保と推進を目的とした医療安全委員会の設置，医療安全管理のための職員研修の実施，施設内で発生した事故の報告等が義務づけられている[2,3]．

2）医療安全管理のための取り組み

a．トラブル発生時の対応のマニュアル化

　リハビリテーション実施時に起こり得る事故や緊急事態を想定して発生時の対応を計画し，定期的な演習形式での実践を行う必要がある．特に運動負荷を加えるリハビリテーション場面では，体調急変のリスクが高い．

　突然発生した心停止，または心停止に至る可能性が高い気道閉塞に対して，直ちに行われる救命処置を一次救命処置（Basic Life Support：BLS）という．BLS は医療従事者以外の市民も実施可能な処置であり，早期かつ効率的に実施し，医療機関で行われる二次救命処置（Advanced Life Support：ALS）へつなぐことが求められる．BLS は安全の確認，反応の確認，119 番通報，呼吸の確認と心停止の判断，胸骨圧迫と人工呼吸を組み合わせた心肺蘇

生（Cardiopulmonary Resuscitation：CPR），自動体外式除細動器（Automated external defibrillator：AED）の使用によって構成されるアルゴリズムに沿って実施する．日本における蘇生に関するガイドラインは，日本蘇生協議会が定期的に推奨方法を改変しているので，最新の情報を学び，トラブル発生時のマニュアルをアップデートすることが求められる[4]．体調急変の対応以外にも，転倒・転落や外傷発生時の対応をマニュアル化することも必要である．

b. 医療事故の報告

医療事故とは，医療を提供する施設において医療のすべての過程で発生する事故であり，これをアクシデントという．アクシデントには，医療従事者が加害者である場合だけでなく，廊下での転倒が発生した場合も含み，患者自身に何らかの悪影響が及んだ場合を指す．また，誤った医療行為が患者に実施されたが患者に悪影響を及ぼさなかった場合や，誤った医療行為が患者に実施される前に発見されたものを，インシデントという．インシデントの同義語には，ヒヤリ・ハットがある．

医療事故への対策の考え方に，ハインリッヒの法則がある（第6章2参照）．これは，1件の重大な事故（死亡・重症）の背景には29件の軽傷事故があり，その背景には300件のインシデント（ヒヤリ・ハット）が存在し，さらにその背景には数千の不安全行動・状態が潜んでいるという考え方である．インシデントを施設内のルールに従い報告することで，それが集約・分析され，医療事故を未然に防ぐための対策が検討される．インシデントを報告すること（インシデントレポート）は，その責任者を処罰することを目的としたものでなく，医療事故発生防止策を検討することが目的であることを理解しておきたい．

感染対策委員会

1）院内感染対策の必要性

感染症とは，病原体が何らかの感染経路を通り，宿主の体内に侵入することで生じるため，感染対策の基本は病原体の排除，感染経路の遮断，宿主の免疫力の向上の3つである．感染経路は病原体によって異なり，接触感染，飛沫感染，空気感染の3つがあるため，病原体の排除と感染経路の遮断（予防策）はそれぞれ異なる（表1）[5,6]．リハビリテーションの対象者の多くは，受傷・手術による身体への侵襲がある人や加齢によって免疫力が低下した人，免疫システムが十分に発達していない子どもであるため，宿主の免疫力に期待した感染症対策は難しく，病原体の排除と感染経路の遮断が院内感染を防ぐうえで肝となる．したがって，感染対策委員会によって組織横断的に院内感染の状況をマネジメントすることは重要である．

日本では，医療施設における院内感染防止のため，院内感染対策に関する基本的な考え方等を示す指針の文書化，院内感染対策の推進を目的とした感染対策委員会の設置，職員研修の実施，施設内で発生した感染症の発生状況の報告等が義務づけられている[2]．

表1 感染経路別の予防策

感染経路	おもな原因	対策	具体的な感染経路
接触感染	MRSA感染症，疥癬，流行性角結膜炎，水痘	個室隔離 プラスチックエプロンと手袋の着用	ドアノブ等に触れた手で自分の鼻などをさわることで感染する
飛沫感染	インフルエンザ，風疹	個室隔離 サージカルマスクの着用	咳やくしゃみの飛沫を吸い込むことで感染する
空気感染	結核，麻しん，水痘（帯状疱疹）	陰圧設定可能な空調付き個室隔離 N95マスクの着用	空気中を長時間漂う病原体を吸い込むことで感染する

〔辻 明良：第6章 感染制御学の基礎．辻 明良（編），新体系看護学全書 疾病の成り立ちと回復の促進② 微生物学・感染制御学．第2版，メヂカルフレンド社，137-150，2013/向野賢治：院内感染の標準的予防策．日本医師会雑誌127：340-346，2002 より作成〕

表2 標準予防策の考え方に基づく対応

想定される場面	対応
血液，体液，分泌物，排泄物等に触れるとき	手袋の着用
血液等が付着したガーゼ（感染性廃棄物）を取り扱うとき	手袋の着用
血液，体液，分泌物，排泄物等が飛散する可能性があるとき	手袋・マスク・エプロン・ゴーグルの着用

2）院内感染対策のための取り組み

a. スタンダードプリコーション（標準予防策）の徹底

スタンダードプリコーション（標準予防策）とは，感染対策の基本的な考え方である．すべての血液や体液，分泌物（汗は除く），嘔吐物，排泄物，創傷のある皮膚，粘膜等は，感染症の原因となる細菌やウイルス等を含む感染源とみなして対応する[5]．標準予防策は，患者と医療従事者双方の感染の危険性を軽減することに役立ち，第一に行う感染対策措置である．加えて，必要な場合は感染経路別の対策を行う．セラピストが遭遇することが想定される場面と標準予防策の考え方に基づく対応の例を表2に示す．

b. 手指衛生

手指衛生は標準予防策のなかで最も基本的な手技であり，感染対策の基本である．世界保健機関（World Health Organization：WHO）は手指衛生の適切なタイミングを5つあげており，①対象者へ触れる前，②清潔/無菌操作を実施する前，③体液に曝露された危険性がある場合，④患者に触れた後，⑤患者の周辺環境に触れた後には，手指衛生を行う必要があるとしている（図1）[7]．

手指衛生には，流水と石鹸による手洗いと擦式アルコール手指消毒薬があり，「病院感染対策ガイドライン2018年版」では表3のように使い分けることが推奨されている[8]．基本的に，流水と石鹸による手洗いよりも擦式アルコール手指消毒薬のほうが手の除菌という観点ではすぐれているため，目に見える汚染がない場合は擦式アルコール手指消毒薬を用いるこ

5 その他の施設・組織のマネジメント

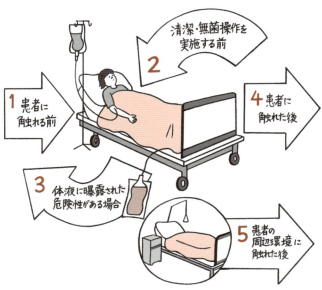

図1 手指衛生の適切なタイミング
〔World Health Organization：WHO guidelines on hand hygiene in health care.（https://iris.who.int/bitstream/handle/10665/44102/9789241597906_eng.pdf?sequence=1 参照 2024/1/26）より作成〕

表3 手洗いと手指消毒の使い分け

想定される場面	対応
血液，体液，創傷のある皮膚や粘膜に触れてしまった	ただちに石鹸と流水による手洗いを行う
目に見える汚染がある	石鹸と流水による手洗いを行う
目に見える汚染がない	擦式アルコール手指消毒薬を用いる

〔森兼啓太，他：第2章 隔離予防策. 国公立大学附属病院感染対策協議会（編），病院感染対策ガイドライン 2018年版. 株式会社じほう, 137-150, 2020より作成〕

とが望ましい．また，手袋には目に見えないほどの小さな穴や破損があり，手指が汚染している可能性があるため，手袋を外した後も手指衛生を行うことが強く推奨されている．

> **column**
>
> 「手荒れ」は感染の温床となり得るため，手指衛生における手洗い時の注意点として，熱いお湯を使用しない，自分にあった手指消毒薬を使用する，水分はペーパータオルでゴシゴシと拭き取らない（やさしく水分を吸い取らせる）などがあげられる．

c. 個人防護服の着脱方法

　個人防護服の着脱時には手順を遵守することで，病原体が身体に付着するリスクを最小限に抑えることができる．装着時には，「手指消毒→エプロン装着→N95 マスク装着→ゴーグル・フェイスシールド着用→キャップ着用→手袋着用」の手順を対象者と接触する前（入室前）に行う[9]．個人防護服をはずす場合は，概ね逆の手順となり，「手袋の除去→手指消毒→キャップの除去→ゴーグル・フェイスシールドの除去→エプロンの除去→手指消毒→退室→N95 マスクの除去」となる[9]．

d. 感染制御チームによる回診

　病床規模の大きい医療機関では，1週間に1度以上の頻度で感染制御に従事する医師，看護師，検査技師，薬剤師で回診することが推奨されている[10]．この回診を感染制御チーム（Infection Control Team：ICT）ラウンドとよび，感染症患者の発生状況等を確認し，予防策の最適化を図ることを目的として行う．加えて，標準予防策の励行等の基本的な感染対策の徹底をスタッフへ周知し，適切に遵守してもらうことが必要である．

文 献

1) 厚生労働省：主な医療安全関連の経緯.
   (https://www.mhlw.go.jp/stf/seisakunitsuite/bunya/kenkou_iryou/iryou/i-anzen/keii/index.html　参照 2024/1/26)
2) 厚生労働省：良質な医療を提供する体制の確立を図るための医療法等の一部を改正する法律の一部の施行について.
   (https://www.mhlw.go.jp/topics/bukyoku/isei/i-anzen/hourei/dl/070330-1.pdf　参照 2024/1/26)
3) 小松康宏：医療安全と医療の質向上. The Japanese Journal of Rehabilitation Medicine 58：236-241, 2021
4) 日本蘇生協議会：JRC 蘇生ガイドライン 2020.
   (https://www.jrc-cpr.org/wp-content/uploads/2022/07/JRC_0017-0046_BLS.pdf　参照 2024/1/26)
5) 辻　明良：第6章　感染制御学の基礎. 辻　明良（編），新体系看護学全書　疾病の成り立ちと回復の促進② 微生物学・感染制御学. 第2版，メヂカルフレンド社，137-150，2013
6) 向野賢治：院内感染の標準的予防策. 日本医師会雑誌 127：340-346, 2002
7) World Health Organization：WHO guidelines on hand hygiene in health care.
   (https://iris.who.int/bitstream/handle/10665/44102/9789241597906_eng.pdf?sequence=1　参照 2024/1/26)
8) 森兼啓太，他：第2章　隔離予防策. 国公立大学附属病院感染対策協議会（編），病院感染対策ガイドライン. 2018 年版，株式会社じほう，137-150，2020
9) 野々山忠芳，他：N95 マスクの着用を要する場面での個人防護服着脱.
   (https://support.japanpt.or.jp/upload/japanpt/obj/files/about/covid19_1-9_200720.pdf　参照 2024/1/26)
10) 厚生労働省医政局指導課：院内感染対策中央会議提言について.
   (https://www.mhlw.go.jp/content/10800000/000849282.pdf　参照 2024/1/26)

（本田啓太）

第3章 組織別のマネジメント〜将来の自分のために学ぶ〜

6 働く人のウェル・ビーイングのために

Point
- メンタルヘルス指針に基づいて，一次予防から三次予防までの対策を講じる．
- ハラスメントに対する正しい知識を身につけ，安心して相談できる窓口を設置する．
- 離職防止のために労働者の希望を理解する．

introduction

ピーさん

離職防止策として，メンタルヘルスケアは大事ですね．
ヒゴさん

メンタルヘルスケアは，特に医療や福祉事業所にとって大事だよ．

メンタルヘルス不調への対応はどのようにすべきですか？
ヒゴさん

早期発見を含めた4つのケアがあるよ．

ハラスメント防止や福利厚生も，離職防止策として効果がありますね．
ヒゴさん

離職防止のための働きやすい職場づくりは大事だよ．

メンタルヘルスケアとハラスメント対策

1）メンタルヘルスとは

　メンタルヘルスとは心の健康状態のことで，この不調によって精神障害の発症あるいは自殺に至るケースもある．厚生労働省が行った「令和4年　労働安全衛生調査」では，労働者の82.2％が仕事や職業生活に関する強い不安，悩み，ストレスを抱えていることが報告されている[1]．同じく事業所調査では，過去1年間にメンタルヘルス不調によって連続1か月以上休業した労働者あるいは退職した労働者がいた事業所の割合は13.3％となっており，医療・福祉領域に限れば17.9％であった[1]．厚生労働省によって「労働者の心の健康の保持増進のための指針」（以下，メンタルヘルス指針）が定められ，各職場ではこの指針に沿ったメンタルヘルスケアが推進されている[2]．

2）メンタルヘルスケアの基本的な考え方

　事業者は事業場におけるメンタルヘルスケアを積極的に推進することを表明し，衛生委員

会等での十分な調査と審議を行ったうえで,「心の健康づくり計画」を策定する必要がある.計画の実施の際は,以下のような対象に応じた予防を円滑に行う.
- ・一次予防…教育研修やストレスチェック制度を活用してメンタルヘルス不調を未然に防止する
- ・二次予防…メンタルヘルス不調を早期に発見し適切な対応を行う
- ・三次予防…メンタルヘルス不調となった労働者の職場復帰の支援と復帰後の就労支援を行う

3) 心の健康づくり計画

メンタルヘルスケアは,中長期的なビジョンをもって,継続的かつ計画的に実施されるように努めなければならない.加えて,事業者が労働者の意見を聞き,事業場に応じた取り組みを行う必要がある.メンタルヘルス指針では,以下の事項を盛り込んだ「心の健康づくり計画」を,衛生委員会等での十分な調査審議を経て策定する必要があることを示している[2].

①事業者がメンタルヘルスケアを積極的に推進する旨の表明に関すること
②事業場における心の健康づくりの体制の整備に関すること
③事業場における問題点の把握およびメンタルヘルスケアの実施に関すること
④メンタルヘルスケアを行うために必要な人材の確保および事業場外資源の活用に関すること
⑤労働者の健康情報の保護に関すること
⑥心の健康づくり計画の実施状況の評価及び計画の見直しに関すること
⑦その他労働者の心の健康づくりに必要な措置に関すること

4) 4つのメンタルヘルスケアの推進

メンタルヘルス指針では,メンタルヘルスに関する「4つのケア」が継続的かつ計画的に実施されることが重要視されている.「セルフケア」「ラインによるケア」「事業場内産業保健スタッフ等によるケア」「事業場外資源によるケア」の4つのケアは,図1のとおりである[2,3].

5) メンタルヘルスケアの進め方

事業場内の関係者が相互に連携し,以下に示す取り組みを積極的に行うことで,4つのケアが適切に実施されるように進める[2].

▶column

運動には,ネガティブな気分を発散させたり,心身をリラックスさせたり,睡眠リズムを調整したりするなどの作用がある.特に効果的なのは,軽いランニングなどの有酸素運動であるが,そこまでの実施が難しい場合は,近所の散歩などで汗ばむ程度でもよいとされている.

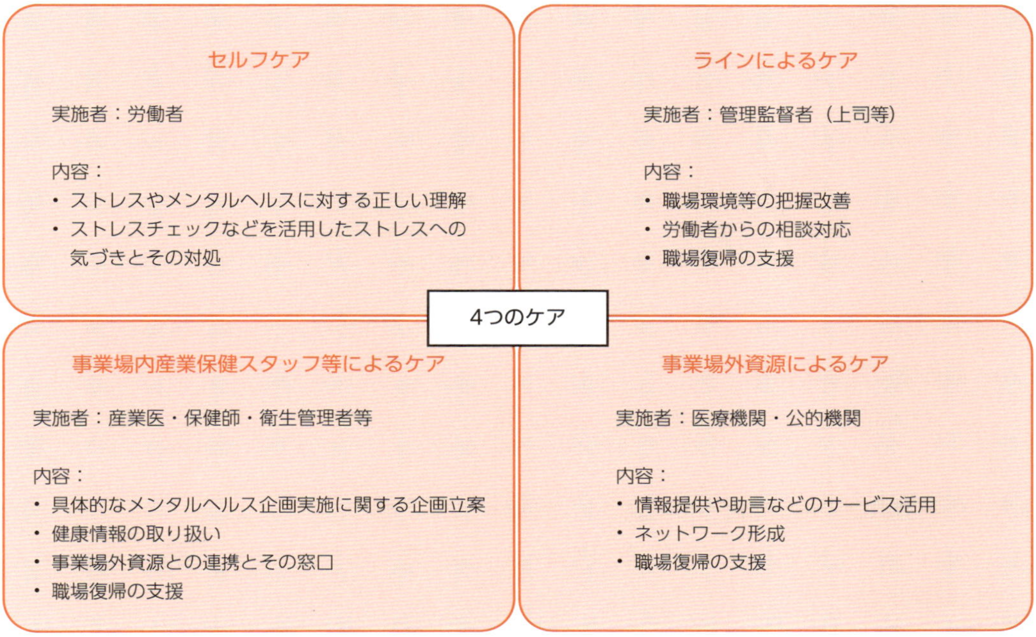

図1　メンタルヘルスに関する4つのケア

[厚生労働省：職場における心の健康づくり～労働者の心の健康の保持増進のための指針～. (https://www.mhlw.go.jp/file/06-Seisakujouhou-11300000-Roudoukijunkyokuanzeneiseibu/0000153859.pdf　参照2024/1/28)，川上憲人：メンタルヘルスケア総論. 医療情報科学研究所（編），職場の健康がみえる　産業保健の基礎と健康経営. メディックメディア，204-211，2019より作成]

a. メンタルヘルスケアを推進するための教育研修・情報提供

　労働者，管理監督者，事業場内産業保健スタッフなどに対して，職務に応じた教育研修・情報提供を行う．加えて，教育研修担当者を計画的に養成する．

b. 職場環境等の把握と改善

　日頃の職場管理，労働者からの意見聴取，ストレスチェック制度を活用することで，職場環境等（①作業環境，作業方法，労働時間，仕事の質と量，②職場内のハラスメントを含む職場の人間関係，③職場の組織，人事労務管理体制など）を把握し，改善を図る．

c. メンタルヘルス不調への気づきと対応

　万一に備えて，早期発見と適切な対応を図るために，①労働者による自発的な相談とセルフチェック，②管理監督者，事業場内産業保健スタッフ等による相談対応，③労働者の家族による気づきや支援に関する体制を整備する．

d. 職場復帰における支援

　衛生委員会等による調査審議のうえで，職場復帰支援プログラムを策定し，組織的かつ継続的な実施によって労働者に対する支援を実施する．

6) メンタルヘルスケアの留意事項

　メンタルヘルスケアを推進する際は，以下の4点に留意する必要がある．

表1 パワーハラスメントの3要素

①職務上の地位が上の者による言動を受けたスタッフが抵抗や拒絶ができないことを背景にして行われること

②業務上の必要がないかつ相当な範囲を超えていること

③スタッフの就業環境が害され，能力の発揮に重大な悪影響が生じること

a. 心の健康問題の特性

心の健康問題が発生する過程は個人差が大きく，その程度を当事者以外が把握することは難しいことに留意する．

b. 労働者の個人情報保護への配慮

安心してメンタルヘルスケアに参加できるように，個人情報保護および労働者の意思の尊重に留意する．

c. 人事労務管理との関係

心の健康は職場配置等の人事労務管理と密接に関係するため，メンタルヘルスケアの推進は人事労務管理との連携が不可欠である．

d. 家庭・個人生活などの職場以外の問題

職場の問題だけでなく，家庭・個人生活等の職場外のストレス要因の影響を受けている場合も多いことに留意する．

7）ハラスメント対策

a. ハラスメントの種類

職場のパワーハラスメントは，「職場において行われる①優越的な関係を背景とした言動であって，②業務上必要かつ相当な範囲を超えたものにより，③労働者の就業環境が害されるものであり，①から③までの3つの要素を全て満たすもの」と定義されている[4]（表1）．6つの典型例があり，具体的には，殴ったり物を投げつける「身体的な攻撃」，スタッフの人格を否定したり，長時間叱るなどの「精神的な攻撃」，仲間外れや無視をする「人間関係からの切り離し」，スタッフが到底達成できないレベルの業務を課したり，私的な雑用を強制的に行わせる「過大な要求」や仕事を与えないなどの「過小な要求」，スタッフの私的な部分に過度に立ち入る「個の侵害」がある．

職場のセクシュアルハラスメント（セクハラ）は，「職場において行われる労働者の意に反する性的な言動により，労働者が労働条件について不利益を受けたり，就業環境が害されること」と定義されている[4]．セクハラを拒否したことで労働者が不利益を被る対価型セクハラと，セクハラを受けたことにより労働者が本来の能力を発揮できず業務に支障が生じる環境型セクハラがある．

職場の妊娠・出産・育児休業等ハラスメントとは,「職場において行われる上司・同僚からの言動(妊娠・出産したこと,育児休業,介護休業等の利用に関する言動)により,妊娠・出産した女性労働者や育児休業・介護休業等を申出・取得した男女労働者の就業環境が害されること」と定義されており,これらは,マタニティハラスメント(マタハラ),パタニティハラスメント(パタハラ),ケアハラスメント(ケアハラ)ということもある[4].

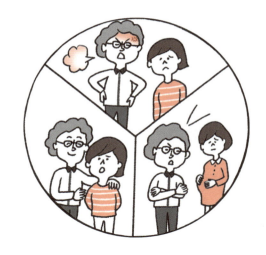

カスタマーハラスメントには明確な定義はないが,「顧客等の要求の内容が妥当性を欠く場合」や「要求を実現するための手段・態様が社会通念上不相当な言動」がある場合にはカスタマーハラスメントであると判断される[4].

就活ハラスメントとは,「就職活動中やインターンシップの学生等に対するセクシュアルハラスメントやパワーハラスメント」と定義されている[4].ハラスメント例としては,採用の見返りに不適切な関係を迫る,「付き合っている男性はいるか?」「結婚や出産後も働き続けたいか?」といった質問をするなどである.

b. ハラスメントへの対策

ハラスメント防止のために事業主が雇用管理上行うべき措置として,①事業主の方針の明確化およびその周知・啓発,②相談(苦情を含む)に応じて適切に対応するために必要な体制の整備,③職場におけるハラスメントへの事後の迅速かつ適切な対応,④あわせて講じるべき措置(プライバシー保護,不利益取扱いの禁止等)がある[5].従業員に対して,ハラスメントをなくすための方針を明確に示し,ハラスメントに関する正しい知識を提供し,万が一の場合に安心して相談できるハラスメント相談窓口を設置することが重要である.加えて,再発防止に向けて行為者を処分するだけではなく,行為者に対する研修や同様の問題を未然に防ぐための事例としての活用も検討する.

職員の福利厚生

日本経済団体連合会の2019年度福利厚生費調査結果[6]では,福利厚生費を法定福利費と法定外福利費の合計と定義している.ここでは,法定福利費とは社会保険料などのうちの企業負担分を指し,法定外福利費とは企業が任意に行う従業員等向けの福祉施策の費用を指す.法定外福利費のなかには住宅関連,医療・健康,ライフサポート,慶弔関連,文化・体育・レクリエーションなどがあり,福利厚生の目的は,従業員とその家族の生活福祉の支援をすることである.具体例としては,住宅手当や誕生日休暇,職員食堂,職員旅行などがあ

第3章　組織別のマネジメント〜将来の自分のために学ぶ〜

げられる.

　福利厚生を提供する雇用者側は, 被雇用者の勤労意欲と能率を向上させ, さらには離職を防ぎ, 労働力を確保・定着させることを期待している.

離職を防止するために

1）減少する労働人口

　日本の人口は 2008 年を境に減少に転じており, この減少の幅は今後も大きくなる見込みである. 加えて, 2019 年時点で 28.4% となった高齢化率（人口に占める 65 歳以上の人の割合）は, 2040 年には 35.3% に上昇する見込みであり, 20〜64 歳人口が人口全体の半分を占めるまでに減少することが予想されている[7]. 労働力人口は人口減少の影響を受けながらも, 女性や高齢者の就業率上昇によって 1990 年代後半の労働力人口の水準を維持できている. しかしながら, 長期的な展望ではやはり労働力人口も減少する見込みであり, 2017 年には 6,530 万人だった就業者数は, 2040 年に 5,245 万人まで低下するおそれがある[7].

　以上のように, 労働力人口の減少によって, 労働力の需給と供給のバランスが崩壊することを考えると, 従業員が離職しない働きやすい職場をつくるために, 仕事と生活の調和のとれた働き方を実現することが管理者として重要な課題である.

2）離職しない働きやすい職場づくり

a.　ワーク・ライフ・バランス

　仕事, 家庭生活, 地域・個人の生活のかかわり方について調べた調査では,「仕事」と「家庭生活」を優先したいと希望した男性の割合は 30.4% であったのに対して, それを実現できている人は 21.0% であった[7]. 逆に,「仕事」を優先したいと答えた男性は 15.5% であったのに対して, 現実では 36.5% の男性が「仕事」を優先していると答えている[7]. この関係は女性を対象とした場合も同様であり, 仕事を優先したいと希望した人は少ないが, 現実には仕事を優先している人が多い状況になっている.

　2017 年の調査では, 労働者が必要と感じている福利厚生の制度・施策は, 第 1 位が「人間ドック受診の補助（21.8%）」, 第 2 位が「慶弔休暇制度（20.0%）」, 第 3 位が「家賃補助や住宅手当の支給（18.7%）」, 第 4 位が「病気休暇制度（有給休暇以外）（18.5%）」と「病気休職制度（18.5%）」, 第 6 位が「リフレッシュ休暇制度（16.1%）」, 第 7 位が「有給休暇の日数の上乗せ（15.2%）」であった[7]. 労働者側は, 労働時間や休暇に関連する希望が多いことがわかる. 仕事と育児の両立が困難であることも問題である. 育児休業取得率の希望と現実を調べた調査では, 男性の約 3 割が取得を希望しているが, 実際の取得率は 6.16%（2018 年度）であった[7].

　これらの労働者側の希望を満たし, 労働者が離職しない働きやすい職場をつくるためには, 多様な働き手の参画によって休日の取得数を充足すること, または現在より少ない労働

110

力でこれまでと同じ水準のサービスを提供することをめざす必要がある.

b. 多様な働き手の参画

　女性や高齢者の就業率の向上によって，多様な働き手が参画することで労働者人口を維持または増加させ，仕事と家庭生活のバランスの改善をめざす必要がある.

　「人生 100 年時代」が実現しようとしている現代では，高齢者が生涯現役（エイジフリー）で活動できる社会をつくるために，各ライフステージに応じた働き方を整備していくことが求められる. たとえば，リハビリテーションを提供する病院であれば，病室から目的地（リハビリテーション室，処置室，検査室など）への患者の車椅子による移送のように，高齢者であっても加齢による心身機能低下の程度によっては十分実施できる業務もある.

　女性では，結婚や出産を機に一度仕事を離れ，育児が落ち着いた頃に復職する M 字カーブ問題の解決が重要な課題となる. 2040 年度に労働人口を 6,000 万人台に維持するためには，30 歳台女性の就業率を 30〜34 歳で 81.5〜82.2％，35〜39 歳で 83.4〜85.6％ 程度まで引き上げ，かつ，短時間雇用者比率を現在の 30％ 程度から 42.7％ まで引き上げることが求められる[7]. 育児に関連する時間制約等が M 字カーブ問題の原因であり，育児にかかわる人々が多様で柔軟な働き方を選べるように改革することが必要になる.

c. 医療・福祉の現場の生産性向上

　2040 年段階での医療・福祉分野における就業者数の需要は 1,070 万人（就業者総数の 18〜20％）程度と見込まれており，最良のシナリオでも供給は 974 万人と推定されている[7]. この担い手不足を解消するためには，テクノロジーの活用や業務の適切な分担によって医療・福祉サービスを効率的に提供することで，単位時間サービス提供料を 5％ 改善する必要がある. 企業における情報技術（Information Technology：IT）化推進の目標（2004 年）では，第 1 位が「業務革新，業務効率化，コスト削減（77.9％）」，第 2 位が「社内コミュニケーションの円滑化，社内情報の共有化（58.1％）」となっていた[7]. 近年では，医療・福祉分野においても，カルテ業務やリハビリテーション診療そのものを支援するテクノロジーを積極的に活用するケースが増えており，時代にあわせたテクノジーの進化に適応する能力が求められる.

3）リハビリテーション現場での離職を防止するために

　西尾らは，所属組織（PT 47 名，OT 18 名，ST 10 名）の近年の年間離職者数が 2〜6 名であり，「離職の主要因は，育児，転居，メンタル不良である」と報告している[8]. 離職防止への取り組みとして，「『働きやすく，働きがいのある職場』をめざして運営しており，重要としている点は，①十分な年休消化，②時間外業務の削減，③個々の希望にあわせた働き方の提供，④適正な人事評価，⑤キャリアラダー制度の構築である」と述べている[8]. 重要な点①〜③のようにワーク・ライフ・バランスを重んじた働き方を提供するためには，先に述べたように，多様な働き手の参画や，医療・福祉の現場の生産性向上が重要である. 重要な点④と⑤のためには，診療科に期待される効果（例：リハビリテーション科であれば，患者

の日常生活動作の改善や社会復帰の達成）を達成できるスタッフの行動特性や特徴像を策定し，それに準じた初心者から熟達者までの段階的な獲得目標を記した指針（クリニカルラダー）を準備することが肝要である[9]．このような高い成果を出すスタッフの理想像のことを，コンピテンシーという．

文　献

1) 厚生労働省：令和4年　労働安全衛生調査（実態調査）.
(https://www.mhlw.go.jp/toukei/list/r04-46-50.html　参照 2024/1/28)
2) 厚生労働省：職場における心の健康づくり～労働者の心の健康の保持増進のための指針～.
(https://www.mhlw.go.jp/file/06-Seisakujouhou-11300000-Roudoukijunkyokuanzeneiseibu/0000153859.pdf　参照 2024/1/28)
3) 川上憲人：メンタルヘルスケア総論. 医療情報科学研究所（編），職場の健康がみえる　産業保健の基礎と健康経営. 第1版，メディックメディア，204-211，2019
4) 厚生労働省：あかるい職場応援団.
(https://www.no-harassment.mhlw.go.jp/　参照 2024/1/28)
5) 厚生労働省都道府県労働局雇用環境・均等部（室）：職場における・パワーハラスメント対策・セクシュアルハラスメント対策・妊娠・出産・育児休業等に関するハラスメント対策は事業主の義務です！.
(https://www.mhlw.go.jp/content/11900000/001019259.pdf　参照 2024/1/28)
6) 日本経済団体連合会：2019 年度福利厚生費調査結果の概要.
(https://www.keidanren.or.jp/policy/2020/116.pdf　参照 2024/1/27)
7) 厚生労働省：令和2年版厚生労働白書―令和時代の社会保障と働き方を考える―.
(https://www.mhlw.go.jp/content/000735866.pdf　参照 2024/1/27)
8) 西尾尚倫，他：若手管理者・リーダーの育成による継続可能な組織を形成する取り組み. 理学療法―臨床・研究・教育 30：7-11，2023
9) 佐藤房郎：臨床実践能力を高めるための指導と学習のポイント. 佐藤房郎（編），新人理学療法士のためのスキルアップガイド　疾患別理学療法からチーム医療・研究まで. 第1版，医歯薬出版，2-7，2020

（本田啓太）

第4章

職業倫理
~私たちのプロフェッショナリズム~

1　医療専門職の"職業倫理"とは？
2　理学療法士の職業倫理
3　作業療法士の職業倫理
4　言語聴覚士の職業倫理

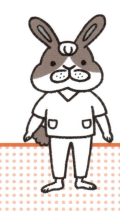

第4章 職業倫理〜私たちのプロフェッショナリズム〜

1 医療専門職の"職業倫理"とは？

> **Point**
> ▶ 医療専門職の特性には，高度な知識と卓越した技能を有すること，公共性が高い職業であること，自律性（独立性）があることがあげられる．
> ▶ 医療専門職の行動規範として，医療や介護を提供する施設の開設・管理に関する事項などを定めた法律（医療法・介護保険法など），それぞれの職種の資格・職務を定めた法律（理学療法士及び作業療法士法，言語聴覚士法など）がある．
> ▶ 法律の規定よりさらに踏みこむかたちで定めた専門職の役割と責任に関する行動規範のことを，職業倫理という．

▶ introduction

ヒゴさん：職業倫理って何ですか？

ゲンさん：学会や専門職の職能団体が，専門職としての役割と責任を全うし，行動を律するための規範を社会に対して宣言したものだよ．

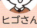
ヒゴさん：医療や福祉の専門職はたくさんの法律で規制されているから，わざわざ職業倫理をつくる必要はないと思うのですが……．

ゲンさん：医療に関する法律は国会の議決で決まったもので，専門職がとるべき行動を国家が強制するものになるんだ．
一方，職業倫理は学会や職能団体の内部で専門職がとるべきふさわしい行動を自主的に明示したものなんだよ．

ヒゴさん：では，職業倫理に書かれた内容は必ずしも守らなくてもよいのですか？

ゲンさん：法律のように罰則があるわけではないけれど，専門職としてとるべき行動を社会に向けて宣言したものだから，違反すると学会や職能団体から除名や強制退会などの制裁を受ける可能性があるよ．

医療専門職とは？

　日本における医療の専門職は，一般に何らかの資格の有無をもって判断されることが多い．厚生労働省が管轄する国家資格（免許）が必要な医療の職種は17ある（表1）．これら

の職種は知名度に違いがあるものの，専門職として認知されている．医療専門職の職業倫理を考えるために，まずは専門職とは何かについて考えてみよう．

専門職とはどのような職業だろうか？ 専門職は英訳するとProfession（プロフェッション）という．もともとは中世におけるラテン語のProfess（神の前で告白するまたは公言すること）を語源とし，医師，法曹家，聖職者という3つの職種が専門職とされていた．

医療の専門職の代表格といえる医師は古代ギリシア時代から特別な職業として扱われており，ヒポクラテスやガレノスといった人物が有名である．ただし，医療の専門職とは何かについて本格的に検討がなされてきたのは，20世紀に入ってからである．カー・サンダースとウィルソン[1]は1933年に発刊した著書の中で専門職について，4つの要素が含まれた職業であると提唱した（表2）．

その後，専門職の定義づけが英米を中心に研究され，ミラーソン[2]はそれまでに公表された先行研究をもとに専門職としての6つの要素を抽出した（表3）．一方，日本では時井[3]による専門職の特質的な5つの要素がわかりやすい（表4）．

表1 国家資格を必要とする医療職種

医師
歯科医師
保健師
助産師
看護師
薬剤師
診療放射線技師
臨床検査技師
理学療法士
作業療法士
言語聴覚士
視能訓練士
臨床工学技士
義肢装具士
歯科衛生士
歯科技工士
救命救急士

医療類似行為に該当する職種は除く．

表2 カー・サンダースとウィルソンによる専門職としての要素

1. 特異的な能力および訓練を受けている
2. 最低限の謝礼金もしくは給料がある
3. 専門職団体が成立している
4. 専門職としての実践を管理する倫理綱領がある

[Carr-saunders AM, et al.：The Professions. Oxford at The Clarendon Press, 1933]

表3 ミラーソンによる専門職としての6要素

1. 理論的な知見に基づいた能力
2. トレーニングや教育によって培われる能力
3. 試験に合格することでその適性を明確にする
4. 行動規範の遵守をもち誠実である
5. 公共善のためのサービスを行う職業であること
6. 組織化されていること

[Millerson G：The Qualifying Associations. Routledge, pp4-10, 1964]

表4 時井による専門職としての5要素

1. 長期にわたる訓練や教育を通して高度に体系化および理論化された知識や技術を身に着けている
2. 国家または団体による資格認定
3. 職業集団の組織化および組織維持のための一定の行為準則
4. 営利を目的とせず，愛他的動機に従って公共の利益を目的とする
5. 自律性や社会的権限が付与されている

[時井 聰：専門職論再考 第二版. 学文社, pp10-19, 2002]

ここまであげたように，専門職の定義については，いくつかの要素が指摘されているものの，一定しているわけではない．ただ，日本において専門職とは何かという問いに答えるためには，先述した要素も含めて考えると3つの特性をあげることができる（図1）．

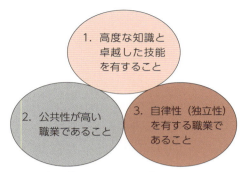

図1　専門職であることを満たすための特性

専門職の特性

1) 高度な知識と卓越した技能を有すること

表1で取り上げた職種については，国家（厚生労働大臣）より付与される資格（免許）であることを裏付けるための法律が存在する．これらの法律を俯瞰すると，医療の専門職になるためには，特定の養成課程において一定年数以上の教育を受け，国家試験に合格したうえで，厚生労働大臣からの免許が与えられることが必要となる．

それでは，なぜ，医療の専門職では特定の教育と国家試験の合格が必要なのだろうか？それは，一定以上の専門的な知識と技術をもつ者でなければ，患者等の医療の対象となる人に危害を及ぼす可能性（侵襲性）があるからである．ただし，この侵襲性は医療行為の種類によって高低があるとされる．たとえば，手術や薬物の処方といった診療行為は侵襲性が高いため医師のみに許される行為であり，絶対的医療行為[4]と位置づけられる．一方，侵襲性がそれほど高くない医療行為を一定の技能をもつ職種に対し医師の判断（指示）のもとに委ねることができる場合，これを相対的医療行為[4]といい，理学療法と作業療法，および一部の言語聴覚療法が該当する．もちろん，侵襲性がそれほど高くないとはいえ，医療の対象となる人々に対しては，一時的であったとしても何らかの身体的もしくは精神的苦痛をもたらす可能性があり，全くの素人であれば危険な行為であることに変わりはない．

2) 公共性が高い職業であること

医療の専門職は，人の生命にかかわる役割を担う専門職である．人の命は老若男女そして財産や国籍，人種に関係なく平等である．この考えに基づけば，医療の専門職は法を遵守し，誰に対しても公平性をもって接することが求められる．

理学療法士（PT）・作業療法士（OT）・言語聴覚士（ST）といったセラピストは，手術や薬物処方をする権限をもたないため，人の生命にかかわるという点では少し距離があるかもしれない．しかし，自分らしく生きる権利の回復や新しい人生の創造を意味するリハビリテーションの視点からいえば，セラピストは対象となる人の，これからの人生を支える専門職である．よい生活やよい人生を送る権利は，だれにでも平等に最大限尊重されるべきであ

表5 医療法（一部抜粋）

第1条の2 医療は，生命の尊重と個人の尊厳の保持を旨とし，医師，歯科医師，薬剤師，看護師その他の医療の担い手と医療を受ける者との信頼関係に基づき，及び医療を受ける者の心身の状況に応じて行われるとともに，その内容は，単に治療のみならず，疾病の予防のための措置及びリハビリテーションを含む良質かつ適切なものでなければならない．
第1条の4 2　医師，歯科医師，薬剤師，看護師その他の医療の担い手は，医療を提供するに当たり，適切な説明を行い，医療を受ける者の理解を得るよう努めなければならない．

る．そのため，セラピストは私利私欲に偏ることなく，人々の健康に携わり，その人の権利擁護に努めながら公正な社会の実現に寄与することが求められる．

3）自律性（独立性）があること

ここでいう自律性とは，他の職種からの干渉を受けることなく，自身の思考と判断をもって業務を行うことができることをいう．セラピストの場合，それぞれの法律においては「医師の指示」が必要となるため，自律性がある専門職とはいえないとする見解があるかもしれない．

しかし，現在の医療は多職種がそれぞれの職種の業務内容を理解し，互いに連携しながら（必要によっては法的に可能な範囲で多職種の業務にも相互関与しながら），対象となる人にかかわっていくチーム医療の実践が必要不可欠である．そのなかでセラピストは対象者にとって何が難しいか，そして何をすることができるのかを十分に見極めながら（検査・測定と評価），治療計画を立案し実践することが必要である．前述のとおりセラピストは相対的医行為を遂行する職業であるとすれば，治療計画を自ら立案し，実践する行為は専門職としての自律性のもとに成り立っているということができる．

専門職に関する法と職業倫理

1）専門職に関する法律

セラピストの職業倫理を考える前に，遵守すべき法規範について確認しておこう．医療機関に対する管理運営上の規定を明記した「医療法」は，すべての医療専門職が知っておくべき法律である（表5）．「医療法」には，医療が単に治療だけでなく，リハビリテーションを含めた適切なものでなければならないことが記されている．また，医療の提供にあたっては医療を受ける者との信頼関係を構築する必要性と，医療を受ける者に対し，行おうとする医療を提供することができるよう適切な説明を行うことの必要性が明記されている（図2）．これらは罰則のない努力義務と

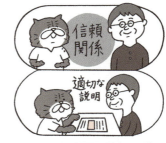

図2　信頼関係と適切な説明が重要

表6　医療の専門職であることの根拠条文

理学療法士及び作業療法士法	第1条　この法律は，理学療法士及び作業療法士の資格を定めるとともに，その業務が，適正に運用されるように規律し，もつて医療の普及及び向上に寄与することを目的とする．
言語聴覚士法	第1条　この法律は，言語聴覚士の資格を定めるとともに，その業務が適正に運用されるように規律し，もって医療の普及及び向上に寄与することを目的とする．

表7　守秘義務に関する条文

理学療法士及び作業療法士法	第16条　理学療法士又は作業療法士は，正当な理由がある場合を除き，その業務上知り得た人の秘密を他に漏らしてはならない．理学療法士又は作業療法士でなくなつた後においても，同様とする． 第21条　第16条の規定に違反した者は，五十万円以下の罰金に処する．
言語聴覚士法	第44条　言語聴覚士は，正当な理由がなく，その業務上知り得た人の秘密を漏らしてはならない．言語聴覚士でなくなった後においても，同様とする． 第50条　第44条の規定に違反して，業務上知り得た人の秘密を漏らした者は，五十万円以下の罰金に処する．

しての規定だが，医療職として遵守すべき重要な事項であることを知っておく必要がある．

　それぞれの職種には，「理学療法士及び作業療法士法」と「言語聴覚士法」という国家資格の根拠となる法律がある．いずれの法律にも，法の目的を示す第1条には「医療の普及及び向上に寄与することを目的とする」と記されている．この条文が医療の専門職であることの根拠となっている（表6）．

2）守秘義務と個人情報保護に関する法律

　セラピストが共通して法的に遵守すべき事項として，守秘義務があげられる（表7）．セラピストは，対象となる人のその人らしい生活や人生を支えるために，個人にまつわる様々な情報を入手する必要がある．そのなかには，その人にとって他人に知られたくない情報も含まれる．守秘義務でいう秘密とは一般に知られていない事実であり，その人にとって他人に知られたら不利益になり得るものとして秘匿の意思があるものと定義される．したがって，ここでいう秘密とは，その事実が秘密かどうかは個人によって異なる主観的なものということになる．

　なお，秘密に類似したものとして個人情報がある．個人情報とは，「個人情報の保護に関する法律」において「生存する個人に関する情報であって，情報に含まれる記述から特定の個人を識別することができるもの」と定義される．個人情報に含まれるものとして，個人識別符号（表8）と要配慮個人情報（表9）がある．個人情報は，あくまでも個人を特定する客観的な情報で秘密とは異なるものであり，整理しておく必要がある．「個人情報の保護に関する法律」では，法律の目的として「その他の個人情報の有用性に配慮しつつ，個人の権利利益を保護すること」と記されている．個人情報はあらかじめ利用目的を定めておく必要があり，本人の同意を得ずにその目的以外で取り扱ったり，第三者に提供したりすることは許さ

表8 個人識別符号

一号識別符号	二号識別符号
・DNAの塩基配列 ・顔貌（容貌） ・虹彩の表面にある模様 ・発声時の声帯の振動，声門の開閉ならびに声道の形状及びその変化による声の質 ・歩行時の姿勢，両腕の動作，歩幅その他の歩行の態様 ・手掌，手背，指の静脈の形状 ・指紋または掌紋	・旅券番号 ・基礎年金番号 ・運転免許証の番号 ・住民票コード ・個人番号（マイナンバー） ・健康保険証の記号番号 ・後期高齢者医療制度の被保険者証 ・介護保険の被保険者証

表9 要配慮個人情報

1. 人種（国籍や肌の色は含まれない）
2. 信条（思想や信仰など，個人の基本的な考えが含まれる．思想や信仰を推知される事実それ自体は含まない）
3. 社会的身分（個人が一生の間，自らの力によって容易にそこから脱しえない地位を意味する．単なる職業的地位は含まれない）
4. 病歴及びこれに関するもの（疾患，＜身体・知的・精神・発達＞障害があること，健康診断その他の検査結果，保健指導，診療・調剤情報）
5. 犯罪の経歴およびこれに準ずるもの（前科）
6. 犯罪によって被害を受けた事実（身体的・精神的・金銭的の別を問わない）
7. 身体障害，知的障害，精神障害（発達障害を含む），その他心身の機能の障害
8. 健康診断等の結果
9. 医師による心身の改善のための指導，診療，調剤が行われたこと（診療記録も含まれる）

れない．その一方で，医療や介護の臨床において，リハビリテーションチーム間で対象となる人の情報を共有することが医療介護の質を高めることにもつながる．情報の保護と共有とのバランスのとり方が，個人情報の取り扱いにおいては重要である．

3）職業倫理とその意義

　医療の専門職には高度な知識と卓越した技能，公共性，自律性が備わっていることを先に述べた．専門職はこれらを基にした社会的権限，すなわち一般の人ができないことを行うことができる立場であるため，そこには特別な義務と責任が生じる．専門職に課される義務については，「医療法」「医師法」「保健師助産師看護師法」「理学療法士及び作業療法士法」「言語聴覚士法」などの法令に基づく規定がなされている．そして，法的義務として定められていない事項についても，専門職として行為を行うにあたっての職業規範（やっていいこと，やってはいけないこと）や心構えが示されている．これを職業倫理という．職業倫理は法ではないため，守秘義務違反を起こした場合のように罰則が適用されるわけではない．しかし，セラピストとして行為を行う際には，3つの職業に共通の職業倫理とそれぞれの職種に特有の職業倫理を知っておく必要がある．

　繰り返しになるが，医療の専門職は人ができないことをできるだけの知識と技能を有し，自らの判断において理学療法，作業療法，言語聴覚療法を遂行することが許されている．そ

表10　WMA ジュネーブ宣言

医師の一人として,

私は, 人類への奉仕に自分の人生を捧げることを厳粛に誓う.

私の患者の健康と安寧を私の第一の関心事とする.

私は, 私の患者のオートノミーと尊厳を尊重する.

私は, 人命を最大限に尊重し続ける.

私は, 私の医師としての職責と患者との間に, 年齢, 疾病もしくは障害, 信条, 民族的起源, ジェンダー, 国籍, 所属政治団体, 人種, 性的指向, 社会的地位あるいはその他いかなる要因でも, そのようなことに対する配慮が介在することを容認しない.

私は, 私への信頼のゆえに知り得た患者の秘密を, たとえその死後においても尊重する.

私は, 良心と尊厳をもって, そして good medical practice に従って, 私の専門職を実践する.

私は, 医師の名誉と高貴なる伝統を育む.

私は, 私の教師, 同僚, および学生に, 当然受けるべきである尊敬と感謝の念を捧げる.

私は, 患者の利益と医療の進歩のため私の医学的知識を共有する.

私は, 最高水準の医療を提供するために, 私自身の健康, 安寧および能力に専心する.

私は, たとえ脅迫の下であっても, 人権や国民の自由を犯すために, 自分の医学的知識を利用することはしない.

私は, 自由と名誉にかけてこれらのことを厳粛に誓う.

〔世界医師会：WMA ジュネーブ宣言（日本医師会訳）. (https://www.med.or.jp/doctor/international/wma/geneva.html　参照 2024/1/31)〕

の一方で, セラピストはその責務を逸脱して, 対象となる人やその家族から秘密や個人情報を含む様々な情報を搾取する危険性があることも, 完全には否定できない. 職権の濫用に至ることのないよう, 専門職は集団を組み, 自律性をもった信頼のおける専門職であることを社会に対して知ってもらうことが必要となる. これは専門職における内部統制にあたるものであり, ここに職業倫理の意義がある.

　職業倫理を具体的に示すものとして, 倫理綱領と職業倫理ガイドライン（職業倫理指針）の 2 つがあげられる. 倫理綱領とは専門職としての内部統制, いいかえると専門職によって構成される職能団体や, 医療機関等が遵守すべき職業規範を明文化し社会に対し公表する（宣言する）ものといってよいだろう. そして, 職業倫理ガイドライン（職業倫理指針）とは, 倫理綱領の内容をさらに具体的に解説したものである.

　医療の専門職における倫理綱領としてよく知られたものに, ヒポクラテスの誓いと, 医師の国際的な職能団体である世界医師会（World Medical Association：WMA）が公表した WMA ジュネーブ宣言[5]（表10）がある. ヒポクラテスの誓いは, 紀元前 5 世紀の古代ギリシア時代から存在する医師の職業規範を明文化したものであり, 現在に至るまでよく知られている. このヒポクラテスの誓いをもとに現代的な言葉で示した医師の倫理綱領が, WMA ジュネーブ宣言である. ジュネーブ宣言では, 世界中の医師が患者の健康およびよく生きること（ウェル・ビーイング）を第一に考えるべきであり, 患者は医療の主体であり自律尊重や自己決定権を明確にすべきであることが示されている.

　また, 全国的な医師の職能団体である日本医師会[6]は, 2000 年 4 月に「医の倫理綱領」を

表11　日本医師会「医の倫理綱領」

医学および医療は，病める人の治療はもとより，人びとの健康の維持増進，さらには治療困難な人を支える医療，苦痛を和らげる緩和医療をも包含する．
医師は責任の重大性を認識し，人類愛を基にすべての人に奉仕するものである．

1. 医師は生涯学習の精神を保ち，つねに医学の知識と技術の習得に努めるとともに，その進歩・発展に尽くす．
2. 医師は自らの職業の尊厳と責任を自覚し，教養を深め，人格を高めるように心掛ける．
3. 医師は医療を受ける人びととの人格を尊重し，やさしい心で接するとともに，医療内容についてよく説明し，信頼を得るように努める．
4. 医師は互いに尊敬し，医療関係者と協力して医療に尽くす．
5. 医師は医療の公共性を重んじ，医療を通じて社会の発展に尽くすとともに，法規範の遵守および法秩序の形成に努める．
6. 医師は医業にあたって営利を目的としない．

〔日本医師会：医の倫理綱領．(https://www.med.or.jp/doctor/rinri/i_rinri/000967.html　参照 2024/1/31)〕

採択（2022年3月改定）した（表11）．「医の倫理綱領」は医師に向けた倫理綱領であるが，セラピストにとっても重要な医療専門職としての職業規範である．

> **column**
>
>
> 「倫理」とよく似た言葉に「道徳」がある．この2つは意味が異なっており，四字熟語にするとわかりやすい．たとえば「医療倫理」や「職業倫理」とは言うが，「医療道徳」や「職業道徳」とは言わない．一方で，「公衆道徳」や「交通道徳」とは言うが，「公衆倫理」や「交通倫理」とは言わない．「道徳」とは，社会生活を営む人たち全員に対して求められる規範である．それに対し，「倫理」は医療や福祉に従事する人たちなど限られた範囲での仲間うちで求められる規範の意味合いが強い．

文献

1) Carr-saunders AM, et al.：The Professions. Oxford at The Clarendon Press, 1933
2) Millerson G：The Qualifying Associations. Routledge, pp4-10, 1964
3) 時井　聰：専門職論再考．学文社，pp10-19，2002
4) 若杉長英：「医療行為及び医療関係職種に関する法医学的研究」報告書．厚生省　平成元年度　厚生科学研究，5-6，1989
5) 世界医師会：WMA ジュネーブ宣言（日本医師会訳）．
(https://www.med.or.jp/doctor/international/wma/geneva.html　参照 2024/1/31)
6) 日本医師会：医の倫理綱領．
(https://www.med.or.jp/doctor/rinri/i_rinri/000967.html　参照 2024/1/31)

（山野克明，本田　直）

第4章 職業倫理〜私たちのプロフェッショナリズム〜

2 理学療法士の職業倫理

> **Point**
> ▶ 日本理学療法士協会は，理学療法士の行動規範を示すものとして倫理綱領を公表している．
> ▶ 日本理学療法士協会の倫理綱領に関連して，業務範囲や留意点を簡潔に示した職業倫理ガイドラインや理学療法士業務指針がある．

▶ introduction

ヒゴさん: 理学療法士の倫理綱領って何ですか？

ピーさん: 理学療法士が医療の専門職としてとるべき行動のあり方を，社会に対して宣言したものだよ．

ヒゴさん: どうして倫理綱領をつくる必要があるんですか？

ピーさん: 理学療法士を含む専門職の行動は，社会に大きな影響を与えることがある．また，専門職に与えられた権限が時に濫用されるかもしれない．だから，理学療法士が社会から信頼を得るために，法律とは別に専門職の自己規制基準としての存在意義があるんだ．

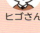

ヒゴさん: 倫理綱領の意義って，ほかにもあるんですか？

ピーさん: 理学療法士が倫理的問題について悩んだときに，みんなで話しあうことがある．そのときの道標として活用することができるね．

　理学療法士（PT）は，「理学療法士及び作業療法士法」を根拠として，1965年に定められた国家資格を有する医療の専門職である．「理学療法士及び作業療法士法」において，理学療法は「身体に障害のある者に対し，主としてその基本的動作能力の回復を図るため，治療体操その他の運動を行なわせ，及び電気刺激，マツサージ，温熱その他の物理的手段を加えること」と規定されている．そして，PTは「理学療法士の名称を用いて，医師の指示の下に，理学療法を行なうことを業とする者」と規定されている．
　PTの全国的な職能団体である日本理学療法士協会は，PTが社会的に信頼される職業であることを目的に倫理綱領（表1）[1]，PTの職業倫理ガイドライン，理学療法士業務指針を定めている．

表1　日本理学療法士協会の倫理綱領

1. 理学療法士は，全ての人の尊厳と権利を尊重する．
2. 理学療法士は，国籍，人種，民族，宗教，文化，思想，信条，家柄，社会的地位，年齢，性別などにかかわらず，全ての人に平等に接する．
3. 理学療法士は，対象者に接する際には誠意と謙虚さを備え，責任をもって最善を尽くす．
4. 理学療法士は，業務上知り得た個人情報についての秘密を遵守し，情報の発信や公開には細心の注意を払う．
5. 理学療法士は，専門職として生涯にわたり研鑽を重ね，関係職種とも連携して質の高い理学療法を提供する．
6. 理学療法士は，後進の育成，理学療法の発展ならびに普及・啓発に寄与する．
7. 理学療法士は，不当な要求・収受は行わない．
8. 理学療法士は，国際社会の保健・医療・福祉の向上のために，自己の知識・技術・経験を可能な限り提供する．
9. 理学療法士は，国の動向や国際情勢を鑑み，関係機関とも連携して理学療法の適用に努める．

2019年7月7日施行．
〔日本理学療法士協会：理学療法士の倫理に関する取り組み．(https://www.japanpt.or.jp/pt/announcement/pt/ethics/　参照 2024/1/31)〕

表2　日本理学療法士協会の理学療法士業務指針（2022年4月）

1. 序文
    1) 業務指針の目的
    2) 質の向上
    3) 国民の医療・保健・福祉の増進
    4) チーム医療
2. 責務
    1) 人間の尊厳と権利の尊重
    2) 平等（公平）
    3) 研鑽
    4) 自己の品性
3. 法令遵守・守秘義務
    1) 法令遵守について（理学療法士及び作業療法士法，関連法規）
    2) 守秘義務（個人情報保護）
4. 理学療法の実践
    1) 理学療法の実践について
    2) 医療保険，介護保険での理学療法業務の実践について
    3) 医療保険，介護保険外での理学療法業務の実践について
5. 管理運営
    1) 管理運営
    2) 業務管理
    3) ハラスメント
    4) 人事管理
    5) 設備・備品等管理
    6) 記録管理
    7) 医療安全・リスク管理

〔日本理学療法士協会：理学療法士業務指針　2022年4月(https://www.japanpt.or.jp/about/disclosure/PT_Business_guidelines.pdf　参照 2024/1/31)〕

日本理学療法士協会の倫理綱領には，その序文で「理学療法士が，高い倫理感を基盤として相互の役割を果たす中で，理学療法の発展と国際社会への貢献のために，より良い社会づくりに貢献することを願うもの」と謳っている．

　また，日本における少子高齢化や健康寿命が延びたことなど社会状況の変化に伴い，PTの職域は医療・介護にとどまらず，福祉や行政，公的保険外サービスであるヘルスケア産業にも広がってきている．さらに，日本におけるデジタル社会の発展等に伴う患者・家族のニーズの変化も加わり，PTの対象は多様化してきている．このことから日本理学療法士協会は，PTが行う業務の範囲と方法および留意点を簡潔に示し，PTの資質の向上をはかる目的で2022年4月に理学療法士業務指針を制定した．

　理学療法士業務指針は日本理学療法士協会の倫理綱領を基礎として，これまで策定してきた理学療法士業務指針，理学療法士ガイドライン，理学療法士の職業倫理ガイドラインの重複した内容を整理したものと位置づけられている（表2)[2]．

> **column**
> 　日本理学療法士協会の「理学療法業務指針」によれば，理学療法士の職業倫理指針に相当する「理学療法士の職業倫理ガイドライン」は，この業務指針に基づいて改定される予定となっている．

文献

1) 日本理学療法士協会：理学療法士の倫理に関する取り組み．
　（https://www.japanpt.or.jp/pt/announcement/pt/ethics/　参照 2024/1/31）
2) 日本理学療法士協会：理学療法士業務指針　2022年4月．
　（https://www.japanpt.or.jp/about/disclosure/PT_Business_guidelines.pdf　参照 2024/1/31）

（山野克明）

第4章 職業倫理〜私たちのプロフェッショナリズム〜

3 作業療法士の職業倫理

Point
- 日本作業療法士会の倫理綱領および職業倫理指針の内容を把握する．
- 日本作業療法士会の倫理綱領・職業倫理指針を基に，自律的に振る舞う必要がある．

introduction

作業療法士の職業倫理指針って何ですか？

 倫理綱領だけだと，書いてある内容が大きすぎて，個々の事例や作業療法士の行動に対応しにくい部分がある．そのため，作業療法士が臨床で遭遇する場面ごとにどのような対応をとればいいかを具体的に示しているものだよ．

ガイドラインのようなものですね．

 そのとおり．だから職種によっては「指針」と書かずに，ガイドラインと書いている場合もあるよ．

内容が多すぎて覚えられないのですが……．

 覚える必要はないよ．ただ，どのようなことが書かれているか定期的に確認して，いざというときにすぐに参照できるようにしておくといいね．

　作業療法士（OT）は，1965年に制定された「理学療法士及び作業療法士法」を根拠に，国家資格を有する医療の専門職として位置づけられている．ただし，昨今，OTを取りまく環境は変化し，OTの需要は保健，福祉，教育，職業などの領域においても高まってきている．

　OTに許される医療行為は，その専門職が担うべき業務も含め，専門職の根拠となる法令のなかで明記されている．一方で，OTの職業倫理を考えるうえでは，臨床現場におけるチーム医療や対象者もしくは家族との関係性のなかで，その場面に応じた振る舞いも必要となる．そのため，OTにおいても法令とは別に，職業倫理上の規範となる倫理綱領と職業倫理指針が存在する．

　表1は，日本作業療法士協会[1]が示す12か条からなる倫理綱領である．この倫理綱領は1986年6月12日の日本作業療法士協会総会において承認され，今日まで35年以上の間改定されることなく，日本作業療法士協会の会員であるOTにとって，もっとも重要な職務規

表1　日本作業療法士協会の倫理綱領

1.	作業療法士は，人々の健康を守るため，知識と良心を捧げる．
2.	作業療法士は，知識と技術に関して，つねに最高の水準を保つ．
3.	作業療法士は，個人の人権を尊重し，思想，信条，社会的地位等によって個人を差別することをしない．
4.	作業療法士は，職務上知り得た個人の秘密を守る．
5.	作業療法士は，必要な報告と記録の義務を守る．
6.	作業療法士は，他の職種の人々を尊敬し，協力しあう．
7.	作業療法士は，先人の功績を尊び，よき伝統を守る．
8.	作業療法士は，後輩の育成と教育水準の高揚に努める．
9.	作業療法士は，学術的研鑽及び人格の陶冶をめざして相互に律しあう．
10.	作業療法士は，公共の福祉に寄与する．
11.	作業療法士は，不当な報酬を求めない．
12.	作業療法士は，法と人道にそむく行為をしない．

〔日本作業療法士協会：倫理綱領・職業倫理指針．（https://www.jaot.or.jp/about/moral/　参照 2023/12/29）〕

表2　日本作業療法士協会の職業倫理指針

第1項	自己研鑽		第9項	記録の整備・保守
第2項	業務上の最善努力義務（基本姿勢）		第10項	職能間の協調
第3項	誠実（良心）		第11項	教育（後輩育成）
第4項	人権尊重・差別の禁止		第12項	報酬
第5項	専門職上の責任		第13項	研究倫理
第6項	実践水準の維持		第14項	インフォームド・コンセント
第7項	安全性への配慮・事故防止		第15項	法の遵守
第8項	守秘義務		第16項	情報の管理

〔日本作業療法士協会：倫理綱領・職業倫理指針．（https://www.jaot.or.jp/about/moral/　参照 2023/12/29）〕

範となっている．一方，表2は16項からなる「作業療法士の職業倫理指針」[1)]である．この職業倫理指針は2005年に公表されたものであるが，2023年10月に改訂の運びとなった．16の項目に変更はないが，おもな改訂点として，OTを「保健・医療・福祉の専門職」としていたものが「保健・医療・福祉・教育・職業の専門職」に変わったことや，「労働施策総合推進法（いわゆるパワハラ法）」に関するハラスメント対策の義務づけについて追記されたことがあげられる．

> ▶column
>
>
> 近年，作業療法士の職域は医療以外にも保健，福祉，教育等の領域に拡大している．職業倫理指針の改訂は，時代の流れに伴う作業療法士の社会的ニーズの変化に素早く対応したものであるといえる．

日本作業療法士協会は，2023年10月21日付で職業倫理に関する事例集の改定も行っている[2]．近年，OTが主犯として立件された触法行為や職業倫理的問題行為が，日本作業療法士協会や厚生労働省医道審議会において公表されるようになった．

具体的には，施設に実際にOTはいないが別施設のOTの名前を登録して診療行為を行うような名義貸し行為，規定された時間を満たさないまま作業療法を終えてしまうといった雇用契約不履行的行為の問題，診療報酬不正請求に関連する問題，業務上横領に関する問題，セクシャルハラスメントの問題があげられており，日本作業療法士協会除名処分の審議がなされる案件もある[3]．実際に厚生労働省医道審議会において，免許使用停止の行政処分がなされた例もある[4]．

患者や利用者の信頼を得て確固たる社会的地位維持し続けるためには，職能団体の示す倫理綱領や職業倫理指針を理解し，医療の専門家として自律的に振る舞うことが重要である．

> **column**
>
>
> 「職業の専門家」とは，「職業リハビリテーションの専門家」と同じ意味である．世界作業療法士連盟（WFOT）は，「作業療法士は産業界や保健医療の人材から職業リハビリテーションサービスの提供において重要な役割を有していると認められている」[5]ことを公表しており，その支援内容から日本における職業適応援助者（ジョブコーチ）と支援内容が一部重なる．具体的には，障害特性を踏まえた専門的な支援を行い，障害者の職場適応を支援することである[6]．特に精神科においては精神科デイ・ケア，精神科ショート・ケア，精神科作業療法の場面で職業適応のための支援が多く行われており，作業療法士もその支援にかかわっている[7]．

文献

1) 日本作業療法士協会：倫理綱領・職業倫理指針．
 (https://www.jaot.or.jp/about/moral/ 参照 2023/12/29)
2) 日本作業療法士協会倫理委員会：作業療法士の倫理に係る事例集．
 (https://www.jaot.or.jp/files/page/wp-content/uploads/2019/10/rinri-case-1.pdf 参照 2024/2/1)
3) 日本作業療法士協会：2022年度定時社員総会のご案内　第1号議案　正会員除名承認の件．2022
 (https://www.jaot.or.jp/files/news/soukai/2022/2022gian_85.pdf 参照 2023/12/29)
4) 厚生労働省：医道審議会　理学療法士作業療法士倫理部会．
 (https://www.mhlw.go.jp/stf/shingi/shingi-idou_127801.html 参照 2023/12/29)
5) World Federation of Ocuupational Therapists：Vocational Rehabilitation (Archived)．
 (https://wfot.org/resources/vocational-rehabilitation 参照 2024/7/30)
6) 大熊　明，他（編）：標準作業療法学 専門分野 地域作業療法学 第4版．医学書院，pp166-173，2023
7) 杉長　彬：精神障害領域における就労支援．徳永千尋，他（編）：作業療法学 ゴールド・マスター・テキスト 地域作業療法学 改訂第2版．メジカルビュー社，pp134-135，2023

（本田　直，山野克明）

第4章　職業倫理〜私たちのプロフェッショナリズム〜

4 言語聴覚士の職業倫理

Point
- 日本言語聴覚士協会は，言語聴覚士の行動規範を示すものとして倫理綱領を公表している．
- 言語聴覚士の倫理綱領を具体化した職業倫理指針は，まだ公表されていない．

introduction

ヒゴさん

言語聴覚士の倫理綱領には序文と倫理規程とがありますが，どんな意味があるのですか？

ゲンさん

序文には，社会に対し言語聴覚士としてどのような対応をとるのかが明示されている．そのうえで，言語聴覚士自身，対象者，同職種および関連職種，社会との関係についての行動規範が倫理規程として示されているね．

ヒゴさん

倫理規程には「営利を目的とせず」とあります．これを厳密に守ったら，生活できないのではないでしょうか．

ゲンさん

医療や福祉は病気や障害で苦しんでいる人を助ける目的で国籍，年齢，財産など関係なくすべての人に平等に施されるべきものだ．だから，最初から「金儲け」を目的に行われるものではないんだ．ただ，言語聴覚士は「労働」をしているので，その対価として収入を得ていることになるよ．

ヒゴさん

「法秩序の構築に努める」とは何ですか？

ゲンさん

時代の流れとともに，人々の生活状況や価値観は変化する．それとともに言語聴覚士の役割や対象者の人間関係も変わっていくかもしれない．そのときに，言語聴覚士は専門職として時代の変化に沿った行動規範を遵守し，必要に応じて倫理綱領や法令の改正に意見を出すことが重要な点になるよ．

　言語聴覚士（ST）は，1997年に「言語聴覚士法」を根拠として誕生した国家資格を有する医療の専門職である．ただ，国家資格化以前から，「言語療法士」や「言語治療士」等といった名称を使って対象となる方とのかかわりをもっていた人たちが医療機関に約2,000名，福祉施設に約600名，教育施設に約1,400名いたことが把握されており[1]，1997年に実施された第1回国家試験において4,003名の合格者を出している[2]．この合格者数は，1965年に国家資格化された理学療法士の第1回国家試験合格者が183名，OTの第1回国家試験合格者が20名であった点からみても相当に多い数である．国家資格化に30年以上の隔たりがあ

表1　言語聴覚士法および言語聴覚士法施行規則に定められた言語聴覚士の業務

言語聴覚士法	第42条　言語聴覚士は，（中略）診療の補助として，医師又は歯科医師の指示の下に，嚥下訓練，人工内耳の調整その他厚生労働省令で定める行為を行うことを業とすることができる．
	第43条　言語聴覚士は，その業務を行うに当たっては，医師，歯科医師その他の医療関係者との緊密な連携を図り，適正な医療の確保に努めなければならない．
	2　言語聴覚士は，その業務を行うに当たって，音声機能，言語機能又は聴覚に障害のある者に主治の医師又は歯科医師があるときは，その指導を受けなければならない．
	3　言語聴覚士は，その業務を行うに当たっては，音声機能，言語機能又は聴覚に障害のある者の福祉に関する業務を行う者その他の関係者との連携を保たなければならない．
言語聴覚士法施行規則	第22条　言語聴覚士法第42条の厚生労働省令で定める行為は，次のとおりとする． 一　機器を用いる聴力検査（気導により行われる定性的な検査で次に掲げる周波数及び聴力レベルによるものを除く．） 　　イ　周波数千ヘルツ及び聴力レベル三十デシベルのもの 　　ロ　周波数四千ヘルツ及び聴力レベル二十五デシベルのもの 　　ハ　周波数四千ヘルツ及び聴力レベル三十デシベルのもの 　　二　周波数四千ヘルツ及び聴力レベル四十デシベルのもの 二　聴性脳幹反応検査 三　眼振電図検査（冷水若しくは温水，電気又は圧迫による刺激を加えて行うものを除く．） 四　重心動揺計検査 五　音声機能に係る検査及び訓練（他動運動若しくは抵抗運動を伴うもの又は薬剤若しくは器具を使用するものに限る．） 六　言語機能に係る検査及び訓練（他動運動若しくは抵抗運動を伴うもの又は薬剤若しくは器具を使用するものに限る．） 七　耳型の採型 八　補聴器装用訓練

表2　日本言語聴覚士協会の倫理綱領

○序文
　言語聴覚士は，自らの責任を自覚し，人類愛の精神のもと，全ての人々に奉仕する．

○倫理規定
1. 言語聴覚士に関する倫理
　①言語聴覚士は，関係する分野の知識と技術の習得に常に努めるとともに，その進歩・発展に尽くす．
　②言語聴覚士は，この職業の専門性と責任を自覚し，教養を深め，人格を高めるよう心掛ける．
　③言語聴覚士は，職務を実践するにあたって，営利を目的とせず，何よりも訓練・指導・援助等を受ける人々の有益性を第一に優先する．
2. 訓練・指導・援助を受ける人々に関する倫理
　④言語聴覚士は，訓練・指導・援助を受ける人々の人格を尊重し，真摯な態度で接するとともに，訓練・指導・援助等の内容について，適切に説明し，信頼が得られるよう努める．
3. 同職種間・関連職種間の関係性に関する倫理
　⑤言語聴覚士は，互いに尊敬の念を抱き，関連職種関係者と協力し，自らの責務を果たすとともに，後進の育成に尽くす．
4. 言語聴覚士と社会との関係に関する倫理
　⑥言語聴覚士は，言語聴覚士法に定める職の実践を通して，社会の発展に尽くすとともに，法規範の遵守及び法秩序の構築に努める．

〔日本言語聴覚士協会：日本言語聴覚士協会について．（https://www.japanslht.or.jp/about/　参照 2024/1/31）〕

り時代の価値観も変わっているため，一概に比較することはできないが，摂食嚥下や音声機能，言語機能，聴覚の障害に対するニーズは強くあり，ST が業務としている言語療法は国家資格化以前（1981 年）から診療点数として設定された[3]ことも大きかったと思われる．

「言語聴覚士法」および言語聴覚士法施行規則では，STの業務の多くは医師の指示，つまり，医師が対象者の病態の変化を予測しながら，STに対して実施すべき行為を指示することが必要であると定められている．一方，音声機能向上のために行われる自動運動（対象者への自主トレーニング指導を含め，STが対象者の顔面や口腔内を他動運動したり器具等を装着したりしない）の構音訓練，言語機能向上のために行われる自動運動の言語訓練，気導による難聴の有無を調べる聴覚検査は，医師の指示が必要であるとは示されていない．ただし，「言語聴覚士法」では，これらの医師の指示を必要とすると定められていない業務について，主治の医師や歯科医師がいる場合にはその指導（医師がSTに対し行うべきことを示し，一定の方向に導くこと）を受けることが記されている．

このように，法令上医師の指示（診療の補助）の範囲内にある業務と範囲外にある業務が明示されていて，業務のすべてにおいて医師の指示を必要とするPTやOTとは異なっている（表1）．なお，臨床現場において脳梗塞や脳出血などの診断名がついた対象者に対しては，医師とST，そのほかの職種との連携を密に行い，リスク管理の下に医師の指示を随時受けながら言語聴覚療法が実践されている．

STの全国的な職能団体である日本言語聴覚士協会[2]は2000年1月16日に発足し，職業倫理の社会的な宣言である倫理綱領は2012年3月4日に制定された（表2）．日本言語聴覚士協会の倫理綱領は，序文と4つの章および6つの条文で構成されている．序文ではSTが自らの責任を自覚し，すべての人々に奉仕することが示されている．そのうえで，専門職としてのST自身が自覚すべき規範，言語聴覚療法の対象となる方々，同じSTや他職種との協力，後輩の育成，法規範の遵守および法秩序の構築を通した社会の発展に尽くすことが宣言されている．

なお，日本言語聴覚士協会は，倫理綱領において宣言された行動規範を具体化した職業倫理指針の策定に至っていない．医療の専門職のなかでは法的に特殊な業務を有するSTとしての自律性について，具体化が今後なされるものと思われる．

> ▶ **column**

日本言語聴覚士協会は職業倫理指針を公表していない．ただし，言語聴覚士養成教育の手引きとなる「言語聴覚士養成教育ガイドライン」（日本言語聴覚士協会，2018）では言語聴覚士としての倫理的な態度，専門性と倫理，安全管理，法令を含む医の倫理，評価やインフォームド・コンセントなど，臨床場面における倫理等について教授することが明示されている．

✎ **文 献**

1) 国立国会図書館：第141回国会厚生委員会会議録第四号　平成9年11月21日．
(https://kokkai.ndl.go.jp/simple/dispPDF?minId=114104237X00419971121　参照 2024/1/31)
2) 日本言語聴覚士協会：日本言語聴覚士協会について．(https://www.japanslht.or.jp/about/　参照 2024/1/31)
3) 大村潤四郎：リハビリテーションと医療費改訂．リハビリテーション医学 18：251-252，1981

（山野克明）

第 5 章

業務管理
~これを知らないと始まらない~

1 リハビリテーションにおける"業務管理"とは？

2 理学療法業務のマネジメント

3 作業療法業務のマネジメント

4 言語聴覚療法業務のマネジメント

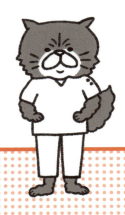

第5章 業務管理〜これを知らないと始まらない〜

1 リハビリテーションにおける "業務管理" とは？

> **Point**
> ▶ リハビリテーション業務は管理の対象である．
> ▶ リハビリテーション実施に関連するカルテ作成等の業務も，管理の対象である．
> ▶ 物品管理等もリハ部門の管理の対象である．

▶ introduction

ピーさん：リハビリテーション業務って患者さんをみることですよね． ヒゴさん

ピーさん：それ以外にも業務はあるよ．たとえば，カルテの記載や日報作成などだね．

患者さんがリハ室で転倒しないような安全確保も必要ですね． ヒゴさん

そのとおり！ 環境の管理はスタッフの働きやすさにもつながるよ．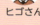

ピーさん

リハビリテーションはチーム医療でもありますね． ヒゴさん

そうだね．だからこそ，医療職や事務職員，院内外等問わず，関係する全スタッフの連携も考えておくといいね．

ピーさん

書類等の管理

　リハビリテーション部門での理学療法・作業療法・言語聴覚療法は，医師からの処方箋が必須である．リハビリテーションに関する処方箋の内容として，表1[1]の項目が必要となる．
　疾患別のリハビリテーションを開始する際には，処方箋をもとにリハビリテーション実施計画書を原則として7日以内，遅くとも14日以内に作成する必要がある．
　理学療法士（PT）・作業療法士（OT）・言語聴覚士（ST）は診療の補助として医師（STは歯科医師含む）の指示の下にリハビリテーション介入を行うため，カルテ記載（リハ実施記録）は必ず行う必要がある．医療裁判になった際に，カルテの記載内容は重要な意味をもつことも理解する．記載内容の漏洩がないよう，データの扱い，セキュリティには留意する．

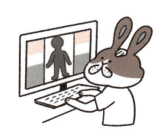

1 リハビリテーションにおける"業務管理"とは？

表1　リハビリテーション処方箋の内容例

処方箋作成日
処方医名
患者ID・氏名・生年月日・年齢
身長・体重（BMI）
診断名（現病歴，既往歴含む）・障害名，発症日
医学的情報（手術内容，検査所見など）
リハビリテーション評価指示
リハビリテーション指示（職種[PT・OT・ST]，内容，期間など）
注意事項（合併症，リスクなど）

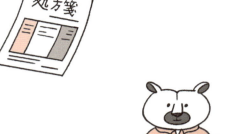

リハビリテーションはチームで取り組む業務である．カンファレンスのなかで医師，看護師，PT，OT，ST，栄養士など多職種により，1人の患者のリハビリテーションの課題を共有し，今後の方向性などについて決めていく．当然ながら，カンファレンスの記録を作成する必要がある．書記を誰にするかはそれぞれのチームによって異なるが，きちんと記録をすることが重要である．

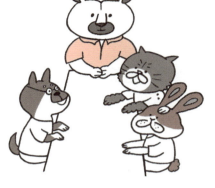

所属する全セラピストの業務に関する記録をとりまとめることも大事である．記録の内容として，セラピストごとの対応した外来・入院の単位数，疾患別リハビリテーションごとの単位数，それぞれの患者に対するハビリテーション実施時間などで，日報，週報，月報の形で作成する．これらの記録は，診療報酬の管理に用いる．

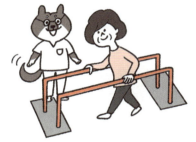

また，出勤簿（出勤日，出勤日数，公休日）もきちんと管理する必要がある．特に，休日や振替休暇を取得できているかなどの労務管理などに活用される．

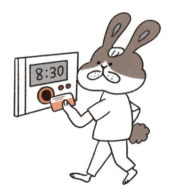

▶column

　SOAPとは，カルテの記載方法のひとつで，Subjective（主観的所見），Objective（客観的所見），Assessment（評価），Plan（計画）の頭文字をとったものである．患者の主訴や身体所見，機能評価，治療方針を明確に示すことができる．

「医療」がサービス業であるかどうかは判断が難しいところである[2]．その質がよいことはもちろんのことであるが，患者を待たせない，事前に治療の説明を行う，尊厳をもって接するなど患者等への対応をきちんと行う必要がある．

また，適正な医療の提供とその過程における安全確保（リハビリテーション中の全身状態管理，感染症予防，転倒・転落防止，離院・離棟防止など）は，医療の質にかかわる重要な課題であり，医療の基本である[3]．

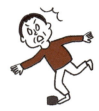

物品の管理

物品には，ホットパック加温装置や治療ベッドなどの固定資産，ペーパータオルや消毒液などの消耗品，廊下や扉などの建築物が該当する．

各種機器は正常に動作させるためのメンテナンスが重要で，患者に重篤な被害を与えないためにも定期・不定期を問わず管理する．消耗品は数量や使用頻度を含めて在庫管理を徹底する．過剰な在庫・在庫不足に陥らないように毎月の使用実績などを基準としたり，残りがいくつになったら注文するかなどのルールを決めて対応する．

病院は，たとえば商品を販売して利益を得る目的で活動を行う営利組織ではなく，非営利組織である（医療法第7条5）[4]．しかしながら，簡単に説明すると，診療報酬による収入と，人件費や消耗品代等の支出とのバランスなどによって病院経営状況が変わるので，勤務先が活動を継続できるようにするためには収益の管理も大事である（第8章2参照）．

人材の管理

病院や施設を問わず，セラピストは他の医療職や事務系の職員等と「連携」して一緒に仕事をすることがほとんどである．チーム医療を例にあげるとその効果として，①疾病の早期発見・回復促進・重症化予防など医療・生活の質の向上，②医療の効率性の向上による医療従事者の負担の軽減，③医療の標準化・組織化を通じた医療安全の向上，などが期待されている[5]．また，各医療機関に勤務する医師，看護師等の医療関係職，事務職員等の関係職種の間で適切に役割分担を図り，業務を行っていくことが重要でもあるため[6]，所属組織のすべてのスタッフの連携のうえで良質な医療を継続的に提供するという考え方が必要である．

令和6年度診療報酬改定の基本方針として，特に，団塊の世代がすべて75歳以上の高齢者になる2025年だけでなく，それ以降も，急性期病院と回復期リハビリテーション病院との連携，病院と老人保健施設との連携，老人保健施設と地域との連携，自治体との連携など，医療・介護・障害福祉サービスや，教育・行政等の関係機関も含めての連携強化を進めていくことが推進されている[7]．このことから，自身の部署だけでなく，組織全体，組織外，地

域といった，ミクロからマクロまでの視点をもち合わせながら，患者等に対する切れ目のない（シームレスな）医療等の提供体制を管理することも重要である．

環境の管理

　病院や診療所，老人保健施設，訪問リハビリテーション事業所，通所リハビリテーション事業所，デイサービスなどは，理学療法，作業療法，言語聴覚療法それぞれの養成校の学生たちの臨床実習先であり，実習生受け入れに関する管理も必要となる．臨床実習指導者講習会修了者の指導が必要な実習に関しては，受け入れ準備として計画的に指導者養成をしなければならない．また，複数の養成校から実習生を受け入れる場合は，同一時期における実習生引き受け人数をはじめ，たとえば学生用のロッカー数や駐車場数の上限などを考慮し，その人数を調整する．臨床実習指導者講習会の講義の中では，実習生 2 名対臨床実習指導者 1 名の 2：1 モデルでの指導が推奨されていることから，2 の倍数（2 名，4 名，6 名……）での実習生受け入れも検討すべき点である．

　自宅環境では家事動線を工夫して家事を効率化することがあるように，セラピストの介入をしやすくする，患者の移動をさせやすくする，転倒の危険を少なくする，道具を取り出しやすくする，清掃をしやすくするなどの観点から，リハビリテーション室のレイアウトを工夫する（調整する）必要がある．ただし，患者にとって気持ちよくリハビリテーションが受けられるレイアウト・環境にすることはいうまでもない．

文 献

1) 佐藤健太：これが総合診療流！患者中心のリハビリテーション．全職種の能力を引き出し，患者さんの QOL を改善せよ！G ノート増刊 Vol. 4 No. 2．p.106，羊土社，2017
2) 総務省：日本標準産業分類．
(https://www.soumu.go.jp/toukei_toukatsu/index/seido/sangyo/02toukatsu01_03000023.html　参照 2024/2/1)
3) 前田真治：リハビリテーション医療における安全管理・推進のためのガイドライン．The Japanese Journal of Rehabilitation Medicine 44：384-390，2007
4) 厚生労働省：医療法人について．
(https://www.mhlw.go.jp/stf/shingi/2r9852000001p9ka-att/2r9852000001pexa.pdf　参照 2024/2/1)
5) 厚生労働省：チーム医療の推進について（チーム医療推進に関する検討会　報告書）．2-5，2010
6) 厚生労働省医政局長：医師及び医療関係職と事務職員等との間等での役割分担の推進について．
(https://www.mhlw.go.jp/stf/shingi/2r98520000025aq3-att/2r98520000025axw.pdf　参照 2024/2/2)
7) 社会保障審議会医療保険部会，社会保障審議会医療部会：令和 6 年度診療報酬改定の基本方針．
(https://www.mhlw.go.jp/content/12401000/001177120.pdf　参照 2024/2/2)

（久保高明）

第5章 業務管理～これを知らないと始まらない～

2 理学療法業務のマネジメント

> **Point**
> ▶ 医師の指示や診療録の記載などの記録を管理する．
> ▶ バランスよく理学療法の質を整える．
> ▶ マニュアルや環境を整備する．

▶ introduction

ヒゴさん：理学療法で特徴的な業務マネジメントは何ですか？

ピーさん：まずは，物理療法機器の管理かな．

ヒゴさん：機器の動作不良は安全面で問題がありますね．

ピーさん：それから，疾患別リハビリテーション料など収益の管理も大事だね．

ヒゴさん：学生の臨床実習受け入れも，もちろんですよね．

ピーさん：年間計画を立てたり，臨床実習指導者講習会を受けさせたりする必要があるよ．

処方箋の管理

　理学療法を実施するうえでは，処方箋の適切な管理が重要である．処方箋（図1）とは，理学療法開始にあたり，主治医もしくはリハビリテーション担当医より処方されるもので，PTが患者の評価や治療計画の作成から理学療法を実施する際に必要な文書である．処方箋には，患者の基本情報，診断名，治療目的，治療内容，治療回数や期間，リハビリテーション実施にあたってのリスクなどが記載されている．

　まず，処方箋に，患者の個別性やニーズに応じた適切な治療内容や方法が記載されているかを確認する．また，治療目的が明確にされていて患者や家族と共有されているか，治療内容や方法が具体的に記述されているかについても確認する．治療回数や期間は設定されているが，定期的に見直しや調整が必要なこともある．なお，理学療法を実施するうえで注意したほうがよいリスクについても記載があるかチェックする．

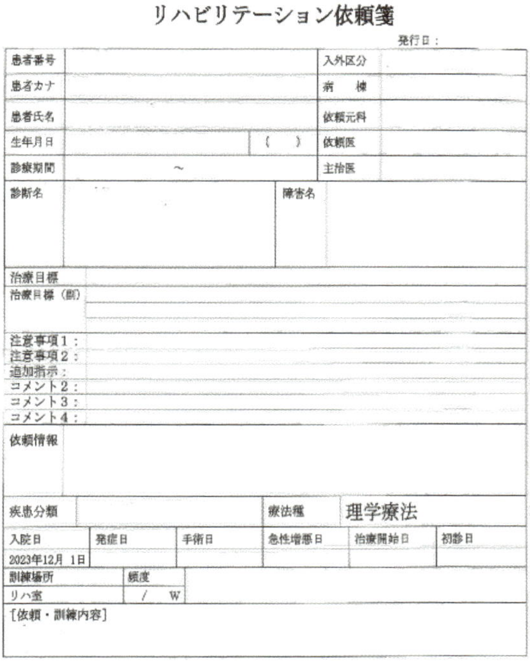

リハビリテーション依頼箋

発行日：

患者番号			入外区分	
患者カナ			病　棟	
患者氏名			依頼元科	
生年月日		（　）	依頼医	
診療期間	～		主治医	

診断名　　　　　　　　　　　障害名

治療目標
治療目標（即）

注意事項1：
注意事項2：
追加指示：
コメント2：
コメント3：
コメント4：

依頼情報

| 疾患分類 | | 療法種 | 理学療法 |

| 入院日 | 発症日 | 手術日 | 急性増悪日 | 治療開始日 | 初診日 |
| 2023年12月 1日 | | | | | |

| 訓練場所 | | 頻度 | |
| リハ室 | | ／　W | |

[依頼・訓練内容]

図1　当院で使用しているリハビリテーション処方箋

　処方箋は，医師による指示の基に理学療法を実施するうえで重要である．処方箋の内容管理も重要であり，もし内容を確認して不足している事項があれば，処方した医師とコミュニケーションをとり内容を補う．

　ほかの療法が追加された場合や，患者の状態が大きく変化した場合には，新たな指示として新規の処方箋を発行してもらうなど，常にセラピスト間や医師とのコミュニケーションを行い，処方箋の適切な発行や管理が求められる．

カルテ作成と情報の管理

　カルテ（診療録）とは，医師やPTなどの医療従事者が，患者の診療過程や経過を記録した文書である．診療報酬における「第7部リハビリテーション通則1）」では，各区分におけるリハビリテーションを実施する際には，機能訓練の内容の要点，実施時刻（開始時刻と終了時刻）をカルテに記載することが示されている．また，疾患別リハビリテーションを実施する際には，医師が行う定期的な機能検査等をもとにした効果判定を行ってリハビリテーション実施計画を策定すること，さらに，リハビリテーションの開始時とその後3か月に1回以上は患者に対して計画の内容を説明し，カルテに記載することが記されている．カルテは，医療法や個人情報保護法などの法律に基づいて作成・保管・提供する．

カルテは，患者の健康状態や治療効果を評価するための重要な資料であるとともに，医療事故や訴訟などの際にも証拠となる可能性があり，適切に保存する．カルテの保存については，「保険医療機関及び保険医療養担当規則（厚生労働省令第15号）」で次のように定められている．

「第九条　保険医療機関は，療養の給付の担当に関する帳簿及び書類その他の記録をその完結の日から三年間保存しなければならない．ただし，患者の診療録にあつては，その完結の日から五年間とする.」

PTがカルテに記載する内容は，SOAPという形式にしたがって記述することが一般的である．SOAPとは，Subjective（主観的所見），Objective（客観的所見），Assessment（評価），Plan（計画）の頭文字をとったもので，患者の主訴や身体所見，機能評価，治療方針などを明確に示すことができる．SOAPでの記載は，患者の情報を具体的に共有できるため，PT同士や他職種との連携を円滑にするためにも有効な方法である．

PTは，カルテ以外にもさまざまな書類を作成・管理する必要がある．たとえば，リハビリテーション総合実施計画書をはじめとする多職種と共同で制作する書類，チーム活動の会議録，カンファレンス記録などである．これらの書類は，患者のリハビリテーションプログラムの策定や評価などを目的として作成される．PTは，これらの書類を適切に作成・保管・提供することで，患者の利益や自身の責任を守ることができる．

質の管理

理学療法の質の管理について，ドナベディアンモデル（図2）を用いて考えるとよい．ドナベディアンモデルとは，医療の質を構造，過程，成果の3つの要素に分けて評価するモデルである．理学療法の場合，構造とは施設や設備，人材や資格などの条件を指す．過程とは，PTが行う評価や介入，記録や連携などの活動を指す．成果とは，理学療法によって得られる評価結果の変化，患者や社会の健康や満足度などの効果を指す．理学療法の質の管理は，これら3つの要素を定期的に測定し，分析し，改善することで行われる．

実際の臨床現場でもよく質の改善についての議論がなされるが，理学療法技術や知識量に偏った内容を質としてフォーカスしてしまっている場面が認められる．知識が豊富で技術が長けているスタッフが1名いたとしても，理学療法科全体の体制が整っていない場合は，質が高いとはいえない状態である．3つの要素全体を俯瞰して管理することで，理学療法の質の管理が可能となる．

構造の面では，スタッフの人数，スタッフの保有資格，施設内の物理療法機器，施設内外での理学療法教育，社会人教育の教育体制など，医療を提供するにあたっての体制を整えることが重要である．

過程の面では，治療の技術，治療選択の妥当性など，実際に実施される場面での適切な運

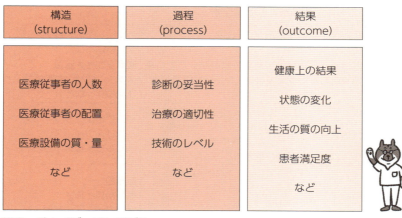

図2　ドナベディアンモデル

用が求められる．

　結果の面では，治療を実施することによる評価結果の変化，患者満足度，日常生活動作（Activities of Daily Living：ADL）の変化，在宅復帰率，QI（Quality Indicator：クオリティ・インディケーター）指標など結果数値管理が求められる．

　構造・過程・結果の3つを同時に管理することで，目的である「質の管理・向上」を実現することができる．理学療法の質の管理は，PT自身や患者だけでなく，組織，社会全体にとってもメリットがある．PTはみずからの専門性や信頼性をスタッフ間で協力して高めることができ，患者はより効果的で安全な理学療法を受けることができる．したがって，PTは常に改善と自己研鑽を行い，みずからの質を向上させる努力をしていく必要がある．

感染対策

　理学療法は患者の身体機能の回復や維持を目的とした治療法だが，環境の特性上，理学療法を実施する過程で様々な感染症にかかるリスクもある．

　実際の理学療法場面では患者と密接に接触することが多く，何人もの患者に理学療法を提供することから，PT自身が感染症の媒介者となる可能性も高い．そのため，PTは感染対策を徹底する必要がある．感染対策には，各関連学会のガイドラインや施設の院内感染対策委員会などの情報をもとに施設として統一した経路別感染対策を実施する．

　感染経路には，空気感染，飛沫感染，接触感染，血液・体液感染などがある．それぞれの経路に応じて，マスクやゴーグル，手袋やガウン，手洗いや消毒などの対策を行う（表1）．たとえば，空気感染する結核などでは，N95マスクやゴーグルを着用し，換気をよくする．飛沫感染するインフルエンザやノロウイルスなどでは，マスクを着用し飛沫感染対策を実施する必要がある．接触感染するMRSA感染症や疥癬などでは，手袋やガウンを着用し，手洗

表1　おもな感染経路と原因微生物

感染経路	特徴	おもな原因微生物
接触感染 （経口感染含む）	・手指・食品・器具を介して伝播する頻度の高い伝播経路である	ノロウイルス* 腸管出血性大腸菌 メチシリン耐性黄色ブドウ球菌 （MRSA）　など
飛沫感染	・咳，くしゃみ，会話等で，飛沫粒子（5 μm以上）により伝播する ・1 m以内に床に落下し，空中を浮遊し続けることはない	インフルエンザウイルス* ムンプスウイルス 風しんウイルス　など
空気感染	・咳，くしゃみ等で飛沫核（5 μm未満）として伝播する ・空中に浮遊し，空気の流れにより飛散する	結核菌 麻しんウイルス 水痘ウイルス　など
血液媒介感染	・病原体に汚染された血液や体液，分泌物が，針刺し事故等により体内に入ることにより感染する	B型肝炎ウイルス C型肝炎ウイルス　など

＊インフルエンザウイルスは，接触感染により感染する場合がある
＊ノロウイルス，インフルエンザウイルスは，空気感染の可能性が報告されている
［厚生労働省：高齢者介護施設における感染対策マニュアル改訂版. 2019］

いや消毒を徹底する．血液・体液感染するB型肝炎やHIVなどでは，手袋やガウンを着用し，傷など血液や体液に触れないように注意する．

　感染対策として，手洗いやアルコール消毒が有効である場合が多く，適切な場所に手洗い場を設置することや，スタッフに個人用アルコールを配布するなど日常的な感染対策の整備も重要である．感染の個人防護具の着用方法などを定期的に指導しておくと，感染症発生時にスムーズな対応が可能である．

　PTは自分自身の健康管理も重要で，自分や家族が感染症にかかっている場合は，休みをとったりほかのPTに一部業務を代行してもらうなど，患者やほかのスタッフへ感染を広げないように配慮する必要がある．

　近年流行した新型コロナウイルス感染症や新型インフルエンザ感染症などの新たな感染対策については，発生以前から感染症発生時のBCP（Business Continuity Plan）をガイドラインを参考にして策定するなど，事前の準備や対策が重要である．

物品の管理

　理学療法の物品管理は，患者の安全と治療効果を確保するために重要な業務である．物品管理には，物理療法器具の選定，配置，使用，保管，点検，廃棄などが含まれる．

　特に，電気を使用する物理療法器具は，火災や感電の危険性があるので，定期的な点検やメンテナンスを行う．また，コンセントや配線の埃や汚れも火災の原因となるので，清掃や

日常医療機器点検チェック表

機器名称：　パラフィン　ホットパック　渦流浴　マイクロ波　パワリハ　アクアラックス

日付	点検項目		備考（不可だった機器・部位の内容等を記載）	点検者
月	コード類・外観	動作確認		
1				
2				
3				
4				
5				
6				
7				
8				
9				
10				
11				
12				
13				
14				
15				
16				
17				
18				
19				
20				
21				
22				
23				
24				
25				
26				
27				
28				
29				
30				
31				

内容	正常	不可	月1確認者：
記号	○	×	責任者　○○

図3　日常点検のチェック表の例

交換も行う必要がある（図3）．日々の始業前には，物理療法機器の動作確認や消耗品の補充などを行い，異常があれば速やかに対処する．始業前点検とともに，使用前にも必ず点検を実施する．「毎日使っているものだから安全だ」という思い込みが，医療事故につながる．

　物品管理に関する法律として，「医薬品，医療機器等の品質，有効性および安全性の確保等に関する法律（薬機法）」がある．また，医療法では，保守点検は医療機関がみずから適切に実施することが求められており，管理表を作り点検を行うなどの機器の管理が求められる．自院での保守点検が難しい場合は，薬機法に基づいて特定保守管理医療機器の修理業許可を取得している業者等に委託して管理を行うこともできる．

　医療機器の使用者は，医療機器の正しい使用方法や注意事項を守ったり，不具合が発生した場合に製造者や販売者に連絡したりする義務がある．そのために，部門内で医療機器管理のマニュアルや管理表を作成し，管理する必要がある（図4）．

　各種疾患別リハビリテーションを取得している場合は，施設基準要件に必要な物品をそろえる必要があり，医療機器とあわせて管理する（表2）．

　なお，物理療法機器や平行棒，プラットフォームなどの物品を理学療法室に備える場合に，理学療法効果を最大限に引き出すことや，患者の転倒などのリスクを下げること，壁面のコンセント位置などを考慮するとよい．理学療法室のレイアウト例は図5のとおりである．

定期保守点検対象の機器と連絡先

医療機器名	業者	頻度	連絡先
パラフィン	タイガー医療機器株式会社	年1回	○○○-○○○-○○○○
ホットパック機器	ミナト医科学株式会社 OG技研株式会社	年1回 年1回	○○○-○○○-○○○○
過流浴装置	ミナト医科学株式会社	年1回	○○○-○○○-○○○○
マイクロ波治療器	OG技研株式会社	年1回	○○○-○○○-○○○○
腰椎・頸椎牽引	OG技研株式会社	年1回	○○○-○○○-○○○○
SSP	日本メディックス	年1回	○○○-○○○-○○○○
干渉波治療器	日本メディックス	年1回	○○○-○○○-○○○○
超音波治療器	伊藤超短波株式会社	年1回	○○○-○○○-○○○○
レーザー	メディカル商会株式会社	年1回	○○○-○○○-○○○○
アクアラックス	セルコム株式会社	年1回	○○○-○○○-○○○○
パワーリハ機器	インターリハ	年1回	○○○-○○○-○○○○

図4　定期保守点検対象の機器と連絡先の例

表2　施設基準要件に必要な物品

	機器要件
心大血管疾患リハビリテーション料	専用の機能訓練室には，当該療法を行うために必要な以下の器械・器具を備えていること． （ア）：酸素供給装置 （イ）：除細動器 （ウ）：心電図モニター装置 （エ）：トレッドミルまたはエルゴメータ （オ）：血圧計 （カ）：救急カート また，当該保険医療機関内に以下の器械を備えていること． 　運動負荷試験装置
脳血管疾患等リハビリテーション料	当該療法を行うために必要な施設および器械・器具として，以下のものを具備していること． 歩行補助具，訓練マット，治療台，砂嚢などの重錘，各種測定用器具（角度計，握力計等），血圧計，平行棒，傾斜台，姿勢矯正用鏡，各種車椅子，各種歩行補助具，各種装具（長・短下肢装具等），家事用設備，各種日常生活動作用設備　等 ただし，言語聴覚療法を行う場合は，聴力検査機器，音声録音再生装置，ビデオ録画システム等を有すること．
運動器リハビリテーション料	治療・訓練を行うための以下の器具等を具備していること． 各種測定用器具（角度計，握力計等），血圧計，平行棒，姿勢矯正用鏡，各種車椅子，各種歩行補助具等
呼吸器リハビリテーション料	治療・訓練を行うための以下の各種計測用器具等を具備していること． 呼吸機能検査機器，血液ガス検査機器等

収益の管理

　理学療法は，医師の指示に基づいて行われるリハビリテーションの一種であり，診療報酬は，疾患別リハビリテーション料の単位数という指標によって算定される．単位数は，PTが

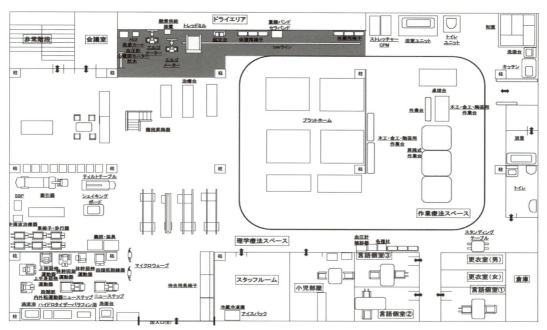

図5 理学療法室のレイアウト例

提供する時間に応じて決まり，20分を1単位として1日最高24単位，1週間で108単位までと規定されている．セラピストの実施する単位数と疾患別リハビリテーション料を掛けあわせることで，1日あたりの診療報酬が算出される．したがって，単位数を増やすことは，収益を増やすことにつながるが，同時にサービスの質や効果も考慮しなければならない．また，疾患別リハビリテーション料以外にも，診療報酬で認められている書類や加算があり，作成業務等も加わる．そのほか理学療法を実施するうえで必要になるものとして，物理療法機器のコストや材料費などがあるが，これらの支出を適切に管理し収支を管理することが求められる．

次に，理学療法の平均提供単位数や教育コストについて考えたい．PTは，自身のスキルや知識を向上させるために，定期的に教育を受ける必要がある．教育は，PTの資質向上やサービス改善に寄与するが，同時にコストも発生する．そのため，教育コストを管理するには，教育の内容や効果を評価し，必要な教育を選択する必要がある．また，チーム活動など医療の質を向上させる取り組みは診療上重要であるが，時間によって単位管理されているセラピストを活動させる場合には，収益のバランスを考え，PTの平均提供単位数を把握する．平均提供単位数とは，PTが1日あたりに提供する単位数の平均値であり，収益性の指標となる．平均提供単位数を高めることは収益を増やすことにつながるが，過剰な負荷やサービスの低下を招かないように注意しなければならない．実際には，多くの理学療法を実施することは好ましいが，スタッフ数や患者数，治療内容により適切な数値は異なり，数値管理だ

けをベースとしたコントロールを習慣化することで各施設でのリハビリテーションのスピード感や単位あたりの充実度にズレが生じやすくなるため，定期的な見直しが必要である．

日報や月報は，PTが日々行った業務内容や成果を記録するものであり，コスト管理のツールとして活用できる．日報や月報では，次のような項目を記録することが望ましい．

・提供した疾患別リハビリテーションの種類や時間（単位）
・セラピストの出退勤情報
・実施した院内研修会や教育の内容と時間
・達成した目標や課題

管理を行ううえで，管理ソフトなどを利用し，施設ごとに重要となる指標を定期的に確認していく．これらの項目を記録することで，セラピストの業務の効率や効果を把握し，改善点をみつけることができる．

連携

連携とは，医療施設間や地域の介護施設，地域のリソースとの協力関係を指し，周辺施設や患者のニーズに応えるために必要なものである（図6）．また，院内においても各専門職種が専門性を発揮しチームとなって対応するなど，多職種連携が重要となる．

連携を行う際には，施設間の役割分担や協力関係を明確にしたうえで，各施設がどのようなサービスや機能を提供できるかを明らかにし，切れ目のない医療やサービスを提供する．また，連携する相手との顔のみえる関係を構築し，地域のネットワークづくりを行う（図7）．外部との連携のほかに，院内の他職種連携も重視する．PTやOTは，医師や看護師などと協働して患者のリハビリテーション計画や実施を行うことで，より効果的なリハビリテーションを提供できる．さらに，介護予防事業やメディカルフィットネス（医療法第42条4）とも連携する．このように，様々な事業や施設と連携することで，リハビリテーションの効果を持続させたり，再発や合併症を防いだりすることができる．

各施設には，地域医療連携室など連携を円滑に進めるための部署もあるが，リハビリテーション科ならではの連携も可能で，今後は担当部署と連携しながら積極的な連携を行うことが求められる．

▶ column

メディカルフィットネスは，疾病予防のために有酸素運動（継続的に酸素を摂取して全身持久力に関する生理機能の維持または回復のために行う身体の運動をいう）を行わせる施設である．診療所が附置され，かつ，その職員，設備及び運営方法が厚生労働大臣の定める基準に適合するものの設置について，医療法人が行うことのできる業務として医療法第42条に定められている．

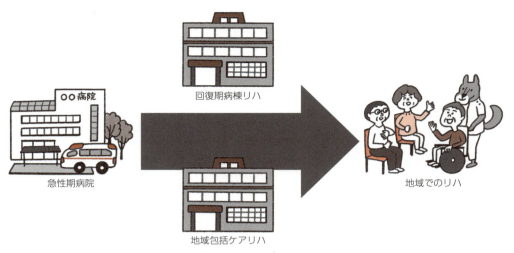

図6　地域でのリハビリテーション連携の流れ

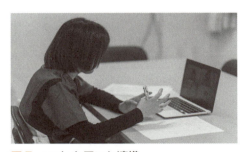

図7　webを用いた連携

実習生の管理

　実習生の管理では，各養成校からの実習人数の調整や受け入れ時期を管理するなど，実習生と実習指導者が快適に実習を遂行できる環境を整えることが重要である．

　実習開始前には，実習計画を立てるとともに，臨床実習指導者講習会の受講や実習指導者に向けた実習対応の教育など事前準備を実施する．1週間あたりの実習時間を40時間以上45時間以内に収めることやハラスメント対策など事前に押さえるべき点が多く，養成校の講師とも連絡体制を整えるなど実習環境を整備する．

　当院では，実習協定を養成校と締結するなど実習環境の整備が進んでおり，2024年には，理学療法科として70名の実習生を受け入れている．実習では2対1モデルを取り入れており，異なる学校の実習生でペアを組み実習を実施しており，学び合いの体制が整いつつある（図8）．

第 5 章 業務管理～これを知らないと始まらない～

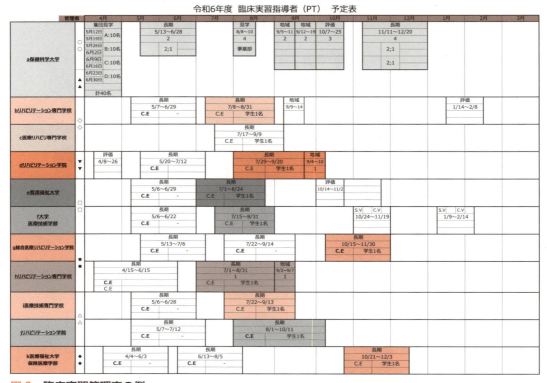

図 8 臨床実習管理表の例

参考文献

- 日本理学療法士協会倫理委員会：理学療法士の職業倫理ガイドライン　平成 18 年 3 月 1 日（平成 24 年 4 月 15 日改正）．
- 日本理学療法士協会　業務指針・ガイドライン検討委員会：理学療法士業務指針（2022 年 4 月 1 日制定）．
- 伊藤義広：組織力を向上させるための理学療法管理学．理学療法学 45：54-63, 2018
- 厚生労働省：理学療法士・作業療法士養成施設指定規則．
- 日本リハビリテーション医学会：感染対策指針（2022 年 2 月 21 日版）．

（吉本大佑）

第5章 業務管理〜これを知らないと始まらない〜

3 作業療法業務のマネジメント

> **Point**
> ▶ 関連する法規を理解したうえで遵守することが大切である．
> ▶ 質の向上を図る．
> ▶ 立てた目標を達成するためには，定期的な面談を実施することが望ましい．

▶ introduction

ヒゴさん： 精神科作業療法で特徴的な業務マネジメントは何ですか？

オーさん： 患者が活動しやすい環境を整えることが大切だと思うよ．

ヒゴさん： 精神科だと，理学療法や言語聴覚療法のマネジメントとはかなり違うとも思うのですが．

オーさん： たしかに，患者さん自身はもちろん，自分やほかの人が怪我をしないように，紐や刃物など危険物の管理には気を配っているね．

ヒゴさん： 新型コロナが流行してからは，感染対策にも力を入れていると聞いています．

オーさん： 患者さんのなかには手洗いを十分に行えない人やマスクが苦手な人もいるから，クラスターにならないようにほかの職種とも連携することが大事だよ．

処方箋の管理

作業療法は，医師がOTに処方箋を提出してからスタートする．処方箋には，現在の症状や問題点，治療目標，禁忌，注意事項などが記載されている．処方箋の内容を理解し，不明な点がある場合には，迅速に医師に内容確認を行う．図1は，精神科作業療法の処方箋例である[1]．

> **column**
>
> 精神科作業療法の実践は，歴史的にみてもPTやSTにはない独自のものである．精神科作業療法に関する施設基準は，診療報酬制度において細かく定められている．

図1 作業療法処方箋の例

カルテ作成と情報の管理

1) カルテ作成

　OTがリハビリテーションを行った際には，「作業療法診療記録」「リハカルテ」「OTカルテ」などとよばれるものに記載する必要がある[2]．この目的としては，適切な作業療法の提供，チーム医療の根幹となる情報提供，医療行為としての根拠を示す，臨床家としての研究などがあげられる．

　注意点として，間違いなく，偽りなく，正しく確かに，曖昧でない記載を心がける．さらに，不快に感じない表現を用いるなど，倫理面への配慮が必要である．

2) 情報の管理

a．機密文書の管理

　管理のうえでは，所在確認・情報共有・紛失リスク軽減の観点から，上司には必ず報告する．また，機密文書が増えることによる情報漏洩のリスクを回避するために，無断でコピーはしない．離席時には資料を机などに置いたままにしないようにすることを徹底する．

3 作業療法業務のマネジメント

図2 考査面談シートの例

b. 守秘義務

守秘義務については，「理学療法士又は作業療法士法」の第4章第16条において，PTや OTは正当な理由なく業務上知り得た人の秘密をほかに漏らしてはいけないこと，またPT や OTでなくなった後においても同様であることが定められている[3]．

質の管理

まずは，組織の基本理念をしっかりと理解することが重要である．そして，組織の目指す 方向性を理解し，個性を活かせるように療法を実施することで療法の質の向上をめざす．そ のために，目標設定，進捗状況の確認，目標達成へつなげることができるよう，上司との定 期面談を実施することが望ましく，この有効な手段として考課面談がある．

考課面談に用いる記入シート（図2）の項目例は，以下のとおりである．

1）成績考課（評価の中心：キャリア10年以上のスタッフ）

・仕事の質：日常の仕事の処理・結果は正確で信頼できるものであったか

・仕事の量：仕事を期待される時間内に処理したか

・創意工夫：新しい改善，提案を行ったか

・コスト意識：無駄をなくす努力をしたか

第5章 業務管理〜これを知らないと始まらない〜

149

職能要件書

部門	資格等級
作業療法	1等級

業務	課業	課業内容	習熟要件 援	独	完
OT活動中	人員把握	1. OT開始・終了時の人数チェック表の記入			○
	安全確保	1. 転倒・転落・事故・離院防止			○
		2. 通路の確保			○
		3. 危険物管理(はさみ, 針など)			○
	環境整備	1. OT室の換気			○
		2. OT室の気温管理(温度・湿度)			○
	連絡・報告・相談	1. OTスタッフ間の連絡・報告・相談			○
		2. 病棟スタッフへの報告・連絡			○
	その他	1. トイレ誘導			○
		2. 緊急時の避難・誘導			○
OT活動後実施	道具整理	1. 道具の後片付け			○
		2. 危険物チェック			○
		3. 洗濯(軍手・エプロン・三角巾)			○
		4. アイロンかけ			○
		5. 作品整理			○
		6. 材料の再生			○
		7. 補充(ペン・色鉛筆・塗り絵・見本等)			○
		8. 買い物(料理・園芸)			○
		9. パソコン入力			○
		10. 道具の消毒			○
書類作成	書類整理(カルテ作成)	1. カルテ整理(病棟単位, 退院時等)			○
		2. 情報収集			○
		3. 処方箋受理時カルテ作成			○
	書類整理	1. 週間OT出席表作成・提出			○
	書類整理(中間集計)	1. 勤務内容届ナ作成・提出			○
		2. 参加者一覧表の提出(医事課へ)			○
		3. 月間OT参加予定表作成・提出(15日分)			○
	書類整理(月末集計)	1. 参加者一覧表作成・提出(医事科へ)			○
		2. 月間OT参加予定表作成・提出(15日分)			○
		3. OT参加伝票作成(15日分)			○
		4. 集団療法記録チェック表作成			○
	書類整理	1. 主治医へのOT評価報告書作成		○	
		2. 退院前患者のOT評価報告書作成	○		
		3. チーム会議への企画書提出	○		

図3　職能要件書（作業療法部1等級の例）

2) 能力考課（評価の中心：キャリア5年前後のスタッフ）

- 知識・技能：業務知識をもっているか
- 理解力：問題や状況を的確に把握できるか
- 判断力：問題の程度や重要性を判断できるか
- 決断力：広い視野で決断し実行できるか
- 表現力：自分の意志を正しくわかりやすく表現できるか
- 指導力：部下の能力や性格・適正に応じた助言ができるか

3) 情意考課（評価の中心：キャリア3年未満のスタッフ）

- 規律性：職場のルールを守ったか
- 協調性：周囲との調和を保とうとしたか
- 責任性：役割や立場を理解して仕事を果たしたか
- 積極性：仕事の質的向上を目指して意欲的に取り組んでいたか
- 報連相：報告・連絡・相談は随時適切であったか
- 勤怠度：欠勤・遅刻などで他人へ負担をかけなかったか

　また，職能要件書（図3）は等級基準（職務遂行に必要な知識，技術・技能，職務遂行能

図 4　感染防止対策チェック表の例

院内感染防止対策ラウンド						
実施日時	年　月　日　時　分～　時　分					

実施者	医師	薬剤師	看護師	検査技師	OT	その他

評価：○（60～100%）　△（30～59%）　×（0～29%）

OT				
OTスタッフステーション	1	OTスタッフステーションの棚の上，机の上の整理整頓ができている		○
	2	PC使用前は必ず湿式清掃されている		○
水回り	3	水切りの湿ったタオルやガーゼを置いていない		○
	4	手洗い場には液体石鹸，手指消毒剤が置かれておりペーパータオルはそのまま出せれておらずBOXに入れている		○
	5	流し周りの水跳ねがそのまま放置されていない		○
感染対策	6	各職員が，感染症の可能性がある際にどのような流れで上司に報告するか知っている		○
	7	職員全員がアルコール消毒を所持しておりドアの開閉前後に手指消毒をおこなっている		○
休憩室	8	食事を摂る机に湿式清掃が置いてあり摂取前後に消毒をしている		○
	9	スタッフとスタッフの間隔が1m以上ある		○
マニュアル	10	マニュアルを所定の場所に設置し，十分に活用している各職員がマニュアルの置いてある場所を言える		○

【評価】

OT	良かった点	チック表を利用して感染対策を実施していた・マニュアルの周知徹底を改めて実施していた・昼食など部屋全体を活用していた
	指導した点	特になし

一定の感染対策行動は維持できているが全体的に90％程度の状況である．

力をレベル別に整理したもの）を具体化するため，それぞれの仕事（課業）がどれくらいの能力に該当するのかをまとめたものである．これらは，各課業で必要な能力を獲得するための指標となる．

感染対策

新型コロナウイルス感染症（COVID-19）が世界的に流行し，感染対策の重要性がさらに高まっている．そのためには，感染対策への正しい知識をもち，適切に実施できることが求められる．作業療法場面では患者と至近距離で話をすることや身体接触を伴うことも多くあるため，所属先の「感染防止対策マニュアル」を遵守する．

感染対策の例として，感染防止対策チェック表（図4），消毒チェック表（図5），インフルエンザ対策マニュアル（図6），COVID-19感染予防対策マニュアル（図7）などを用いることがあげられる．

物品の管理

物品は，備品と消耗品に区別されている．税法上は，耐用年数が1年未満で10万円未満

第5章 業務管理〜これを知らないと始まらない〜

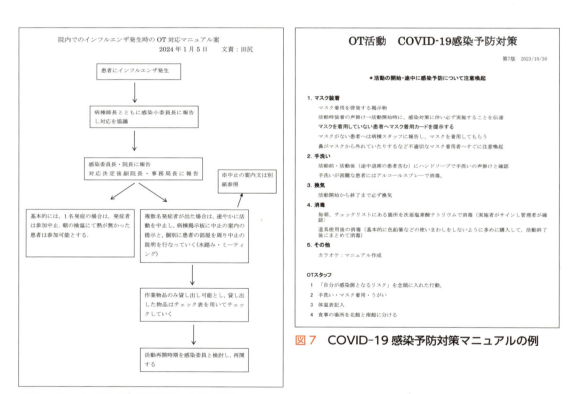

図5 消毒チェック表の例

図6 インフルエンザ対策マニュアルの例

図7 COVID-19感染予防対策マニュアルの例

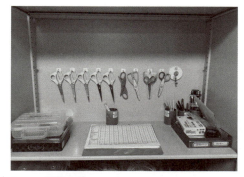

図9 収納方法の工夫

南館月間危険物チェック				
日付		/	/	/
ハサミ	6			
ギザハサミ	2			
毛糸ハサミ	5			
カッター	1			
ペンチ	2			
カギ棒	9			
とじ針	1			
ピンセット	4			
粘土箱				
オーブン粘土用木べら	3			
粘土用へら（赤）	5			
串目べら	1			
粘土針	1			
細工棒	1			
ギザ棒	1			
カットローラー	1			
裁縫用危険物箱				
裁ちばさみ	1			
ピンキングはさみ	1			
糸きりはさみ	1			
縫い針	3			
刺繍針	3			
まち針	10			
糸通し	2			
包丁	7			
ペティーナイフ	5			
ピーラー	2			
キッチンばさみ	1			
缶切り	1			
おろしがね	1			
パレットナイフ	1			
確認者サイン				

図8 危険物チェック表の例

の物品は消耗品とされているが，各病院や施設ごとに実際の扱いは異なる[4]．

危険物チェック表（図8）を用いて管理を徹底すること，収納の方法を工夫（図9）して物品が紛失した場合などにすぐに気づけるようにすることが大事である．

収益の管理

組織管理の重要な要素となる「カネ」は，作業療法を持続的，発展的に提供し続け，対象者も職員も幸せにし続けるという，組織の根本的な利益を追求するために必要である[5]．

収入の指標のひとつとなるOT参加者数や参加率は，常に把握しておく（図10，11）．部門管理職は毎日，病棟単位で現場スタッフが月に1回，参加者数や参加率のデータをみながら分析をする．そうすることで，患者のニーズにあった作業療法が提供されているかの振り返りと改善策の検討という重要な管理ができる．

なお，薬価を除く診療報酬は2年に1度改定される．病院やクリニック側にとってメリットとなる加算や変更点もあれば，デメリットになるような減算もあるために注意が必要である．

10月OT点数化数　（令和4年10月）

北1病棟

	1	2	3	4	5	6	7	8	9	10	11	12	13	14	15	16	17	18	19	20	21	22	23	24	25	26	27	28	29	30	31	合計
点数化数	39	43	42	42	41	42				44	44	42	44	42		42	43	43	41	42	42		43	44	41	45	44	43		47	46	1075
処方数	45	46	46	46	46	45				47	47	47	47	48		48	48	48	48	47	48		48	48	49	48	48	49		50	51	1187
入院患者	49	50	50	50	51	50				51	51	51	51	51		51	51	53	53	53		52	53	52	52	52	52		52	52		1287
参加不可者	5	2	3	4	2					2	2	3	2	3		5	4	4	5	5	4		5	4	5	2	3	0		2	2	80
（外出・外泊）	2	0	0	1	2	1				0	0	0	0	0		0	2	1	1	1	0		1	0	1	2	2	0		0	0	19

	合計	参加率		合計	参加率
点数化数	1075	91%		1047	92%
処方数	1187	処方率		1141	処方率 93%
入院患者	1287	92%		1224	
参加不可者	80	不可率		55	不可率
（外出・外泊）	19	7%		8	5%

北2病棟

	1	2	3	4	5	6	7	8	9	10	11	12	13	14	15	16	17	18	19	20	21	22	23	24	25	26	27	28	29	30	31	合計
点数化数	52	50	49	49	50	50				50	51	50	50	50		50	51	50	51	48		50	50	50	49	50	47		49	47		1243
処方数	53	53	52	52	52	52				50	51	52	52	51		51	51	52	52	51		51	50	50	51	50	51		51	51		1285
入院患者	56	56	56	55	55	55				55	55	55	55	54		54	53	51	51	54		54	54	53	53	53	53		52	53		1353
参加不可者	0	2	1	2	0	0				0	0	0	0	0		1	0	0	0	0	1		0	0	0	0	0	0		0	1	8
（外出・外泊）	0	0	0	0	0	0				0	0	0	0	0		0	0	0	0	0	0		0	0	0	0	0	0		0	1	2

	合計	参加率		合計	参加率
点数化数	1243	97%		1056	85%
処方数	1285	処方率		1242	処方率 94%
入院患者	1353	95%		1321	
参加不可者	8	不可率		61	不可率
（外出・外泊）	2	1%		22	5%

南1病棟

	1	2	3	4	5	6	7	8	9	10	11	12	13	14	15	16	17	18	19	20	21	22	23	24	25	26	27	28	29	30	31	合計
点数化数	35	37	35	35	36	38				36	37	34	37	38		38	37	35	34	36		34	35	34	35	33			31	33		886
処方数	40	41	41	41	41	42				41	40	40	40	40		41	41	41	41	41		40	40	40	39	39			39	38		1008
入院患者	45	45	45	46	47	48				48	47	46	46	45		45	45	41	45	45		40	44	44	44	44			44	41		1127
参加不可者	3	2	2	2	2					2	1	3	1			1	0	2	0	2		1	1	3	2				4	3		49
（外出・外泊）	0	0	0	0	0	0				0	0	0	0	0		1	0	0	0	0		0	0	0	0	0			0	0		5

	合計	参加率		合計	参加率
点数化数	886	88%		760	81%
処方数	1008	処方率		934	処方率 88%
入院患者	1127	89%		1060	
参加不可者	49	不可率		37	不可率
（外出・外泊）	5	5%		14	4%

南2病棟

	1	2	3	4	5	6	7	8	9	10	11	12	13	14	15	16	17	18	19	20	21	22	23	24	25	26	27	28	29	30	31	合計
点数化数	28	27	26	27	31	29				31	31	31	34	33		34	32	38	38	41		40	34	36	35	36			32	31		824
処方数	29	29	29	30	34	37				36	37	37	39	41		37	40	39	40	41		42	45	45	45	46			41	43		929
入院患者	32	33	35	37	38	38				37	40	39	40	41		41	42	45	45	46		47	46	43	43	42			41	43		1021
参加不可者	1	1	2	1	2	4				1	0	0	4	2		0	2	0	2	0		3	5	1	0	1			0	6		47
（外出・外泊）	0	0	1	1	0	3				0	0	0	1	0		0	0	1	0	0		0	0	0	0	0			0	1		11

	合計	参加率		合計	参加率
点数化数	824	89%		705	85%
処方数	929	処方率		833	処方率 89%
入院患者	1021	91%		932	
参加不可者	47	不可率		30	不可率
（外出・外泊）	11	5%		14	4%

図10　OT 参加者数や参加率の分析の例

N1病棟（混合閉鎖病棟）

参加率：91%（先月比：+3%）

要因分析：
①病棟（医師、看護師、ケアワーカー）・コメディカルスタッフ（心理士、PSW）が朝MTGや誘導時に、OT参加呼びかけを行うなどの手厚い協力もあり、OT参加率の向上や定期的なOT参加に繋がっている。
②クロザリル治療にて、副作用による白血球数減少により運動が必要な患者に対して、他職種で情報共有し合い、主治医・看護・コメディカルも一緒に付き添いながら陽だまり散歩や運動プログラムを行うなど、他職種と連携した作業療法導入が出来た。それにより、白血球数上昇、治療意識の向上、活動範囲の拡大などに繋がった。
③継続した声掛けにより定期参加が出来る患者が増加している。
④入院後早期作業療法導入を実施。
⑤他職種と連携した作業療法導入が出来ている。
⑥コロナ緩和後も感染対策として、活動前後の手洗い・消毒、マスクの着用、免疫力アップやストレス発散に繋がる体操やストレッチ、陽だまり散歩などを行っている。
【今月成果目標】：参加率85～90%維持
今月の行為目標：
①体調に応じた作業療法への導入（隔離室からの作業療法参加）
②他職種との情報共有を密に実施
③早期からの作業療法導入

N2病棟（混合開放病棟）

参加率：97%（前月比：+1%）

要因分析：
①全体参加率は先月から大きく変動なく、高い数値で維持出来ている。声かけや誘導が必要な患者が大多数な中、病棟スタッフはじめチームスタッフとの連携を密に行い、協力しながら患者支援が行なえていることの結果であると考える。
②施設での介護拒否や対応困難にて入院となるケースが増えている。在籍期限があることを踏まえ早期導入を強化しており、スムーズに生活の場への移行が行なえるよう意識して介入していく。
③医療・介護度が高い患者、転倒リスクが高い患者に対する見守りを強化・継続した。
④12月よりカラオケ活動の再開を予定しており、今後患者への周知を行っていく。楽しみの拡大や活力向上が図れるよう運営していきたい。
【今月成果目標】：参加率95%以上を維持
今月の行為目標：
①患者ニーズに沿った形での集団活動を継続。
②新規患者の早期導入。速やかにOT評価をチームスタッフと共有し、退院後の生活を見据えた支援へと繋げていく。
③マスク着用、手指消毒、室内換気等の感染予防を徹底する。

S1病棟（慢性期うつ病棟）

参加率：88%【先月比較+2%】

要因分析：大幅な高齢化の影響で意欲が低下している患者や眠気の強い患者が多く、声かけを要する患者が半数程いる状況である。更に自宅へ帰れず療養が長引いている患者はモチベーションが低下しており、再三の声かけを要している。また、作業内容も自身で何かを考えて作り上げる等は難しく、受動的な作業を好む傾向にある。（映画鑑賞等）そのため活動内容の変更を検討している。
精神症状不安定な患者や内科的疾患を有する患者が多いなか、全体参加率の維持へと努めていく。

今月成果目標：89%
今月の行為目標：
①早期からの作業療法導入
②疾患や年齢に合わせた個別での対応
③転倒・転落の防止（基礎体力の向上）

S2病棟（急性期うつ病棟）

参加率：89%（前月比：−1%）

要因分析：
・入院初期からOT治療目標の設定や患者の課題抽出、治療動機付けのインテークを実施した。
・対象は、精神状態により集団活動に参加可能な活力に至らない入院初期の患者も多く、年齢層も若年から高齢者まで拡大している。多職種で情報共有を行いながら個別性を重視した介入を継続した。

今月の成果目標：85%
今月の行為目標：
①安全管理の徹底（感染対策、転倒等のリスク管理）
②早期導入
③地域移行を含む多職種協働でのリハ治療・援助の実施

図11　質・病棟分析の例

診療報酬改定説明会での実施内容は，日本作業療法士協会ホームページの会員ポータルサイトから閲覧できる．そこで，厚生労働省による診療報酬改定の概要説明，および，日本作業療法士協会の診療報酬改定に関する要望活動の報告が行われている．情報を閲覧できるのは日本作業療法士協会会員で，視聴可能期間中に会員ポータルサイトの「協会からのお知らせ」に掲載されている．

連携

日本作業療法士協会は，多（他）職種，行政，地域との連携のための関係づくりについて「OTは地域づくりに貢献するため，行政や専門団体，医療機関，事業所と連携し，患者・利用者だけでなく，しくみづくりや協動を通じて生活向上をめざす方策をとる必要がある」と述べている[6]．

また，チーム医療において，連携はどの部門，どの職種からも発信される[5]．そして，OTは，医師・看護師・PT・ST・臨床心理士・管理栄養士・介護福祉士・医療ソーシャルワーカー・事務職員といった専門職と連携することが多い．連携にあたっては，各医療スタッフの専門性を十分に理解し，目的・目標を共有することが重要である．

実習生の管理

日本作業療法士協会が示す作業療法臨床実習の指針において，臨床実習の目的は，指導者の指導や監督のもと，対象者の全体像を把握したり，作業療法計画を立てたり，治療や指導，援助などを行うことをとおして，OTとしての知識や技能，態度を身につけること，そして専門職としての認識を高めることとしている．また，広く地域包括ケアシステムや地域づくりに貢献できるよう，就労時の業務に近い環境のなかで人間性を育み，作業療法の知識と技能を体験することによって，自ら学ぶ力を育てる重要な役割を臨床実習は担っているとしている[7]．

現場では，実習生受け入れスケジュール（図12）を用いて計画的に管理する必要がある．

作業療法室のレイアウト

図13は，精神科作業療法室のレイアウトである．OTは身体障害，精神障害，老年期障害，発達障害など様々な領域，そして医療，福祉，介護，保健，教育などの分野で活躍しているため，活動する分野や勤務先によって作業療法室のレイアウトは変わる点に注意する．

第5章 業務管理〜これを知らないと始まらない〜

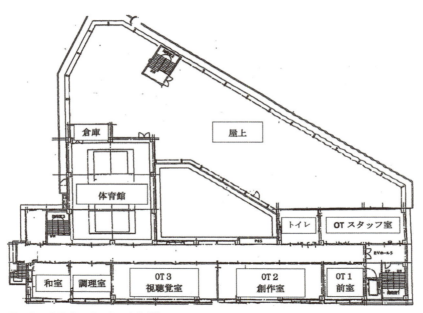

図12 実習生受け入れ計画の例

図13 OT室のレイアウト例

文献

1) 堀田英樹（編著）：精神疾患の理解と精神科作業療法．第3版，46-47，中央法規，2021
2) 大庭潤平（編著）：作業療法管理学入門．第2版，28-30，医歯薬出版，2021
3) 厚生労働省：理学療法士及び作業療法士法．
   (https://www.mhlw.go.jp/web/t_doc?dataId=80038000　参照2024/1/31)
4) 大庭潤平（編著）：作業療法管理学入門．第2版，72，医歯薬出版，2022
5) 大庭潤平（編著）：作業療法管理学入門．第2版，74，医歯薬出版，2022
6) 日本作業療法士協会：地域包括ケア参画の手引きⅡ 多（他）職種，行政，地域との連携のための関係づくり．
   (https://www.jaot.or.jp/files/chiiki-tebiki2/tebiki2-11-19.pdf　参照2024/1/31)
7) 作業療法士協会：作業療法臨床実習指針（2018）・作業療法臨床実習の手引き（2022）．p7
   (https://www.jaot.or.jp/files/shishin2018.tebiki2022.2.pdf　参照2024/1/31)

（田尻威雅）

第5章 業務管理〜これを知らないと始まらない〜

4 言語聴覚療法業務のマネジメント

> **Point**
> ▶ 言語聴覚士法を理解する．
> ▶ 医療保険および診療報酬を理解する．
> ▶ 質の客観的評価から業務全体の改善につなげる．

▶ introduction

ヒゴさん：言語聴覚療法で特徴的な業務マネジメントは何ですか？

ゲンさん：まずは検査用紙や嚥下食など消耗品の過不足や賞味期限などの管理かな．

ヒゴさん：ほかには，個別療法室内の空間の管理も大事ですね．

ゲンさん：患者さんに閉塞感など不快を感じさせないようにしないといけないね．

ヒゴさん：学生の臨床実習受け入れの年間計画立案も，もちろんですね．

ゲンさん：疾患別リハビリテーション料など収益の管理も大事だね．

　言語聴覚士国家試験の合格者数は，2023年3月31日現在で39,896名であり，10年間で約2倍も有資格者が増加している．管理職として働くSTも増え，言語聴覚療法業務におけるマネジメントの必要性が高まっていると考えられる．ここでは，言語聴覚療法業務におけるマネジメントの基本的な内容について学ぼう．

診療業務のマネジメント

　「言語聴覚士法」の第2条によって，STは，「音声機能，言語機能又は聴覚に障害のある者についてその機能の維持向上を図るため，言語訓練その他の訓練，これに必要な検査及び助言，指導その他の援助を行うことを業とする」と定義されている．また，第42条に「言語聴覚士は，保健師助産師看護師法（昭和23年法律第203号）第31条第1項及び第32条の規定にかかわらず，診療の補助として，医師又は歯科医師の指示の下に，嚥下訓練，人工内耳の調整その他厚生労働省令で定める行為を行うことを業とすることができる」と診療業

務が規定されている.

　ST が行ったリハビリテーションで得る診療報酬は，疾患別リハビリテーション料によって点数が規定されている．疾患別リハビリテーション料には，疾患ごとに対象や点数，施設面積・備品・人員といった施設基準などの算定要件が定められており，その内容は言語聴覚療法を行ううえで理解しておく必要がある．診療報酬は 2 年に 1 度改定され，2022 年度の改定では，ST が算定可能であった脳血管疾患等リハビリテーション料や廃用症候群リハビリテーション料に加え，呼吸器リハビリテーション料が追加された．このことは，言語聴覚療法の領域拡大を意味する．このように，関連法や制度の理解がマネジメントの第一歩である．

1）処方箋の管理

　言語聴覚士法第 42 条で規定された診療業務の法的根拠を担保するために必要な書類が，処方箋である．処方箋の記載項目には，疾患名および当該疾患の治療開始日/発症日，手術日/急性増悪日など，診療報酬を得るために必要な情報が記載されている．そのほか，本人・家族の主訴や現状の課題，リハビリテーションプラン，予定実施期間などが記載項目としてあげられる．

2）カルテ作成と情報の管理

　カルテの作成は，経過記録や情報共有としての臨床的な意義だけでなく，保険請求の根拠や医療安全につながり，重要な管理項目である．

　まず，経過記録として，カルテには，初期評価から日々のリハビリテーションの記録やカンファレンス記録，定期的な評価とプランの見直し，退院時の総括など様々な内容を記載する．日々のリハビリテーションの記録では，患者の健康状態，実施場所，実施内容，実施時間，変化点，リハビリテーションの目標，方針，留意点，見通し，継続理由，終了のめやすと時期などの内容について記載する．コミュニケーションや認知・高次脳機能などの目に見えにくい症状に対して，たとえば失語症における発話特徴や発話量などの反応を質的・量的に記載し，変化を捉えやすいように工夫することが必要である．患者の細かな訴えや内省を記載しておくことも，症状の解釈や訓練立案の大きなヒントにつながる．

　日々のリハビリテーションの記録は，保険請求の根拠となる．診療報酬の「第 7 部リハビリテーション」の通則で「リハビリテーションの実施に当たっては，すべての患者の機能訓練の内容の要点及び実施時刻（開始時刻と終了時刻）の記録を診療録等へ記載すること」と明文化されており，記載漏れがないよう確認する．

　そして，カルテはチーム医療において情報共有の重要なツールである．そのため，必要な情報を簡潔にわかりやすくまとめて記載する必要がある．複雑な専門用語は使用せず，他職種が理解できるような表現が求められる．記載方法については，問題志向型診療録であるSOAP などを活用することで，患者の課題について所見や考え，プランなどを整理して記載することができる．

表1 5S活動における5つのS

整理	：不要なものを廃棄する
整頓	：必要なものを使いやすい状態に整える
清掃	：掃除・点検する
清潔	：衛生的な状態を維持する
躾	：ほか4つのSを習慣づける

医療安全の視点では，情報共有が行き届くことで医療事故を防止できる可能性が高まる．万が一医療事故が起きた場合でも，適切な記録が医療者を守ることにつながる．

また，カルテに記載されている情報は，診療上必要な情報である一方，患者のプライバシーに関する情報でもある．そのため，紙カルテの場合は鍵のかかる場所での保管，電子カルテの場合は適宜ログアウトするなどして，厳格な情報管理を行う．また，個人情報保護の観点から，臨床的に不必要な内容は記載しないようにするなどの配慮をする．

3）物品の管理

日々の診療では，多種多様な物品を使用するため，それらを管理する必要がある．言語聴覚療法では，たとえば神経心理検査などの検査道具，絵カードなどの教材，舌圧子などの衛生材料，紙や鉛筆などの文房具などがあげられる．また，パルスオキシメーターや舌圧計などの評価計測機器や，電気刺激療法で用いられる治療機器などの活用も増えてきており，このような医療機器の管理も必要である．業務効率，コスト管理，医療安全などの視点をもって物品管理を行う．

業務効率化や適正なコスト管理を行うためには，何の物品が，どこに，どのような状態でいくつ保管されているか，また，いつ，どこで，誰に，どんな頻度で，どれくらいの量が使用されるのかといった情報を明確に管理しておく．不明確な場合には，物品を探す時間がかかる，必要な時に物品が不足している，活用されない物品を抱えてしまうなど，業務効率の低下やコストの浪費をまねく恐れがある．具体的な管理方法として，必要なものを誰でもすぐに使用できるよう「見える化」して整理整頓する，使用したものは清潔にして元の位置に戻す，消耗品は定数を決めて適正な在庫管理を行うなどのルールを定めることなどが有用である．また，それらを常態化するために共通意識を保つことが必要である．このように，物品管理を含む職場環境の改善の手法として，製造業からはじまった5S活動（表1）が広く知られており，医療や福祉の分野にも導入され，取り組まれている．

医療安全の視点では，物品の衛生管理や医療機器の保守点検がある．患者の皮膚や口腔内に触れるものは，清潔状態を保った状態での管理が必要である．医療機器の保守点検とは，清掃，キャリブレーション，消耗品の交換などを含めた機器の安全性や正常な機能を維持するための作業である．保守点検には，使用前，使用中，使用後等に，使用上問題ない状態であるかどうか確認を行う日常点検と，より綿密に専門的な点検を行う定期点検がある．この

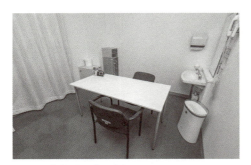

図1　成人言語室の例

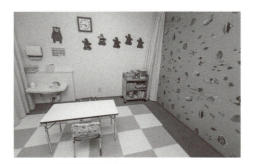

図3　小児言語室の例

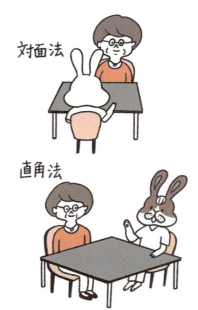

図2　面接における座り方

対面法：クライアントは正面から視線を浴び，緊張しやすい．面接者はクライアントの視線や細かい反応を捉えやすい．

直角法：クライアントは必要以上に目線が合わせずにすみ，話しやすい．面接者は表情や細かい反応を捉えにくい．

保守点検は，医療法によって医療機関に義務づけられている．機器ごとにどのような点検が必要か確認しておくとよい．

　また，言語聴覚療法として疾患別リハビリテーション料を算定する場合，必要な器械・器具として，施設基準に「聴力検査機器，音声録音再生装置，ビデオ録画システム等を有すること」と定められている．最低限これらの物品をそろえておく必要がある点にも注意したい．

4）言語聴覚療法室

　言語聴覚療法を提供する場合，診療報酬上の施設基準として，遮蔽等に配慮した専用の個別療法室（8 m^{2}以上）が1室以上あることが必要である（図1）．個室という環境により，周囲の人や環境を気にせずにすみ，患者の不安やストレスの緩和につながる．そして，評価や練習場面において，患者の反応に影響する刺激を最小限に抑えることができるので，音声の録音や些細な反応を捉えるのに適している．そのためにも，遮音や照明の調整が重要である．一方で，閉塞感につながらないような工夫も心がけたい．机や椅子の配置は，対面法や直角法など，面接内容に応じた配置が選択できるようなレイアウトにしておくことが重要である（図2）．また，小児の場合は，遊びを交えてリラックスしてコミュニケーションをとることができるような環境が望ましい．安全性にも配慮したうえで，壁紙や床材の選択，遊び道具や絵本を準備する（図3）．

表2　臨床実施における留意点

①臨床では飛沫に注意し患者と適切な距離を保つ.

②評価・訓練時に教示のために口形呈示や模倣が必要な場面でもマスクを外さない.

③口形呈示などが必要な場合は，指示・教示のための文字や図，動画の活用などの工夫を行う.

④飛沫やエアロゾル発生の可能性のある評価・訓練手技は極力避ける. ただし，これらの対応により不可逆的な機能低下が予測される症例については，医師の指示を仰ぐ.
　・発声発語器官への接触により嘔吐や咳の誘発，咳嗽や分泌物の喀出などを伴う可能性のある手技
　・強い呼気や破裂を伴う運動など
　・大きな声を出す訓練や歌唱などは対象者もマスクを着用し，最小限に行う.
　・直接的嚥下訓練や吸引など

⑤口腔器官の模倣運動や構音訓練などは動画やプリントを活用するなどの工夫をする.

〔日本言語聴覚士協会：新型コロナウイルス感染症にかかる臨床業務における基本的対応事項.より一部抜粋〕

5) 感染対策

　コロナ禍以降，コミュニケーションや摂食嚥下を対象とする ST の臨床では飛沫やエアロゾルに曝露するリスクが高く，感染対策が重要課題である. 2020 年には日本言語聴覚士協会によって「新型コロナウイルス感染症にかかる臨床業務における基本的対応事項」がまとめられ，新型コロナウイルス感染症の 5 類感染症移行後の現在では，多少緩和されたものの，必要な対策が多く示されている（表2）. また，留意すべき感染症は新型コロナウイルスだけでなく，インフルエンザやノロウイルスなど多岐にわたるため，スタンダードプリコーションとして行う手指衛生の手技やタイミング，ガウンテクニックは習熟しておきたい対策である.

6) 収益の管理

　収益管理の方針は，施設によって様々である. まずは，部門の収支を把握することが重要である.

　収入の基本は診療報酬であり，点数として示され，1 点につき 10 円に換算される. リハビリテーションに関する報酬は，診療時間 20 分を 1 単位とする単位制が採用されており，疾患別リハビリテーション料で疾患ごとに 1 単位あたりの点数が規定されている. たとえば，ST が算定できる脳血管疾患等リハビリテーション料（Ⅰ）では 1 単位 245 点，廃用症候群リハビリテーション料では 1 単位 180 点であり，それぞれ 2,450 円と 1,800 円の報酬となる. そのほか，決められた要件を満たすことによって加算点数が得られ，より多くの診療報酬を算定できることから，摂食嚥下など ST にかかわる加算要件を把握しておくことも重要である.

　概算収入を把握するには，1 年間のリハビリテーションの処方数，平均在院日数（外来は平均来院日数），患者 1 人あたりの 1 日平均単位数，各種加算の算定件数などを参考にして算出できる. 一方，支出は，スタッフの給与費やリハビリテーション器機などの減価償却費

等の固定費，マスクやディスポーザブルグローブなどの材料費，その他経費などから算出する．損益分岐点を把握し，生産性を向上させることが求められる（詳しくは第8章2参照）．

　生産性を向上するためには，患者1人あたりの1日平均単位数の目標値を設定して試算することで潜在的なリハビリニーズを算出し，適正な人員配置を行う．また，直接業務である診療以外の間接業務の時間を短縮させる業務改善に取り組むことも必要である．

7) 連携

　他職種との連携については，言語聴覚士法第43条で以下のように明文化されている．

　「言語聴覚士は，その業務を行うに当たっては，医師，歯科医師その他の医療関係者との緊密な連携を図り，適正な医療の確保に努めなければならない．

　2　言語聴覚士は，その業務を行うに当たって，音声機能，言語機能又は聴覚に障害のある者に主治の医師又は歯科医師があるときは，その指導を受けなければならない．

　3　言語聴覚士は，その業務を行うに当たっては，音声機能，言語機能又は聴覚に障害のある者の福祉に関する業務を行う者その他の関係者との連携を保たなければならない．」

　第1項では，医療に従事するSTが業務を行ううえで，他職種と連携を図ることが規定されている．第2項では，対象者の安全を担保するために，医師または歯科医師との連携を義務づけている．また，第3項では対象者の利益のために，医療分野にかかわらず福祉やその他分野の関係者との連携が規定されている．

　効果的に多職種連携や協働を行うためには，互いの職種について共通理解を図り，役割を明確にすることが必要である．コミュニケーションや摂食嚥下などの専門分野では，多職種を包括できるコーディネーターとしてのスキルが求められる．

8) 実習生の管理

　臨床実習については，言語聴覚士学校養成所指定規則および言語聴覚士養成所指導ガイドラインに規定が掲載されている．指導者の要件として，臨床実習指導者はSTの免許を受けた後5年以上の実務経験があることとされており，指導形態については，要件を備えた臨床実習施設の指導者によって行われ，実習指導者が同期間に指導できる学生数は最大2人と規定されている．

　実習を受け入れるにあたって留意しておきたい点として，実習の目的や教育目標の確認，個人情報の取り扱い，ハラスメント防止，メンタルヘルスケアなどがある．教育的指導を行うためには養成校との密な連携が欠かせない．また，よりよい実習環境を整備するためには，指導者への支援体制も充実させたい．現在，臨床実習指導について具体的な指導法や進め方に関する規定や必須の研修制度はなく，若手指導者の育成が必要である．何より，実習生が安心して主体的に学ぶことができる環境づくりが大切である．

　現在，言語聴覚士学校養成所指定規則の改定作業が行われており，理学療法や作業療法と同様に臨床実習指導者講習会が整備されつつあり，今後の動向に注目したい．

質のマネジメント

　医療の質には様々な捉え方があるが，WHO は良質な医療サービスについて，①有効性：必要としている人々に根拠に基づいてサービスを提供すること（evidence-based medicine：EBM），②安全性：医療の対象となる人々に対する危害を避けること，③市民中心：個々の好みやニーズ・価値観に応じた医療を提供することの3点から定義している[1]．たとえば，摂食嚥下リハビリテーションでは，ガイドラインなどのエビデンスに基づいたアプローチの選択と実践ができているか，誤嚥性肺炎や窒息などのリスクを最小限に管理したうえで実施できているか，対象者の嗜好や家庭で作ることができる食事形態を実現できているか，などである．

　そして，これらの良質なリハビリテーションサービスが提供できているかどうか，医療の質の評価として，構造（structure），過程（process），結果（outcome）の3つの側面を評価するドナベディアンモデルが提唱されており[2]，広く用いられている（表3）．リハビリテーションの成果だけでなく提供体制を含めた評価を行うことで，新たな課題を発見し，改善の方向性を示すことで質のマネジメントにつながる．

1）質の向上を目指す体制づくり

　言語聴覚療法部門として EBM を実践するためには，関連学会が示すガイドラインなどに沿った評価やアプローチの標準化が必要である．標準化のためのマニュアルやプロトコルなどを整備することで，経験によるリハビリ提供内容の差異を小さくし，均てん化を図ることができる．誤嚥や窒息といった高度なリスク管理を伴う摂食嚥下の臨床などでは，介入のプロトコルを定めておくことで安全性の担保にもつながる．

　そして，スタッフ教育として専門的知識や技術を研鑽する機会の提供が必要である．具体的には，新人スタッフに対する初任研修やプリセプターシップ（新人スタッフが仕事と職場にスムーズに馴染めるように，技術的な指導とメンタル面のサポートを行う教育システム）による個別支援，クリニカルラダー制など，経験年数やライフステージに応じた施設内研修制度がある．最も学びが大きいのは，"話せばわかる失語症"といわれるように，実際の症例を通して学ぶ臨床場面である．そのため，施設内研修は可能な限り ON JOB で行えるよう

表3　リハビリテーションにおける構造，過程，結果

構造（structure）	人材，設備，備品の配置など，物的あるいは人的資源
過程（process）	診療内容や提供された過程（評価やアプローチ，安全対策，説明，記録，医療者の態度など）
結果（outcome）	医療やリハビリテーションの結果としての患者の健康状態，満足度，QOL など

表4 言語聴覚療法（摂食嚥下）におけるクリニカルインディケーターの例

構造（structure）	一病棟における言語聴覚士の配置数，認定資格保有者数
過程（process）	早期介入率，嚥下障害患者に対するVF（嚥下造影）検査実施率，適応患者に対する電気刺激療法実施率
結果（outcome）	嚥下障害の改善度，経管栄養患者の経口移行率，食事形態の改善度

に設定したい．また，認定資格の習得や学会発表，外部研修への参加を支援する制度の充実が望まれる．

このように，教育体制を整えることで，エビデンスや安全性とともに，対象者に寄り添って"活動"や"参加"に視野を広げ，全人的にかかわることができるリハマインドの醸成が必要である．

2）質の評価

構造，過程，結果に基づいた評価として，臨床指標（Clinical Indicator：クリニカルインディケーター）や病院機能評価などがある．

クリニカルインディケーターは，特定の指標を定めて医療の実践を定量的に評価することである．2005年に厚生労働省がまとめた報告書「今後の医療安全対策について（概要）」のなかで，医療の質と安全性の向上における取り組むべき内容にあげられている[3]．2010年に「医療の質の評価・公表等を実施し，その結果を踏まえた，分析・改善策の検討を行うことで，医療の質の向上及び質の情報の公表を推進すること」[4]を目的に開始された「医療の質の評価・公表等推進事業」以降，多くの医療機関で取り組まれ，Webサイト上などで公開されている．言語聴覚療法に関連する内容としては，対象者数や言語障害の割合，検査実施件数，入退院時の認知機能，経管栄養患者の経口移行率や食事形態の改善度，発話明瞭度の変化など，その施設の特色によって様々な指標が用いられている（表4）．

病院機能評価は，日本医療機能評価機構によって実施される第三者評価である．診療報酬において，病院機能評価等の第三者評価が要件となっている制度があり，リハビリテーション領域では，2022年度の改定から回復期リハビリテーション病棟入院料などの要件に含まれている（表5）．評価項目は多岐にわたり，「言語聴覚療法を確実・安全に実施している」

> **column**
>
> 対象者にかかわる各専門職が臨機応変に役割の幅を変えて対応するチーム形態としてTransdisciplinary teamがある．在宅者の摂食嚥下障害対応の際にSTが呼吸機能を改善するといったように，スタッフの役割を状況に応じて柔軟に変えることなどがその例である．

4 言語聴覚療法業務のマネジメント

表5 回復期リハビリテーション病棟入院料施設基準

> 回復期リハビリテーション病棟入院料1を算定する場合は，公益財団法人日本医療機能評価機構等が行う医療機能評価を受けている病院又は公益財団法人日本医療機能評価機構が定める機能評価（リハビリ病院）と同等の基準について，第三者の評価を受けている病院であることが望ましい.

［厚生労働省：基本診療料の施設基準等及びその届出に関する手続きの取扱いについて（令和4年3月4日）保医発0304第2号，2022］

「STは役割・専門性を発揮している」など専門的内容を評価する項目がある.

文 献

1) World Health Organization：Handbook for national quality policy and strategy：a practical approach for developing policy and strategy to improve quality of care. World Health Organization, 2018 (https://iris.who.int/bitstream/handle/10665/272357/9789241565561-eng.pdf?sequence=1　参照 2024/2/5)
2) Donabedian A：Evaluating the Quality of Medical Care. The Milbank Quarterly 83：691-729, 2005
3) 厚生労働省：今後の医療安全対策について（概要）. (https://www.mhlw.go.jp/topics/bukyoku/isei/i-anzen/3/kongo/01.html　参照 2024/2/5)
4) 厚生労働省：今後の医療安全対策について（概要）医療の質の評価・公表等推進事業実施要項. (https://www.mhlw.go.jp/file/06-Seisakujouhou-10800000-Iseikyoku/0000124411_4.pdf　参照2024/2/5)

参考文献

・福屋次矢：EBMからPDCAサイクルへ. 日本内科学会雑誌 101：3365-3367，2012
・嶋田　元，他：診療の質測定：厚生労働省の推進事業. 日本内科学会雑誌 101：3413-3418，2012

（竹谷剛生）

第6章

サービスの質と安全管理
～安全は医療の基本～

1 リハビリテーションサービスの質の保証

2 リハビリテーションにおける安全管理

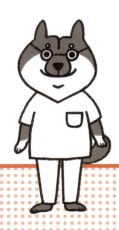

第6章 サービスの質と安全管理～安全は医療の基本～

1 リハビリテーションサービスの質の保証

> **Point**
> ▶ 専門職は生涯にわたりその質の保証が求められるが，各種団体の治療ガイドラインの遵守は必須である．
> ▶ 生涯学習は，ジャーナルや書籍，研修会や学術大会参加などで学ぶことが多い．

▶ introduction

ヒゴさん：リハビリテーションサービスの質って何ですか？

オーさん：リハビリテーションそのものの良し悪しかな．

ヒゴさん：質を高めるために，授業で使う教科書だけを読んでおけばいいんでしょうか．

オーさん：いや，医学や医療は日進月歩なのでジャーナルを読んだり，学術大会に参加するなど生涯学習が必要だね．

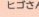
ヒゴさん：治療に対してクレームを受けることもあると聞いています．

オーさん：クレームを受けないようにするためにも，リハビリテーションの質を高めるようにしておこうね．

専門性の質の保証と生涯学習

　理学療法士（PT）・作業療法士（OT）・言語聴覚士（ST）は3大リハビリテーション専門職であり，専門職である以上，生涯にわたりその専門性の質が保障されることが求められる．

　リハビリテーション養成校を卒業する20歳台前半から60歳まで仕事をするとしても，約40年間という長い期間となる．医学や医療は日進月歩であり，学生の頃に学んだ知識や技術はどんどんと新しいものに置き換わっていく．最新の情報は，ジャーナルや書籍，研修会や学術大会参加などで学ぶことが多いが，PT・OT・STそれぞれの職能団体の中での生涯学習[1-3]などにより，セラピストとしての質の向上に努めることが，リハビリテーションの質を保障することにつながる．

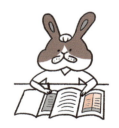

168

治療ガイドラインは，各種団体により作成されたものがあり，たとえば，日本脳卒中学会の脳卒中治療ガイドライン[4]や，日本理学療法士協会の理学療法ガイドライン[5]などがある．各種ガイドラインをベースとして，標準的でエビデンスのある治療について学び，それを実際に治療に活用することで，リハビリテーションの質を高め，かつ質を保証する．

プロトコルとは，あらかじめ定められている規程や手順という意味である．人工股関節全置換術後を例にあげると，術後1日目に下肢の関節可動域運動（ROM運動）や筋力増強運動を，2日目に車椅子移乗や荷重練習，歩行練習を行うなど[6]，担当スタッフが異なる場合でも，基本的には規定された時期および治療内容に基づいて介入をすることができるため，それぞれのプロトコルを遵守することがサービスの質を保証することとなる．

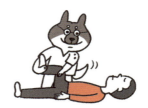

安全管理

安全管理に関して知っておかなければならないことは，ハインリッヒの法則である[7]（第6章2参照）．これは人の生命に影響する重大な事故の背景に，一歩間違えると大事故に至る危険なイベント（ヒヤリ・ハット）がたくさんあるという法則である．リハビリテーションに関するヒヤリ・ハット事例では，「リハビリテーション室内」での発生，「酸素療法機器」に関する報告が多く，また，ヒヤリ・ハット全事例の24％を職種経験1年目が占めていた[8]．

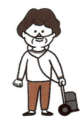

そのほか，リハビリテーションにおいて発生する可能性のある事故として，筋損傷，骨折，やけど，道具や機器による外傷，義肢装具の不適合や誤使用，窒息・誤嚥，離院（認知症の方などが許可なく勝手に院外に出てしまうこと）などがあるため，マネージャーはもちろんであるが，スタッフのリスクマネジメントを行うことで，患者だけでなく，組織全体を守ることにもつながる[9]．

クレームとは，患者の期待と現実とのギャップから発生する不満や不平であり[10]，そもそものリハビリテーションの質を高めておくなど，患者に不満などを抱かせないように努める

> ▶column
>
> 　医療広告は，たとえば，日本理学療法士協会の専門理学療法士であることについては，「理学療法士熊本太郎【日本理学療法士協会〇〇専門理学療法士】　※日本理学療法士協会専門理学療法士についての問合せ先：096-###-####（医療機関名）」のようにすることで医療機関のホームページに掲載することが可能となっている．

第6章　サービスの質と安全管理〜安全は医療の基本〜

ことも重要である．患者やその家族からのクレームがないことを当然としながらも，あらか
じめクレームへの対応マニュアルを作成・周知しておき，いざというときにそのマニュアル
に従い「当事者（個人）」ではなく「組織」として対応をすることは，相手の気持ちを落ち着
かせ，かつスタッフの精神的な負担も同時に軽減することにつながる．

文 献

1) 日本理学療法士協会：生涯学習制度について．
(https://www.japanpt.or.jp/pt/lifelonglearning/new/　参照 2024/2/2)
2) 日本作業療法士協会：生涯学習．
(https://www.jaot.or.jp/continuing_education/　参照 2024/2/2)
3) 日本言語聴覚士協会：生涯学習プログラムについて．
(https://www.japanslht.or.jp/certification/about.html　参照 2024/2/2)
4) 日本脳卒中学会：脳卒中治療ガイドライン．
(https://www.jsts.gr.jp/stroke-guidelines/index.html　参照 2024/2/2)
5) 日本理学療法士協会：理学療法ガイドライン　第2版．
(https://www.jspt.or.jp/guideline/2nd/　参照 2024/2/2)
6) 進藤篤史，他：人工股関節全置換術クリニカルパスが術後歩行に与える影響について．日本クリニカルパス学会誌 10：97-101，2008
7) Heinrich HW, et al.：Relation of accident statistics to industrial accident prevention. Proc of the Casuallity Act Society 16：170-174, 1929
8) 多田菊代，他：リハビリテーション職によるインシデント・アクシデント事例に関する記述疫学的研究．日本呼吸ケア・リハビリテーション学会誌 28：349-353，2019
9) 前田真治：リハビリテーション医療における安全管理・推進のためのガイドライン．The Japanese Journal of Rehabilitation Medicine 44：384-390，2007
10) 竹内昌史：クレーム対応マニュアルの作成ポイント．
(http://dtp-nissoken.co.jp/jtkn/ps/tool/library_DLdata/21_1.pdf　参照 2024/1/7)

（久保高明）

第6章 サービスの質と安全管理～安全は医療の基本～

2 リハビリテーションにおける安全管理

> **Point**
> ▶ リハビリテーションにおける安全管理の目的を知る．
> ▶ 安全管理の具体的な取組みを知る．

▶ introduction

ゲンさん

ヒゴさん

リハビリテーションにおける安全管理は，なぜ必要なんですか？

患者さんを転倒させないなど安全確保をしつつ，適切な治療をきちんと行うためだよ．

ヒゴさん

リハビリテーション前後のバイタルサインも大事ですよね．

ゲンさん

患者さんの急変時の対応方法も，スタッフ全員が理解しておかないといけないね．

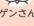

ヒゴさん

身だしなみなど，接遇指導も安全管理になりますか？

ゲンさん

患者との信頼関係の構築のために，スタッフに接遇マナーを身につけてもらうことは当たり前だと思うよ．

リハビリテーションにおける安全管理

　安全管理とは，組織や施設における安全性を確保し，事故や危険を最小限に抑えるためのプロセスおよびアプローチのことをいう．

1）目的

　リハビリテーションにおける安全管理には，様々な要因やアプローチがかかわる．患者の健康と安全を最優先に考える必要があり，施設内での事故や合併症を最小限に抑え，適切な医療ケアを提供するために，安全対策の策定とプロトコルの実施が欠かせない．その目的は患者の安全と適切な治療を確保することで，具体的な目的には「患者の安全確保」「治療の質の向上」「治療の適正化」などがある（表1）．

2）処方箋に基づいたリハビリテーション

　大前提として，リハビリテーションは「医師の処方に基づいて」実施される．処方箋には，指示を出した医師名や指示日，患者名，病名，病名の発症日，処方内容などが記載されてい

表1　リハビリテーションにおける安全管理の目的

患者の安全確保	患者の安全を最優先事項とし，リハビリテーション治療中に発生する可能性のある危険やリスクを最小限に抑えることを目的とする．これは，転倒，感染症，薬物の誤用などのリスクを含む
治療の質の向上	リハビリテーション治療の質を向上させるための戦略を実施し，効果的で効率的な治療を提供することを目的とする．患者のケアプランの適切な設計，実施，評価を支援する
治療の適正化	適切な評価と治療の提供を確保し，誤った評価や治療が行われないようにする．これには，医療エラーや誤評価の防止が含まれる
連携の強化	医師，看護師，PT，OT，STなど，様々な医療専門家と連携を強化し，情報の共有と連携の向上を実現する
リスク管理	リスクの早期識別と対処を行い，予期せぬ問題や合併症を最小限に抑えることを目的とする．治療中に起こりうる問題に対処するためのプロトコルやガイドラインの確立が含まれる
患者教育	患者とその家族に対してリハビリテーション治療に関する適切な情報を提供し，共有意識を醸成することも目的とする．患者が自分の治療に参加し，リスクを最小限に抑える手助けに役立つ

る．その内容をもとに医師や看護師，その他コメディカルなどとコミュニケーションを図り，チームとして患者の治療にあたっていく．

3）患者の安全

　リハビリスタッフは，患者に安全で適切なリハビリテーションを実施するため，リハビリ実施前の状況確認（バイタルサイン，夜間帯の状況等）を行い，変化した点があれば確実に引継ぎを行う．

4）機器管理

　リハビリを実施する際に使用する機器は日々点検を行い，異常がある場合は使用を停止し，修理・交換を行う．

インシデントとアクシデント

1）ハインリッヒの法則

　ハインリッヒの法則は重大な事故につながるインシデントを収集し，重大な事故になる前にそのリスクを把握し，改善することの重要性を示すものである．インシデントやアクシデントを未然に防ぎ，万が一医療事故が起きた場合でも迅速な対応ができるように，医療安全管理体制を確立することが重要である．

　ハインリッヒの法則では「1件の重大な事故の背景には，29件の軽微な事故と，300件のインシデント（事故には至らないが危険な状況）がある」としている（図1）．

2）インシデントレポート

　どんなに注意をしていても，ミスを「ゼロ」にすることは難しい．もしミスが起きても「なぜそのミスが起きたのか？」，その原因を明らかにして対策をとることが重要である．

　起こった事象を病院全体または部門全体の問題と捉え，医療安全を確保するための報告書

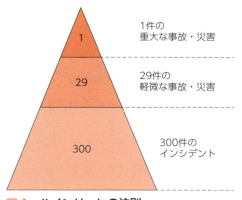

図1　ハインリッヒの法則
1件の重大な事故の背景には，29件の軽微な事故と，300件のインシデント（事故には至らないが危険な状況）がある．

表2　リハビリテーション現場で起こりうる事象

1．転落・転倒などの外傷
2．バイタルサインの急激な変調や自覚症状の出現
3．院内感染
4．治療機器による熱傷，感電，疼痛，外傷
5．誤嚥，悪心・嘔吐
6．接続チューブのはずれ
7．患者の取り違え
8．心停止
9．離院・離棟
10．患者同士のトラブル
11．自殺
12．溺水

〔斎藤秀之，他：標準理学療法学・作業療法学・言語聴覚障害額　別巻　リハビリテーション管理学：株式会社　医学書院：169，2020〕

を作成しなければならない．これをインシデントレポートという．

インシデントを報告することは，重大な事故を防ぐために必要なものである．また，誰が読んでもわかるようにまとめることも重要となる．

3）リハビリテーション実施中に起こりうるインシデント・アクシデント

表2[1)]に，リハビリテーション実施中に起こりうるインシデント・アクシデントを示す．

頻度の多いインシデント・アクシデントとしては転倒・転落，バイタルサインの急激な変調や自覚症状の出現等があげられる．また，多職種によるチーム医療を提供しているため，チーム内でのコミュニケーション不足によるリスクも無視できない．

リハビリテーションを実施する際は，留意事項や中止基準等を明確にし，起こりうるインシデント等の患者理解と同意を得る努力も必要となってくる．

日本医療機能評価機構では，全国の医療機関のインシデント・アクシデント事例をWebサイト上で公開している[2)]．リハビリに関連する内容も報告されているため，参考にしてほしい．

> **column**
>
>
> セラピストの業務に関しては，民事上の責任，刑事上の責任，行政法上の責任が生じるが，「不法行為責任」「注意義務」「安全配慮義務」などについての医療事故の裁判例がある．安全管理の取り組みには，これらを未然に防ぐという考え方も必要である．

インシデント・アクシデントへの対応

1) 初動体制の原則[3]

　医療事故が発生した場合には，医師・看護師等の連携のもとに救急処置や医療上の最善の処置を行う．周囲の職員の協力を求め，院内緊急コールを発信する．できる限り多くの人員を集めて，可能な救命処置を開始する．そのためのコールシステムを構築することが望ましい．

　同時に上司，医療安全管理者への報告を行う．上司の指示・了解を得て，患者・家族への説明者を決める．説明者には，状況に応じて主治医や当該診療科の責任者があたる．説明は説明者1人で行わず，ほかに上司等が同席し，事故発生の事実経過を正確に伝える．憶測・推測での発言は行わない．説明者，説明内容，日時，説明を受けた人，同席者，患者側の質問等を記録する．家族が施設内にいない場合には，関係職員が直ちに連絡する．連絡がつかなかった場合も，診療録に連絡時刻と連絡がつかなかった旨を記録しておく．

　事故の関係職員を集めて，事実経過の確認を行う．特に処置，検査，観察等の事実経過，時刻等は事実経過を確認して記録する．これらは，できる限り早期に実施することが大切である．重大事故の場合は，可能な範囲で現場の保全に留意する．特に患者の自殺があった場合には，周囲の職員への心理的配慮とともに現場の保全は重要である．事故の当事者は何らかの心理的負担を負っており，職員の心理面での評価とサポートも実施する．

　組織における医療事故への対応を検討しておき，手順を定め，職員への一次救命処置（Basic Life Support：BLS）訓練の実施や，シミュレーションにより全体の流れを把握し，手順に無理がないことを確認する等で，いざというときに落ち着いて対応できるように準備しておくことが望ましい．

2) リハビリテーション部門における急変時の対応

　実際の対応と流れを図2[4]に，必要な救命処置を図3に示す．

転倒・転落予防

　転倒・転落予防はリハビリ部門単独で行うものではなく，「患者のリスク評価」「環境整備」「動作指導」「インシデントレポート」等について多職種共同で取り組む必要がある（表3）．

感染対策

1) スタンダードプリコーション（標準予防策）

a. 目的

　血液，体液，粘膜，損傷した皮膚に触れる可能性があるとして対応し，患者と医療従事者

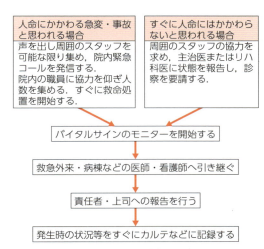

図2 患者急変時の実際の対応と流れ

〔前田真治:リハビリテーション医療における安全管理・推進のためのガイドライン. Jpn J Rehabil Med 44:386, 2007〕

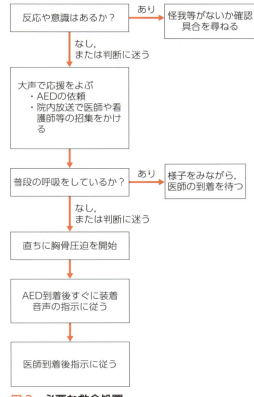

図3 必要な救命処置

表3 転倒転落予防対策

実施項目	内容
スクリーニング評価	転倒・転落アセスメントシート 等
理学療法等評価	歩行,バランス,高次脳機能,不穏不眠の程度,視力,排泄の状況,薬剤,ADL 等
環境整備	手すりやポータブルトイレ等の位置,履物の選定,点滴・コード類の整理 等
動作指導	介護士・看護師等への介助方法の指導,患者への移動・移乗方法の指導,危険動作の指導 等
インシデントレポート	転倒・転落事案のレポート提出,原因と対策を病院・施設全体へ周知 等

双方における院内感染の危険性を減少させることを目的として,スタンダードプリコーションを行う.

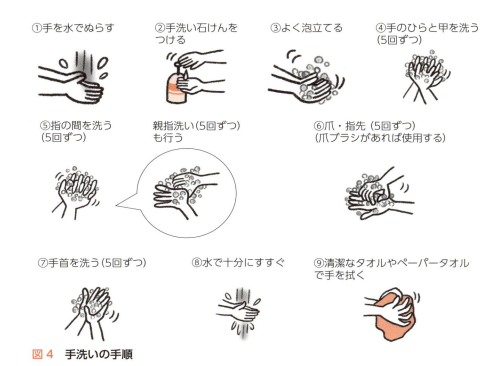

図4 手洗いの手順

b. 対策の実際

(1) 手洗い（図4）

　手袋着用にかかわらず，血液，体液，分泌物，または汚染物に触った際は手洗いを行う．また，微生物の伝播を防ぐため，患者と接する前や手袋をはずした直後に手洗いを行う．通常の手洗いには，普通の液体石鹸を使用し，特定の状況（流行病の発生や頻発の予防）や目的に応じて手洗いの種類と使用する洗浄剤や消毒剤を選択する．

(2) 防護用具の使用

　微生物との接触や伝播を予防する手段として，防護用具を以下のように使用する．

①手袋

　血液，体液，分泌物，または汚染物に接触する際，手袋（未滅菌）を使用する．粘液，損傷のある皮膚に触れる直前に着用し，同一患者でも微生物が高濃度に存在する部位に接触後，他の部位へ処置を移動する際は交換する．処置ごとの手袋交換が原則である．

　使用後はすぐにはずし，直ちに手洗いを行う．なお，手袋除去の際は，手袋の汚染表面を素手で触れないよう注意する．

②マスク，アイプロテクション（フェイスシールド）

　血液や体液などが飛散し，飛沫が発生するおそれがある処置やケアを行う場合は，目，鼻，口の粘膜を保護するためマスクやアイプロテクション（フェイスシールド）を使用する．これらをはずすときも，汚染面を素手で触れないよう注意する．

③ガウン

　血液，体液などが飛散し，飛沫が発生するおそれがある処置やケアを行う場合は，皮膚と衣服を保護するため，ガウン（未滅菌）を着用する．ガウンは，耐水性あるいは防水性のものが望ましい．使用後のガウンは，汚染された表面を素手で触れないように注意しながら直ちに脱ぎ，手洗いを行う．

誤嚥・窒息対策

1）予防

　摂食・嚥下障害のハイリスクを主訴，病歴，評価等で把握しておく．また，摂食条件に応じた食形態を，医師・看護師・介護士・ST 間で設定し周知する．

　必要に応じて摂食訓練等を行い，継続的にリスクチェックを行う．誤嚥や窒息に備え，すぐに吸引できるように吸引機や AED，救急カート等を整備しておく．

2）対策

　誤嚥した場合は顔を下に向けたまま，ゆっくり呼吸をすることを促す．前屈姿勢にして背中を下から上にさすったり，背中を軽くたたき咳を出しやすくする．それでも異物の除去ができなかった場合，吸引や腹部突き上げ法などを行い異物除去を試みる．

　異物除去ができず，患者の反応がなくなった場合は BLS を行う．途中で異物が見えた場合は，それを取り除く．

接遇

1）接遇の基本

　医療接遇における「接遇マナーの 5 原則」は，「身だしなみ」「挨拶・目配り」「表情」「言葉遣い」「聞く（聴く）姿勢」である．これらのポイントについて以下に示す．

a. 身だしなみ

　気をつけるべきポイントを表 4 に示す．

b. 挨拶・目配り

　相手の顔を見て，笑顔で，声は明るく，相手に聞こえるように．お辞儀を添えることが大事である．

c. 表情

　足を組む，腕を組む，目を合わせない，上か

表 4　身だしなみ

	チェック項目
制服	□清潔である □シミ，しわがない □サイズ感に問題ない □名札は定位置に付けている
頭髪	□不自然な色に染色・脱色していない □長い髪は束ねている □清潔に保たれている □整髪料の香りはきつくない
顔	□ナチュラルメイクである □髭のそりのこしがない
手	□爪は短く切られている □ネイルはしていない □アクセサリーは付けていない
足	□靴や靴下，タイツの色は派手ではない □靴が汚れていない

ら見下ろす，椅子に深く座りのけぞるようなしぐさや態度には気をつける．

d．言葉遣い

医療従事者にしかわからないような専門用語は避ける．命令口調や上から目線の言葉遣いにならないように注意し，高齢の方にも尊厳を損なわないような口調を心がける．

e．聞く（聴く）姿勢

医療接遇で大切にしたいのは「聞く」と「聴く」で，特に大切になってくるのは聞こう（聴こう）とする努力である．聞く（聴く）姿勢次第では，相手は「自分を理解しようとしてくれている」と感じ，心の不安を解きほぐしてから診療に進んでもらうことができる．

2）苦情対応

a．話を聞く（聴く）

基本的には「苦情・クレームマニュアル」等に則り対応する．苦情の対応次第で失った信頼を取り戻し，より深く信頼関係を構築することもできる．まずは相手の話をしっかり聞く（聴く）ことが重要である．

b．内容の確認と報告

5W1Hの要領で話の事実を整理・確認する．できる限り苦情のたらいまわしをしないよう，自身で対応できないと感じた場合は上長や先輩に報告し指示を仰ぐ．

c．苦情・クレーム対応マニュアルの遵守

苦情対応には一定のスキルも必要となる．いつ，どんな場面でも冷静に対応できるようにマニュアルを確認し，デモンストレーションなどを行うとよいだろう．

> **column**
>
> 　5W1Hとは，Who（誰が），When（いつ），Where（どこで），What（なにを），Why（なぜ），How（どのように）を指し示す言葉である．5W1Hを意識して話を構成することで，伝えたい情報の趣旨が明確になり，かつ過不足なく伝えることができる．

文 献

1) 斎藤秀之，他：標準理学療法学・作業療法学・言語聴覚障害額　別巻　リハビリテーション管理学．医学書院，169，2020
2) 日本医療機能評価機構：医療事故情報収集等事業．(http://www.med-safe.jp/　参照 2023/11/4)
3) リハビリテーション医療における安全管理・推進のためのガイドライン策定委員会（編）：リハビリテーション医療における安全管理・推進のためのガイドライン．第2版，診断と治療社，10，2018
4) 前田真治：リハビリテーション医療における安全管理・推進のためのガイドライン．Jpn J Rehabil Med 44：386, 2007

（竹川宜孝）

第7章

人材育成・キャリア開発
～自分の将来想像してる？～

1 リハビリテーションにおける人材育成・キャリア開発とは？
2 理学療法士の養成教育とその制度
3 作業療法士の養成教育とその制度
4 言語聴覚士の養成教育とその制度
5 理学療法士の卒後教育，各団体の専門・認定制度と生涯教育
6 作業療法士の卒後教育，各団体の専門・認定制度と生涯教育
7 言語聴覚士の卒後教育，各団体の専門・認定制度と生涯教育

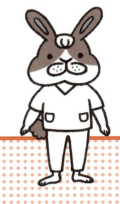

第7章 人材育成・キャリア開発〜自分の将来想像してる？〜

1 リハビリテーションにおける人材育成・キャリア開発とは？

Point
- キャリアは，すべての人間がもつことが望ましい共通の概念である．
- セラピストのキャリア開発には定期的に自身の歩みを振り返り，目標を明確にしていくことが重要である．

▶ introduction

ヒゴさん：立派なセラピストになりたいと思っています．どうすればなれますか？

オーさん：難しい質問だけど，まずは目の前の患者さんにしっかりと向き合うことが必要だよ．

ヒゴさん：その後，どうすればいいですか？

オーさん：自分が何に関心を抱いているのか，しっかりと考え，自分自身が5年後，10年度にどうなっているのか目標設定をすることが必要だね．

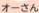

ヒゴさん：自分の将来を自分で考えることが大切なんですね．

オーさん：そのとおり．自ら考え，自分で道を創っていくことが，あなたの未来をいいものにすると思うよ！

キャリアとキャリア開発とは？

　皆さんはキャリアと聞くと何を想像するだろうか？　以前は，いわゆるエリート街道まっしぐらの出世頭のような立場にいる人を「キャリア組」とよんでいた記憶がある．そして私自身，そのような国や組織内のエリートとは無縁な存在であり，キャリアという言葉とも無縁であると感じていた．ここではまず，セラピストにはあまり聞きなれないキャリアやキャリア形成（開発）について触れておきたい．

　「キャリア形成を支援する労働市場政策研究会」報告書[1]によると，キャリアとは，一般に「経歴」「経験」「発展」さらに，「関連した職務の連鎖」等と表現され，時間的持続性あるいは継続性をもった概念とされている．さらに「キャリア形成」とは，「関連した職務経験の連鎖を通して職業能力を形成していくこと」と述べられている．ここではキャリアとは，職としての経験のなかで形成されているものと捉えやすい記述となっている．一方，日本キャリ

ア開発協会[2]は，キャリアとは職業上の地位や経歴・履歴を中心とした捉え方に加え，仕事以外の様々な人生の役割を含めたトータルなものとして捉えている．

これまでキャリアという言葉だけを聞くと，その多くは職務上の能力等をイメージすることが多かった．しかし，キャリアを人生の役割を含めたものとして考えると，キャリアはすべての人間がもつことが望ましい共通の概念であるといえる．

セラピストの人材育成とキャリア開発

1）セラピストの人材育成

セラピストの人材育成について，近年の診療報酬改定以降，質の高いリハビリテーションの評価や患者の早期の機能回復が求められ，特に回復期リハビリテーション病棟では，日常生活動作（Activities of Daily Living：ADL）の改善度が一定の水準に達しているか否かで，診療報酬上の差が生じるようになった．つまり，セラピストが提供するリハビリテーションの質の向上が求められる時代となっている．その流れもあるためか，多くの病院や施設ではおもに職務能力の向上を図る目的で新人教育制度やクリニカルラダー[3]を導入し，自身の能力到達度を可視化できるようにするなど，様々な工夫をしている．さらに定期的な所属長や上司との面談等を通して，勤務しているセラピストの意向やライフステージの状況，興味関心などを吟味して同法人内でのローテーション（例：回復期病棟→介護老人保健施設など）を実施する施設もある[4]．

このような雇用側の職員に対するキャリア形成を補助する取り組みは非常に重要であり，技術や知識だけではなく就労に対するモチベーションの向上，さらにはセラピストの適応やキャリア開発につながる．

2）セラピストのキャリア開発

これまで，日本における理学療法士（PT）・作業療法士（OT）・言語聴覚士（ST）のセラピストは，病院や施設等に勤務し，その連続した業務経験のなかでキャリアを積み重ねていくことが多かっただろう．近年では病院や施設への就職という道だけではなく，大学院等への進学，起業，副業，転職するセラピストがいるなど「キャリア開発」の方法が多様化してきている．したがって，これまでのような「まずは病院で基礎的なことを学んでから」「回復

> **▶column**
>
> ラダーとは「はしご」の意味である．クリニカルラダーは，医療職が専門的な能力を初心者レベルから上級者レベルまで段階的に（はしごを登るように）発展させていく道しるべ（指標）のことである．ラダーを活用することで，スタッフ本人は自己研鑽等につながり，マネージャーはスタッフの能力段階を確認しながら支援をすることなどが可能となる．

期を経験しないと地域では通用しない」などというキャリア形成の考え方は，もはや古いのかもしれない．数十年前のように養成校も少なく，日本にリハビリテーションが導入された当初とは異なる．セラピストも自身のキャリアを見つめ直し，どのように経験や学びを積み重ねる（開発する，形成する）かを考え，行動する時代なのである．

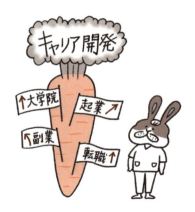

しかし，進学や起業，副業，転職など多様化するキャリア開発があることで，自身のキャリアを今後どのように形成していけばよいのか悩むセラピストも多いであろう．その迷いの多くは，今後働き続けることで，自身がどうなっていくのか先のみえない不安によるものが大きいのかもしれない．しかし，キャリアについて先に述べた通り，いわゆる職種や役職，業績など職業的なものだけではなく，人生における動機や価値観など各個人の主観的側面を含め考えてみる．そう考えると，自身の様々なライフステージ（就職，再就職，結婚，出産，死別など）に応じて，きっとわれわれが感じる働くことの意味や目的も変化し，臨床経験のなかで自身の興味や関心がある分野が変わってくることもあるだろう．つまり，結局は自身が納得できる自分でいられるか否かが重要である．「自身が5年後10年後にどのようなセラピストでありたいのか」などの自分への問いが必要であり，自身がセラピストを続ける意味や目標を明確にしておくことが重要である．もちろん，様々なライフステージで右往左往することもあるだろう．時には立ち止まることもあるかもしれない．もしかすると，働く意味や目標も変わってくるかもしれない．そのためにも定期的に自身の歩みを振り返り，目標を明確化していくことがセラピストのキャリア開発には重要である．

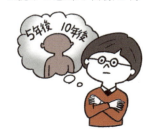

ただし，十分に理解しておくべきことは，多くの優秀なセラピストは目の前の対象者の方について，悩み，調べ，先輩の助言に耳を傾け，同僚と討論し，対象者の方の評価・介入，振り返り，それらを繰り返すことで力をつけてきている．もし将来のキャリアに迷っているのであれば，今置かれた環境で求められている経験や知識・技術，何より対象者のリハビリテーションの中で自己研鑽していくことで，いつの間にか自身が目指したい姿を想像できるようになるのも事実である．自身のキャリア形成ばかりに目を向けることなく，目の前の対象者の方と向き合うことを忘れないでほしい．

本章ではこれらのキャリア形成について，おもに卒後教育・各種協会が提供している生涯学習制度や認定制度，企業について事例も含め紹介している．特に各種協会が提供している生涯学習制度や認定制度は，セラピストとして目標にしやすい共通に与えられたキャリア開発情報のひとつであり，ぜひ参考にしてほしい．

文 献

1) 厚生労働省職業能力開発局：キャリア形成を支援する労働市場政策研究会報告書. 2002
(https://www.mhlw.go.jp/houdou/2002/07/h0731-3a.html 参照 2024/1/10)
2) 日本キャリア開発協会：キャリアとは？.
(https://www.j-cda.jp/your-own-career/about-career.php 参照 2024/1/10)
3) 西尾尚倫, 他：クリニカルラダーを活用した若手管理者・リーダーの育成に関する取り組み. 理学療法−臨床・研究・教育 30：12-17, 2023
4) 矢部綾子, 他：当法人における卒後教育と人材育成. 理学療法の科学と研究 14：14_27-14_32, 2023

参考文献

・元廣 惇：セラピストのキャリアデザイン. 三輪書店, 33-39, 2023
・金谷さとみ, 他：リハビリテーション管理・運営—実践ガイドブック—. メジカルビュー社, 95-101, 2018

（松尾崇史）

第7章 人材育成・キャリア開発〜自分の将来想像してる？〜

2 理学療法士の養成教育とその制度

Point
- 新指定規則は、養成施設の指定基準や教育内容、教員の要件などを規定する.
- コアカリは、PTに求められる基本的な資質や能力などを体系的に整理している.
- 臨床実習は新卒者の臨床力を担保する観点から非常に重要な科目であり、診療参加型が望まれる.

introduction

ピーさん

2020年度入学生から新しい指定規則になりましたね.
ヒゴさん

教員の要件や臨床実習指導者の要件の変更，臨床実習時間数の変更などが行われたよ.

臨床実習の前後で実技試験がありますね.
ヒゴさん

ピーさん
実習前後の客観的臨床能力試験（OSCE）が義務化されたね.

それから、訪問や通所リハビリテーションの実習も必修になりましたね.
ヒゴさん

ピーさん
この実習では，地域包括ケアシステムのなかでのリハビリテーションを学ぶいい機会になると思うよ.

指定規則

日本のPTの養成教育は、「理学療法士作業療法士学校養成施設指定規則」（以下、指定規則）[1]によって定められ、大学や専門職大学、短期大学、専門学校などの養成施設で展開されている. 2020年度の入学生からは、2018年に改正された新たな指定規則（以下、新指定規則）[2]に従ってカリキュラムや臨床実習などが行われている. 新指定規則では、養成施設の指定基準、教育内容、教員の要件などが定められている[2].

1）PT養成施設の指定基準

指定基準では、修業年限は3年以上必要であること、教員数、教室・実習室の数や広さ、各種器具・模型、図書および設備、臨床実習のための病院や施設、管理および維持経営の方法などが詳細にあげられている[2].

2）教育内容

教育の内容は新指定規則に定めるもの以上が必要であり，多職種連携についてはカリキュラムに盛り込むことが求められている[2,3]．

3）教員の要件

2022年4月以降に着任した専任教員からは，新たな規定が適用されている[2]．専任教員は，免許を受けた後5年以上の理学療法に関する業務経験をもち，大学での「教育学に関する科目」を4単位以上修め当該大学を卒業した者，または免許を受けた後3年以上理学療法に関する業務に従事し，大学院にて「教育学に関する科目」を4単位以上修め当該大学院を修了した者とされた．また，免許を受けた後5年以上理学療法に関する業務に従事した者で，厚生労働大臣が指定する講習会を修了した者も該当する．

カリキュラム

PT養成教育の中心は，日本理学療法士協会（以下，PT協会）が作成・公表している「理学療法学教育モデル・コア・カリキュラム」（以下，コアカリ）[4]である．コアカリには，PTとして求められる基本的な資質・能力などが体系的に整理され，養成施設の教育内容や国家試験の出題基準に沿って記述されている（図1）[4]．理学療法教育ガイドライン[5]における「基本的理学療法を助言・指導を受けながら行えること」を卒業時の到達目標として掲げ，多面的な到達目標を設定している．

1）新指定規則とコアカリとの関連性

コアカリは，すべての養成施設で共通して取り組むべき「コア」を抽出して，卒業用件の7割程度で構築されている（図2）[4]．コアカリ以外の3割については，各養成施設の卒業認定・学位授与方針（以下，ディプロマポリシー）に基づいた教育が編成される．

2）国家試験との整合性

養成施設を卒業した学生にはPT国家試験の受験資格が付与されるため，カリキュラムでは新指定規則やコアカリのほかに，国家試験の出題基準にも留意する．

> ▶column
>
>
> 2024年時点における日本の理学療法士養成校の総数は275校で，定員は14,714人，国家試験合格者は20万人を超えている（日本理学療法士協会）．ちなみに医師数は339,623人，歯科医師数107,443人，看護師1,734,000人である（2020年厚生労働省）．

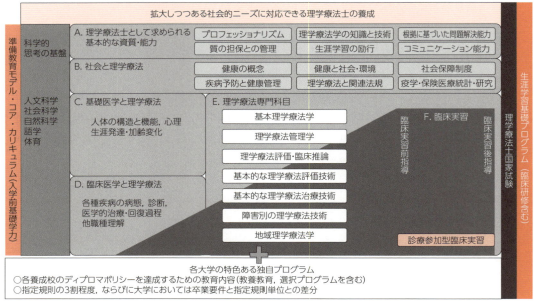

図1 モデル・コア・カリキュラム概念図
〔日本理学療法士協会：理学療法教育モデル・コア・カリキュラム．(https://www.japanpt.or.jp/assets/pdf/activity/books/modelcorecurriculum_2019.pdf 参照 2024/1/16) を一部改変〕

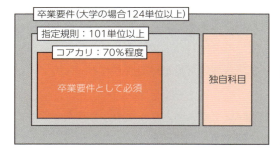

図2 卒業用件・新指定規則とコア・カリキュラムとの関連性
〔日本理学療法士協会：理学療法教育モデル・コア・カリキュラム．(https://www.japanpt.or.jp/assets/pdf/activity/books/modelcorecurriculum_2019.pdf 参照 2024/1/16)〕

臨床実習

　臨床実習は実際の医療・福祉現場で行われ，新卒者における一定の臨床力を担保する観点から非常に重要な科目である．臨床実習が大きく見直された新指定規則にあわせて，PT協会から具体的指導方法などが整理された「臨床実習教育の手引き（第6版）」[6]が発行されているので，詳細は参照いただきたい．

1) 一定の条件下での診療参加

　無資格者である学生が，臨床の現場で対象者に単独で理学療法を実施することは不適切な

ため，実習の形態は診療参加型臨床実習として実施されることが望ましい．

a．診療参加型臨床実習

診療参加型臨床実習は，学生が医療チームの一員として診療に参加し，指導者の監督・指導のもとで対象者を受けもつことで，実践的な臨床能力を身につけるものである．複数の症例を経験することで，幅広い知見を蓄積することができる．

b．単位認定と OSCE

単位認定などは，養成施設のディプロマポリシーに基づく遂行が求められる．認定の際には，学生の実習前の能力や実習後の修得状況が確認できる客観的臨床能力試験（Objective Structured Clinical Examination：OSCE）が用いられている[4]．

2）臨床実習の意義

臨床実習は，学内教育で修得した知識や技術などについて，実践での理解を深め，対象者に応じて適切に行うことができる能力の修得を図る重要な機会である[4]．また，PTを目指す学生には，接遇や適応力，職業倫理なども求められる．実習を円滑に進めるためには，養成施設の教員と臨床実習施設の実習指導者との連携が必要不可欠となる（図3）[6]．

a．実習指導者の心構え

「理学療法士の職業倫理ガイドライン」[7]には，後進の育成として「理学療法士の経験を積んだ者は，理学療法士になろうとする学生や新人に対する教育は義務であり，学生や新人の範とならねばならない」と記載されていることを今一度確認したい．

b．実習指導者の要件

評価実習や総合臨床実習で実習生を指導するためには，表1[8]の要件を満たした者でなけ

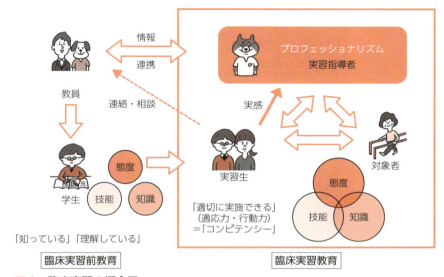

図3　臨床実習の概念図
〔日本理学療法士協会：臨床実習教育の手引き（第6版）．(https://www.japanpt.or.jp/activity/asset/pdf/Clinical%20training%20Educational%20guide_compressed.pdf　参照 2024/1/18)〕

表1　臨床実習指導者の要件

> 実習指導者は，理学療法に関し相当の経験を有する理学療法士であり，
> ・免許を受けた後5年以上業務に従事した者であり，
> ・「厚生労働省が指定した臨床実習指導者講習会」または「厚生労働省及び公益財団法人医療研修推進財団が実施する理学療法士・作業療法士・言語聴覚士養成施設教員等講習会」を受講し修了した者

〔厚生労働省：理学療法士作業療法士養成施設指導ガイドライン．(https://www.jaot.or.jp/files/page/wp-content/uploads/2018/10/guideline.pdf　参照 2024/1/22)〕

表2　臨床実習の要項

> ・理学療法臨床実習の総単位数を20単位とする
> ・臨床実習前の評価及び臨床実習後の評価を必須とする
> ・臨床実習は見学実習，評価実習，総合臨床実習をもって構成し，通所リハビリテーション又は訪問リハビリテーションに関する実習を1単位以上行うこと
> ・臨床実習は，1単位を40時間以上の実習をもって構成し，実習時間外に行う学修等がある場合には，その時間も含め45時間以内とすること
> ・評価実習と総合臨床実習については，実習生が診療チームの一員として加わり，実習指導者の指導・監督の下で行う診療参加型臨床実習が望ましい
> ・実習施設における実習生数と実習指導者数の対比は2対1程度が望ましい（ただし，見学実習や主たる実習施設〈一定の資格条件を満たした施設〉で行う実習についてはこの限りではない）

〔文部科学省・厚生労働省：文部科学省・厚生労働省令第四号　理学療法士作業療法士学校養成施設指定規則の一部を改正する省令．(https://www.japanpt.or.jp/assets/pdf/info/20181009_02/03_shiteikisokusyourei_181005.pdf　参照 2024/1/22)，厚生労働省：理学療法士作業療法士養成施設指導ガイドライン．(https://www.jaot.or.jp/files/page/wp-content/uploads/2018/10/guideline.pdf　参照 2024/1/22)〕

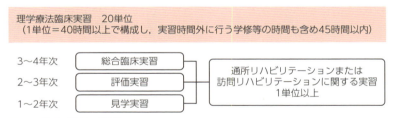

図4　臨床実習の構成

〔日本理学療法士協会：臨床実習教育の手引き（第6版）．(https://www.japanpt.or.jp/activity/asset/pdf/Clinical%20training%20Educational%20guide_compressed.pdf　参照 2024/1/18)〕

ればならない．なお，見学実習では**表1**の要件を満たさなくても，免許を受けた後5年以上業務に従事した者であれば指導者になることができる．

3）臨床実習の構成

　新指定規則[2]と「理学療法士作業療法士養成施設指導ガイドライン」[8]では，臨床実習について**表2**のように示されている．なお，各実習に必要な単位数の配分や実習開始時期（学年）は，養成施設のカリキュラムによって異なる（**図4**）[6]．

a. 見学実習

1〜2年次に1単位（40時間）以上行う．臨床PTの仕事を見学し，対象者や医療スタッフと接することで，医療チームとしてのPTの役割や重要性を認識する．

b. 評価実習

2〜3年次に3，4単位程度行う．学生が医療チームの一員として，様々な疾患の対象者への適切な検査・測定法を習得する．得られた情報から対象者の障害像を理解し，問題解決に向けた仮説立案の過程を学ぶ．

c. 総合臨床実習

3〜4年次に14〜16単位をめやすに実施する．評価実習の内容に加え，障害を含む対象者の全体像の把握，治療目標や計画の立案，実践・効果判定などから理学療法を学ぶ．また，他職種連携の重要性や様々な理学療法業務への理解を深める．

d. 通所または訪問リハビリテーションに関する実習

2020年4月以降の入学生を対象に，1単位以上行う必要がある（2〜4年次）．対象者を通じて，地域包括ケアシステムにおける通所または訪問リハビリテーションの役割やリハビリテーションマネジメントなどについて学ぶ．

文 献

1) 文部科学省・厚生労働省：文部科学省・厚生労働省令第三号　理学療法士作業療法士学校養成施設指定規則.
(https://www.mhlw.go.jp/file/05-Shingikai-10801000-Iseikyoku-Soumuka/0000168999.pdf　参照 2024/1/16)
2) 文部科学省・厚生労働省：文部科学省・厚生労働省令第四号　理学療法士作業療法士学校養成施設指定規則の一部を改正する省令.
(https://www.japanpt.or.jp/assets/pdf/info/20181009_02/03_shiteikisokusyourei_181005.pdf　参照 2024/1/22)
3) 厚生労働省医道審議会理学療法士作業療法士分科会：理学療法士・作業療法士学校養成施設カリキュラム等改善検討会報告書.
(https://www.mhlw.go.jp/file/05-Shingikai-10803000-Iseikyoku-Ijika/0000197493.pdf　参照 2024/1/18)
4) 日本理学療法士協会：理学療法教育モデル・コア・カリキュラム.
(https://www.japanpt.or.jp/assets/pdf/activity/books/modelcorecurriculum_2019.pdf　参照 2024/1/16)
5) 日本理学療法士協会（編）：教育ガイドライン. 日本理学療法士協会，2010
6) 日本理学療法士協会：臨床実習教育の手引き（第6版）.
(https://www.japanpt.or.jp/activity/asset/pdf/Clinical%20training%20Educational%20guide_compressed.pdf　参照 2024/1/18)
7) 日本理学療法士協会：理学療法士の職業倫理ガイドライン.
(https://www.japanpt.or.jp/assets/pdf/about/disclosure/02-gyomu-03rinrigude2.pdf　参照 2024/1/22)
8) 厚生労働省：理学療法士作業療法士養成施設指導ガイドライン.
(https://www.jaot.or.jp/files/page/wp-content/uploads/2018/10/guideline.pdf　参照 2024/1/22)

参考文献

・坂上　昇：理学療法士作業療法士学校養成指定規則の改正について. 専門リハビリテーション19：63-68，2020
・厚生労働省：理学療法士作業療法士養成施設指導ガイドライン等の改正に関するQ & Aの改訂について.
(https://www.jaot.or.jp/files/QAkaitei.pdf　参照 2024/1/22)

（田中貴士）

第7章 人材育成・キャリア開発～自分の将来想像してる？～

3 作業療法士の養成教育とその制度

> **Point**
> - 2020年度より法令等の改正が行われ，作業療法士国家試験受験資格を得るため必須の教育内容が101単位以上となった．
> - 養成施設の教員になるための要件や臨床実習指導者になるための要件も，法令等で定められている．
> - 作業療法士養成施設では，法令で22単位（880時間）以上の臨床実習および臨床実習前後の評価を行うことが必須となっている．

▶ introduction

作業療法士の養成教育も，2020年度入学生から新しい指定規則になりましたね． ヒゴさん

オーさん 理学療法士と同じ変更が行われたけれど，作業療法士の場合は実習単位が22単位と理学療法士よりも2単位多いんだ．

世界作業療法士連盟（WFOT）が必要とする実習時間は，もっと多いと聞きます． ヒゴさん

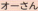オーさん WFOTから国際的に一定の教育水準があると認められる認定校になるためには，25単位に相当する1,000時間の実習が必要なんだ．

WFOTの認定校になると，どんなメリットがあるんですか？ ヒゴさん

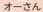オーさん 国家試験に合格した卒業生は，国際水準以上の教育を受けている作業療法士と認められる．だから，海外で留学や就労を目指す人や，JICAボランティアで活躍したいと思っている人には有利なんだ．

指定規則とカリキュラム

　国家資格であるOTの養成教育については，国家試験の受験資格を得るために必要な制度が法的に定められている．「理学療法士及び作業療法士法」の第12条では，「文部科学大臣が指定した学校又は都道府県知事が指定した作業療法士養成施設において，3年以上作業療法士として必要な知識および技能を習得したもの」と記されている．ここでいう「文部科学大臣が指定した学校」とは大学，専門職大学もしくは短期大学のいずれかを指し，「都道府県

3　作業療法士の養成教育とその制度

表1　指定規則に定められた作業療法士国家試験受験資格を得るために必須の教育内容

教育内容		単位数	備考
基礎分野 （14単位以上）	科学的思考の基盤	14	
	人間と生活		
	社会の理解		
専門基礎分野 （30単位以上）	人体の構造と機能及び心身の発達	12	
	疾病と障害の成り立ち及び回復過程の促進	14	栄養，薬理，医用画像，救急救命および予防の基礎を含む．
	保健医療福祉とリハビリテーションの理念	4	自立支援，就労支援，地域包括ケアシステムおよび多職種連携の理解を含む．
専門分野 （57単位以上）	基礎作業療法学	5	
	作業療法管理学	2	職場管理，作業療法教育および職業倫理を含む．
	作業療法評価学	5	医用画像の評価を含む．
	作業療法治療学	19	喀痰等の吸引を含む．
	地域作業療法学	4	
	臨床実習	22	臨床実習前の評価および臨床実習後の評価を含む． 実習時間の3分の2以上は医療提供施設において行うこと．また，医療提供施設において行う実習時間のうち2分の1以上は病院または診療所において行うこと． 通所リハビリテーションまたは訪問リハビリテーションに関する実習を1単位以上行うこと．
合計		101	

〔文部省・厚生省：理学療法士作業療法士学校養成施設指定規則．（https://elaws.e-gov.go.jp/document?lawid=341M50000180003　参照 2024/1/28）〕

知事が指定した作業療法士養成施設」とは専門学校のことである．この条文を根拠に作業療法士養成施設には，3年制の短期大学もしくは専門学校および4年生の大学，専門職大学もしくは専門学校が存在する．

　ここで示された OT として必要な知識および技能については，2020年4月に改正された厚生労働省令である「理学療法士作業療法士学校養成施設指定規則」[1]（以下，指定規則）の第3条および別表第二において，作業療法士国家試験受験資格を得るために必須の教育内容が101単位以上と定められている（表1）．

　指定規則で定められた必須の教育内容については，厚生労働省が発出した「理学療法士作業療法士養成施設指導ガイドライン」[2]（以下，ガイドライン）のなかで詳細が解説されている．単位の計算方法は，1単位あたり45時間の学修を必要とする内容での構成を標準とすることが定められている．ただし，授業による教育効果や授業時間外における自宅等での学修の必要性を考慮して，学校や養成施設内での講義および演習については15〜30時間，実験や実習および実技については30〜45時間の範囲で定めることが明記されている．また，国家試験受験資格を得るためには，先述した101単位の教育内容とともに，3,150時間以上の講義および演習等を行わなければならないことも併記されている．

　一方，4年制大学を例にとると，卒業要件として124単位以上の修得単位が定められてい

る．そのため，指定規則で定められた教育内容以外にも OT としての資質を向上させ，作業療法学の学修を深めるための独自の教育内容を設定することが求められている．ただし，厚生労働省から発出された「理学療法士作業療法士養成施設指導ガイドラインに関する Q & A」[3,4]（以下，Q & A）では，教育内容について，日本作業療法士協会が作成しているコア・カリキュラムの内容を踏まえたカリキュラムにすることが望ましいと示されている．

教員の資格

　指定規則第 3 条では，OT の養成教育に必要な教員資格について記されている．表 1 の教育内容を教授するために，最低でも 6 名は作業療法士の資格をもつ専任教員でなければならないと定められている．また，OT の資格をもつ専任教員である要件として，「①免許を受けた後 5 年以上作業療法に関する業務に従事した者であり，かつ大学において教育学に関する科目を 4 単位以上修め，当該大学を卒業した者，②免許を受けた後 3 年以上作業療法に関する業務に従事し，かつ学校教育法に基づく大学院において教育学に関する科目を 4 単位以上修め，当該大学院の課程を修了した者，③免許を受けた後五年以上作業療法に関する業務に従事した者であって，厚生労働大臣の指定する講習会を修了した者，④③と同等以上の知識及び技能を有する者」と明記されている．また，ガイドラインでは後述する臨床実習に関して，臨床実習全体の計画作成，実習施設との調整，臨床実習の進捗管理を行う役割として，実習調整者を 1 名以上配置することが定められている．

　なお，ガイドラインでは，作業療法士養成施設において必須となる教室および実習室等（表 2）や，作業療法士養成施設に常備しておくべき備品と数量等（表 3）についても指定されている．

臨床実習

1）実習の単位数

　作業療法士養成施設における臨床実習については，指定規則およびガイドラインに詳細が規定されている．指定規則では，22 単位の臨床実習が規定されている．加えてガイドラインでは臨床実習について，1 単位を 40 時間以上の病院等の施設における実習で構成し，実習

> **column**
>
>
> 　日本作業療法士協会によれば，2024 年 3 月 1 日現在，日本の作業療法士は 113,665 名となっている．また，2023 年度の日本における作業療法士の養成校は 203 校，入学定員は 7,685 名である．

3 作業療法士の養成教育とその制度

表2 **作業療法士養成施設において必要な教室および実習室等**

◆普通教室（学生定員1人あたり1.65 m²以上であること）

◆講堂（全校生徒が一時に収容可能な広さを有すること，暗幕設備を有すること）

◆図書室（洋書を含み1,000冊以上，このうち作業療法関係図書を20種類を超えて，100冊以上整備すること．外国雑誌を含む学術雑誌は20種類以上を整備していること）

◆基礎医学実習室

◆作業療法実習室
　・基礎作業実習室（各種作業活動が必要な実習室を3室以上設置すること）
　・評価実習室
　・治療実習室
　・レクリエーション室
　・補装具室
　・日常生活活動訓練室（4.5畳以上の和室及び洋室，車いす用および立位用の台所，風呂，洗面所，便所，押し入れの設備を有すること）

［厚生労働省：理学療法士作業療法士養成施設指導ガイドラインの一部改正について．（https://www.mhlw.go.jp/content/10800000/001059621.pdf　参照 2024/1/28）］

時間外に行うべき学修がある場合は，その時間も含めて45時間以内とすることが示されている．この場合，施設等での実習は880時間，実習時間外の学修を含めると990時間という計算になる．

　ただし，作業療法士養成施設の場合，世界作業療法連盟（World Federation of Occupational Therapists：WFOT）が定める作業療法士教育の最低基準において，1,000時間（25単位に相当）以上の実習を行うことが定められている．

　臨床実習については，ガイドラインにおいて，患者への対応等についての見学を実施する見学実習，患者の状態等に関する評価を実施する評価実習，患者の障害像の把握，治療目標および治療計画の立案，治療実践ならびに治療効果判定を行う総合臨床実習で構成されることを原則と定められている．

2) 実習を行う施設

　臨床実習を行う施設については，指定規則において実習単位の3分の2を医療提供施設（病院，診療所，介護老人保健施設）で，そしてそのうち2分の1を病院もしくは診療所で行うことが必須となっている．ただし，ガイドラインでは臨床における多様なOTの臨床実践を学ぶため介護保険施設や老人福祉施設等を含めるように努めることが示されている．

　一方，OTの指定規則において定められた22単位のうち，1単位は通所リハビリテーション事業所または訪問リハビリテーション事業所において実習を行うことが必須となっている．

3) 実習の評価

　指定規則[1]別表第二では，臨床実習において実習前後の評価を含むことが明記されている．このことについてQ & Aでは，特に総合臨床実習に関する教育結果の判定を達成できるように努めることが記されている．多くの作業療法士養成施設では，この実習前後の評価について客観的臨床能力試験（Objective Structured Clinical Examination：OSCE）を採用し，実習前後の教育効果判定に活用している．

第7章　人材育成・キャリア開発〜自分の将来想像してる？〜

第7章　人材育成・キャリア開発〜自分の将来想像してる？〜

表3　作業療法士養成施設において教育上必要な機械機器

解剖用具一式	革細工用具一式	義手チェックアウト用具一式
□人体解剖用視聴覚教材一式	□絵画用具一式	□義足及び各部品
□血圧計	□作業台	□スプリント
□聴診器	□七宝焼き	□スプリント製作用具一式
□心電図計測装置一式	□七宝用具一式	□ギプス用具一式
□スパイロメーター	□金工用具一式	□各種装具及び各部品
□呼気ガス分析装置一式	□卓上織機一式	□日常家具一式
□ヘモグロビン酸素飽和度測定装置	□モザイク用具一式	□冷蔵庫
□吸引装置一式	□園芸用具一式	□洗濯機
□筋電図計測装置一式	□上肢機能検査器具	□電動式ベッド
□神経検査器具一式	□視野計	□電話機
□トレッドミル	□フリッカー	□調理道具一式
□自転車エルゴメーター	□発達検査器具	□改造衣類一式
□ハンドエルゴメーター	□認知検査器具	□掃除用具一式
□顕微鏡	□心理検査器具	□ラップボード
□ストップウォッチ	□サンディング用具一式	□ポータブル便器
□メトロノーム	□砂袋一式	□標準型車椅子
□AED	□バイオフィードバック機器	□車椅子
□多用途記録装置	□姿勢鏡	□電動式車椅子
□重心動揺分析装置一式	□作業療法用音響再生装置	□サスペンションスリング
□運動解析装置（三次元動作解析装置）	□スポーツ用具一式	□アームスリング
□床反力計一式	□娯楽用ゲーム一式	□自助具
□検査測定・治療台	□運動遊具一式	□腕可動支持器
□表面温度計	□玩具一式	□トランスファーボード
□タイマー	□実習モデル人形	□リフター
□体脂肪測定器具	□障害者用パーソナルコンピュータ	□杖
□形態測定器具一式	□上腕義手・能動式	□歩行器
□メジャー	□上腕義手・装飾用	□台所ユニット（車椅子用）
□関節角度計一式	□肩義手・装飾用	□バスユニット（車椅子用）
□ピンチメーター一式	□肩義手・能動式普通用	□洗面台（車椅子用）
□知覚検査一式	□肩義手・能動式肩甲鎖骨切除用	□入浴用補助用具一式
□握力計一式	□前腕義手・能動式	□環境制御装置一式
□背筋力計	□前腕義手・装飾用	□コミュニケーションエイド
□木工台	□手義手・能動式	□製図用具一式
□電動ボール盤	□手義手・装飾用	□職業適性検査
□手動式木工用具一式	□手部義手	□視聴覚教材
□電動木工用具一式	□手指義手	□鍵盤楽器
□陶工用小道具一式	□作業用義手	□パーソナルコンピュータ
□絵つけ用具一式		

〔厚生労働省：理学療法士作業療法士養成施設指導ガイドラインの一部改正について．(https://www.mhlw.go.jp/content/10800000/001059621.pdf　参照 2024/1/28)〕

4）到達目標

　臨床実習の到達目標として，日本作業療法士協会[5]は OT としての①倫理観や基本的態度を身につける，②許容される臨床技能を実践できる，③臨床実習指導者の作業療法の臨床思考過程を説明し，作業療法計画の立案ができる，という 3 つを示している．具体的には，臨床実習を行う学生は，施設にいる作業療法の対象者に関して国際生活機能分類（International Classification of Functioning：ICF）に沿った評価，治療，指導，援助について網羅した技能を活用しながら検査・測定を含む評価を行い，作業療法の目標を設定し，作業療法の具体的内容や他職種との連携のあり方を思考しつつ作業療法計画を立案することが求められる．

　その一方で，国家資格をもたない学生が作業療法の対象者に対して臨床実践することについては，その侵襲性の観点から問題点が指摘されてきた[5]．このことを踏まえ，ガイドラインでは評価実習と総合臨床実習の方法について，学生が実習施設における診療チームの一員として加わり，臨床実習指導者の指導・監督の下で実習を行う診療参加型臨床実習が望ましいとした．なお，この点について日本作業療法士協会は，OT が診療を行うことはないが，臨床現場で流れを遮ることなく実習を行う方法として「作業療法参加型臨床実習」と記している．作業療法参加型臨床実習では，日本作業療法士協会が作成した作業療法の臨床実践ツールである生活行為向上マネジメント（Management Tool for Daily Life Performance：MTDLP）に基づいて行うことを基本としている．

　作業療法における臨床実習では 2020 年 4 月の指定規則改正により，臨床実習指導者の要件が変更となった．従来は，作業療法士免許を受けた後臨床経験 3 年以上のみが臨床実習指導者の要件であった．それに対し指定規則改正後のガイドラインでは，作業療法士免許を受けた後 5 年以上業務に従事した者かつ，①厚生労働省が指定した 16 時間の臨床実習指導者講習会，②厚生労働省および医療研修推進財団が実施する理学療法士・作業療法士・言語聴覚士養成施設教員等講習会，③日本作業療法士協会が実施する臨床実習指導者中級・上級研修のいずれかを修了した者のみが臨床実習指導者になることができると規定された．ただし，見学実習に限り①②③の修了は要件とされていない．

✎ 文 献

1) 文部省・厚生省：理学療法士作業療法士学校養成施設指定規則.
(https://elaws.e-gov.go.jp/document?lawid=341M50000180003　参照 2024/1/28)
2) 厚生労働省：理学療法士作業療法士養成施設指導ガイドラインの一部改正について.
(https://www.mhlw.go.jp/content/10800000/001059621.pdf　参照 2024/1/28)
3) 厚生労働省：理学療法士作業療法士養成施設指導ガイドライン等の改正に関する Q & A（令和元年 5 月 29 日改訂版）.
(https://www.jaot.or.jp/files/page/wp-content/uploads/2018/10/a8a9c6a523d24da4409328e1616b7b27.pdf　参照 2024/1/28)
4) 厚生労働省：理学療法士作業療法士養成施設指導ガイドライン等の改正に関する Q & A の改訂について.
(https://www.jaot.or.jp/files/QAkaitei.pdf　参照 2024/1/28)
5) 日本作業療法士協会：作業療法臨床実習指針（2018）・作業療法臨床実習の手引き（2022）.
(https://www.jaot.or.jp/files/shishin2018.tebiki2022.2.pdf　参照 2024/1/28)

（山野克明）

第7章　人材育成・キャリア開発〜自分の将来想像してる？〜

4　言語聴覚士の養成教育とその制度

Point
- 言語聴覚士養成教育の総単位数は，101単位以上である．
- 言語聴覚士養成教育の臨床実習は，15単位600時間以上である．
- 臨床実習15単位のうち，3分の2以上は医療提供施設において行う．

introduction

ヒゴさん：2025年度入学生から新しい指定規則になりますね．

ゲンさん：教員の要件や臨床実習指導者の要件の変更，臨床実習時間数の変更などが行われたよ．

ヒゴさん：臨床実習の単位が増えたようですね．

ゲンさん：12単位480時間から，15単位600時間以上に変更されているね．

ヒゴさん：臨床実習前後の臨床実習に必要な知識・技能・態度の評価がありますね．

ゲンさん：臨床実習施設と連携して，実習後の振り返りをすることも含まれているよ．

養成教育における指定規則

STの養成教育については，1998年に「言語聴覚士学校養成所指定規則」が制定され学修内容が定められた[1]．STの養成には入学資格の異なる複数の養成所（図1）[2]があり，現在，全国で74校79課程が開設されている[3]．年に約2,500名が卒業し，既卒者を含め約1,700名が国家試験に合格している[4]．

「言語聴覚士学校養成所指定規則」は，制定後20年以上改正は行われていなかったが，2022年から厚生労働省による言語聴覚士養成所カリキュラム等改善検討会が開催され，STの臨床領域の拡大に伴う教育内容と総単位数の見直しについて検討が行われた（図2）[5]．その結果，検討会にて超高齢社会の進展に伴う障害の重度化および病態の複雑化への対応，地域包括ケアシステム，放課後等デイサービス，特別支援学校・学級などにおける専門職としてのニーズの拡大などに対応した教育となるように教育内容および単位数の見直しが行われ，総単位数が93単位から101単位以上に引き上げられた（表1）[5]．

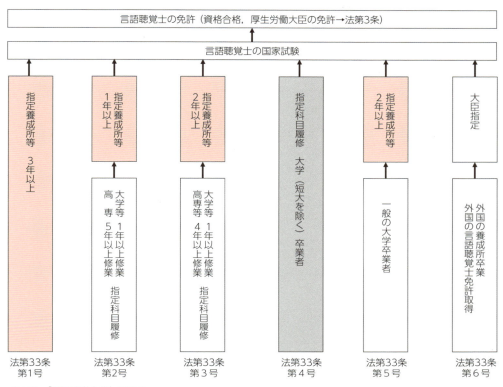

図1 言語聴覚士の資格要件
[厚生労働省：第1回言語聴覚士学校養成所カリキュラム等改善検討会 資料3 当事者2団体合同の言語聴覚士教育の見直し要望書（日本言語聴覚士協会及び全国リハビリテーション学校協会提出資料），2021 より作成]

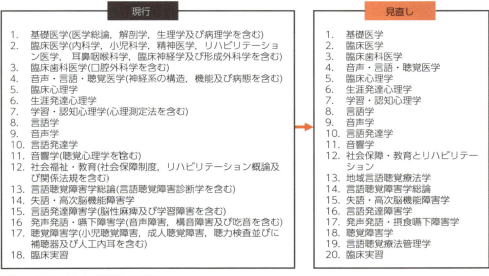

図2 告示で定める科目の見直し
[厚生労働省：言語聴覚士学校養成所カリキュラム等改善検討会報告書，2023 より作成]

第 7 章　人材育成・キャリア開発〜自分の将来想像してる？〜

表 1　見直し後の言語聴覚士養成課程の教育内容および単位数

教育内容		法第 33 条第 1 号単位数	法第 33 条第 2 号単位数	法第 33 条第 3 号単位数	法第 33 条第 5 号単位数
基礎分野	科学的思考 人間と生活 社会の理解 言語聴覚療法の基盤	20			
専門基礎分野	人体のしくみ・疾病と治療	15	15	15	15
	心の働き	7	7	7	7
	言語とコミュニケーション	9	9	9	9
	社会保障・教育とリハビリテーション	1	1	1	1
専門分野	地域言語聴覚療法学	2	2	2	2
	言語聴覚障害学総論	2	2	2	2
	失語・高次脳機能障害学	6	6	6	6
	言語発達障害学	6	6	6	6
	発声発語・摂食嚥下障害学	9	9	9	9
	聴覚障害学	7	7	7	7
	言語聴覚療法管理学	2	2	2	2
	臨床実習	15	15	15	15
合　計		101	81	81	81

法とは，「言語聴覚士法」である.
〔厚生労働省：言語聴覚士学校養成所カリキュラム等改善検討会報告書. 2023 より改変〕

　科目と単位数は，養成形態によって異なる. 4 年制大学と高校卒業を入学資格とする 3 年制と 4 年制の専修学校は，合計 101 単位以上を修得することになっている[5]. その内訳は，基礎分野が 4 科目 20 単位，専門基礎分野が 4 科目 32 単位，専門分野が 3 科目 49 単位（うち 15 単位は臨床実習）である[5]. なお，4 年制大学は 124 単位以上の修得が卒業要件として必要とされている[6]. また，4 年制大学卒業を入学資格とする専修学校（2 年制，3 年制），大学専攻科，短期大学専攻科（3 年課程以上の短期大学または専修学校専門課程卒業も入学資格に含む）の養成校は，基礎分野を除く合計 81 単位を修得することと定められている[5].

カリキュラム

　日本言語聴覚士協会では，養成教育の今後の方向性を示す指針およびモデル・コア・カリ

▶column

　言語聴覚士の国家資格化後，1999 年 3 月に第 1 回国家試験が実施され，4,003 名の国家資格としての言語聴覚士が誕生した. 2023 年時点での日本の言語聴覚士国家試験合格者は，39,896 人である（日本言語聴覚士協会）. ちなみに医師数は 339,623 人，歯科医師数107,443 人，看護師 1,734,000 人である（2020 年厚生労働省）.

表2　言語聴覚士に求められる基本的な資質と能力

1）豊かな人間性と対象者中心の思考
2）倫理的な態度
3）確かな知識・技能と根拠に基づく臨床
4）コミュニケーション力
5）連携力
6）リサーチ・マインド（科学的探究心）
7）安全管理
8）社会的役割
9）後進の指導
10）生涯にわたって学び続ける姿勢

［日本言語聴覚士協会：言語聴覚士養成教育ガイドライン．2018より改変］

表3　カリキュラムのおもな見直し内容

1）基礎分野	・人文科学，社会科学，自然科学，外国語，保健体育を"科学的思考の基礎，人間と生活，社会の理解"に統合 ・選択必修科目を削減し"言語聴覚療法の基盤"を新設して集約
2）専門基礎分野	・基礎医学，臨床医学，臨床歯科医学，音声・言語・聴覚医学を"人体のしくみ・疾病と治療"に統合，単位増 ・心理学を"心の働き"に名称変更 ・言語学，音声学，音響学，言語発達学を"言語とコミュニケーション"に統合，単位増 ・社会福祉・教育を"社会保障・教育とリハビリテーション"および"地域言語聴覚療法学"に分割（専門分野に移動），単位増
3）専門分野	・言語聴覚障害学総論を"言語聴覚障害学総論"および"言語聴覚療法管理学"に分割 ・発声発語・嚥下障害学を"発声発語・摂食嚥下障害学"に名称変更 ・臨床実習を単位増

（厚生労働省：言語聴覚士学校養成所カリキュラム等改善検討会報告書．2023より改変）

キュラムについて検討する目的で，言語聴覚士養成教育モデル・コア・カリキュラム諮問委員会を設け，2018年に言語聴覚士養成教育ガイドラインを示した[4]．言語聴覚士養成教育ガイドラインには，「言語聴覚士に求められる基本的な資質と能力」として臨床実践や対人コミュニケーション能力，他職種との連携，生涯にわたって学び続ける姿勢など，言語聴覚療法を行ううえで重要となる10項目が記載されている（表2）[6]．この「言語聴覚士に求められる基本的な資質と能力」は，2013年に実施された養成校と臨床実習施設へのアンケート結果を踏まえて設定されている[7]．言語聴覚士養成教育では，これらの基本的な資質と能力を養うことを念頭において各養成校でカリキュラムが編成されることが推奨された．そして，2023年に言語聴覚士養成所カリキュラム等改善検討会報告書が出され，教育内容およびカリキュラムの見直しが行われた．カリキュラムのおもな見直し内容は，表3のとおりである[5]．これらのカリキュラムは，修業年限3年以上の課程の2025年4月の入学生から適用される[5]．

臨床実習

ST 養成教育における臨床実習に関しては，指定規則と言語聴覚士養成所指導ガイドラインで規定されている．言語聴覚士養成所の指導要領は 2015 年より，言語聴覚士養成所指導ガイドラインと改められ，養成校は臨床実習施設を厚生労働省ではなく都道府県へ届け出ることとなった[6]．なお，2023 年に言語聴覚士養成所カリキュラム等改善検討会報告書が出され，臨床実習のあり方について見直しが行われた．以下にその内容を示す．

1) 臨床実習の中で実施する教育内容

臨床実習は，現行の 12 単位 480 時間以上から，15 単位 600 時間以上に変更となっている[5,6]．臨床実習 15 単位のうち，3 分の 2 以上は医療提供施設（薬局および助産所を除く）において行い，このうち 8 単位以上は病院または診療所にて行う[5]．また，残りの単位において 1 単位は臨床実習前後の評価および臨床実習後の振り返りに充てる[5]．

2) 臨床実習の段階的な実施方法の導入と教育目標

臨床実習の実施にあたり，見学実習，評価実習，総合臨床実習の 3 段階を設けるとともに，教育目標をもって段階ごとに修得させることを目的とし，評価実習および総合臨床実習を主体とする相互に関連性をもつ体系的な指導とする[5]．臨床実習の段階ごとの教育目標を表 4 に示す．

表 4　臨床実習の段階ごとの教育目標

分類	教育目標
見学実習	・言語聴覚障害がある人の抱える問題とその背景について学ぶ ・言語聴覚士の役割と業務について学ぶ ・見学する施設の特徴と地域における役割について学ぶ ・職業倫理（守秘義務など）について学ぶ
評価実習	・臨床の基本的態度と評価・診断技能を学ぶ ・他職種との連携や言語聴覚士の臨床以外の業務について学ぶ ・言語聴覚障害がある人との適切なコミュニケーションを学ぶ ・指導者の指導の下，対象者の神経心理学的特徴が明らかとなる評価法を選択し，実施することを学ぶ ・実施した評価結果を分析することを学ぶ
総合臨床実習	・言語聴覚士の指導者の助言・指導のもとに典型的な対象児・者に提供できる基本的言語聴覚療法を学ぶ ・対象者を評価し，言語聴覚療法の実施計画を作成し，言語聴覚療法を実施することを学ぶ ・対象者の障害特徴を掘り下げて調べる検査や，それに対応した治療（訓練・指導・支援）の方法を考案することを学ぶ ・多職種と連携してリハビリテーションを実施する方法を学ぶ

※教育目標に掲げる各項目について，臨床実習指導者の指導の下，実践的に修得することを目指すものとする．
〔厚生労働省：言語聴覚士学校養成所カリキュラム等改善検討会報告書．2023 より作成〕

3）臨床実習前後の評価，実習後の振り返り

STの資格をもたない学生が，一定の資質を備え，臨床実習で行う行為を確実に実施できるよう必要な技能・態度の評価を臨床実習前後に実施する．また，臨床実習施設と連携して実習後の振り返りを行う[5]．

4）臨床実習指導者の要件

言語聴覚士養成教育における臨床実習指導者は，5年以上STの業務に従事し，厚生労働省が定める基準を満たす臨床実習指導者講習会を修了した者とされている[5]．臨床実習指導者講習会は，実務経験4年以上のSTが受講することができるため，臨床実習の受け入れを予定している場合には，事前に言語聴覚士養成校または都道府県言語聴覚士会が主催する臨床実習指導者講習会を受講する必要がある．

5）実習指導者の担当学生人数

臨床実習における実習指導者が同期間に指導できる学生数は，指導者1人につき2人までである[5]．ただし，見学実習は実施にあたり，担当する学生数に制限は設けられていない[5]．

6）臨床実習施設の要件

臨床実習施設は，専用の訓練室と必要な機械器具があり，言語機能，音声機能および聴覚に関する訓練，検査などの実習を行うのにふさわしい施設とされている．また，臨床実習の質と学生の指導環境を整えるため，臨床実習で経験しなければならない症例が十分あること，および臨床実習を行うのに必要な設備としてミーティングルームを備えていることが望ましいとされている[5]．

✏ **文 献**

1) 厚生労働省：言語聴覚士学校養成所指定規則. 1998
  （https://www.mhlw.go.jp/web/t_doc?dataId=80998765&dataType=0&pageNo=1　参照 2024/1/31）
2) 厚生労働省：第1回言語聴覚士学校養成所カリキュラム等改善検討会　資料3当事者2団体合同の言語聴覚士教育の見直し要望書（日本言語聴覚士協会及び全国リハビリテーション学校協会提出資料），2021
3) 日本言語聴覚士協会：基礎講座4　言語聴覚療法の動向. 2023
4) 内山量史：言語聴覚士の卒前卒後教育とキャリアパス. Journal of clinical rehabilitation 32：541-549, 2023
5) 厚生労働省：言語聴覚士学校養成所カリキュラム等改善検討会報告書. 2023
  （https://www.mhlw.go.jp/stf/newpage_35236.html　参照 2024/1/31）
6) 日本言語聴覚士協会：言語聴覚士養成教育ガイドライン. 2018
  （https://files.japanslht.or.jp/upload_file/kyoiku_guideline_20181027.pdf　参照 2024/1/31）
7) 内山千鶴子, 他：言語聴覚士養成教育ガイドライン・モデル・コア・カリキュラムの作成について―養成校および臨床実習施設を対象とした養成教育実態調査に基づく―. 言語聴覚研究 12：130-138, 2015

（池嵜寛人）

第7章　人材育成・キャリア開発〜自分の将来想像してる？〜

5 理学療法士の卒後教育，各団体の専門・認定制度と生涯教育

> **Point**
> ▶ 新しい生涯学習制度は，国民に対して理学療法の質を保証するため，生涯にわたり知識や技術の維持・向上を図る制度である．
> ▶ 大学院への進学により，理学療法の質の担保や教育者としての専門性を高めることができる．

▶ introduction

ヒゴさん：卒業後も生涯学習が必要ですが，理学療法士に関してはどのようなものがありますか？

ピーさん：日本理学療法士協会の定める生涯学習制度があり，認定理学療法士や専門理学療法士を目指せるようになっているよ．

ヒゴさん：理学療法士の質を保証するために必要な制度ですね．

ピーさん：日本理学療法学会連合の各学会や研究会に所属して，自身の専門性を高めることもできるよ．

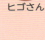
ヒゴさん：最近では，大学院に進学する人も増えましたね．

ピーさん：研究職や教育職を目指す理学療法士には，是非とも大学院への進学をすすめたいな！

「理学療法学教育モデル・コア・カリキュラム」（以下，コアカリ）[1]には，PT免許取得後の生涯学習の励行が記載されている．PTに対する社会的要請として，障害のある人の機能回復や生活の再獲得，介護予防，健常者に対する健康増進などがあげられる．日本理学療法士協会（以下，PT協会）が実施する生涯学習システムでは，卒前教育を基盤としながら，卒後にも研鑽（けんさん）を継続することで，多様なニーズに対応できるPTの育成が求められている．

▶ column

理学療法士の職能団体である日本理学療法士協会は，毎年7月17日を「理学療法の日」として，健康に関する公開講座，地域の高齢者の方々を対象とした介護予防・健康増進のイベント等を行っている．

職能団体と生涯教育

理学療法の活動領域の広がりに応じて，2013年度からPT協会に12の分科学会と5つの部門が設立され，より専門領域に特化した活動が行える環境が整った．2021年には，15に増えた分科学会は一般社団法人格を取得し，5つの部門は研究会へと発展した．各分科学会・研究会の精力的な活動を発信する日本理学療法学会連合は，図1の組織から成り立つ[2]．

1）新しい生涯学習制度

2022年から運用が開始されたPTの新しい生涯学習制度[3]では，「登録理学療法士」を基盤とし，「認定理学療法士」「専門理学療法士」の制度が構築された[4]．国民に対してPTの質を保証するために5年ごとの更新制を取り入れ，生涯にわたる知識・技術の維持や向上が可能となる制度設計になっている（図2）[3]．

a．登録理学療法士

登録理学療法士は，2年の前期研修（座学33時間，実地研修48時間）の修了後，3年の後期研修（座学76.5時間，実地経験3年）の修了が必要である．

b．認定理学療法士

登録理学療法士の取得後，認定理学療法士プログラムを履修し，試験に合格した者に認定理学療法士の資格が与えられる．なお，認定理学療法士の新規取得にあたり，基本的理学療法に加え，特定領域の実践能力と管理能力が求められる．

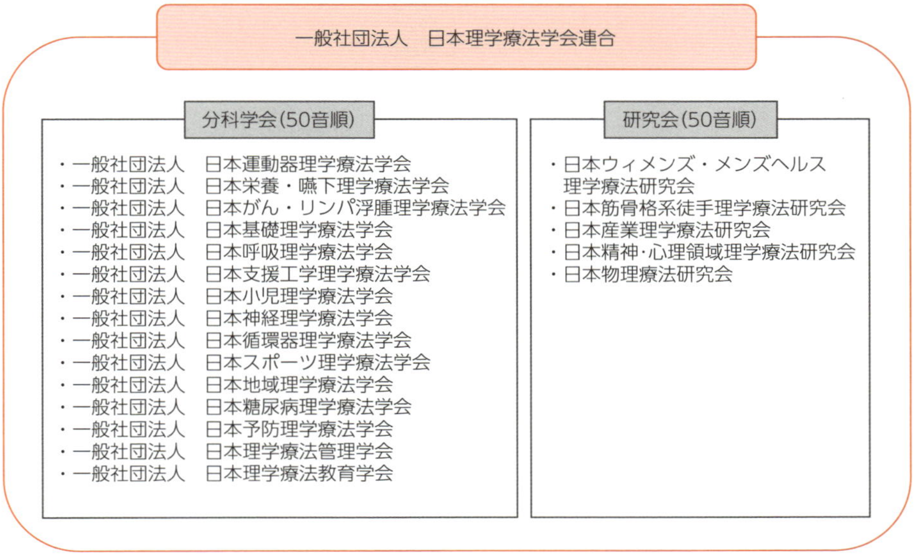

図1　日本理学療法学会連合

〔日本理学療法学会連合：法人理学療法学会・理学療法研究会．（https://www.jspt.or.jp/　参照 2024/1/27）〕

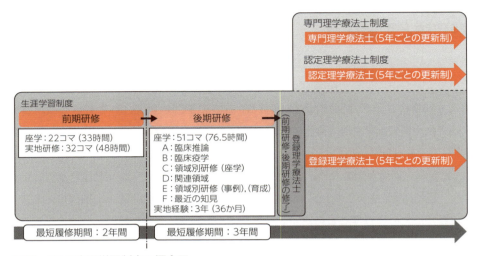

図2 PTの生涯学習制度の概念図
〔日本理学療法士協会：生涯学習制度について．（https://www.japanpt.or.jp/pt/lifelonglearning/new/ 参照 2024/1/22）〕

c．専門理学療法士

専門理学療法士制度はいくつかの分野からなり[4]，各分野の学術的な専門性を有することが求められる．資格取得後も理学療法の発展に寄与する学術活動や，より高度な専門性と自己研鑽を継続する者が望ましい．

2）地域包括ケアシステムに関する推進リーダー制度

地域包括ケアシステムとは，要介護状態になっても住み慣れた地域で自分らしい日常生活を営むことができるよう，医療・介護・予防・住まい・生活などの支援が包括的に提供される体制のことである．地域包括ケアシステムを推進するため，地域ケア会議推進リーダー（自立支援につなげる助言ができる人材）と，介護予防推進リーダー（多職種や住民との協働による予防プログラムを企画・提案ができる人材）の認証コースが設定されている[5]．また，高齢者の保健事業と介護予防の一体的実施に対応するため，2020年10月からフレイル対策推進マネジャーを取得できるコースも設定された．いずれの資格取得にも，登録理学療法士を取得している必要がある．

3）指定管理者制度

PTの管理者の人材育成やネットワーク構築を目的として，協会指定管理者（初級・上級）の制度が設定されている[6]．管理者の連携促進や組織強化を目的としており，協会指定の管理者研修の受講により取得可能である．なお，上級については初級の取得後に一定のe-ラーニングを受講することで取得できる[6]．

関連学会

1）作業療法士

　日本作業療法士協会においても，OTの資質向上，作業療法に関する職能水準の維持・向上およびOTの専門性と社会的地位のいっそうの確立を図り，国民の保健・医療・福祉に寄与するため，生涯教育制度を運用している[7]．基礎研修やその後の認定作業療法士・専門作業療法士については，第7章6を参照してほしい．

2）看護師

　日本看護協会における認定・専門制度と生涯学習制度として，専門看護師，認定看護師，認定看護管理者の3つの資格認定があり，認定と5年ごとの認定更新が行われている[8]．複雑で難しい看護問題をもつ個人，家族や集団に対して水準の高い看護ケアを効率よく提供するため，特定分野の知識・技術を深めた専門看護師を社会に送り出すことで保健医療福祉の発展に貢献すること，また看護学の向上を図ることを目的としている[8]．

大学院への進学

　大学院への進学も，理学療法の専門性を高める有力な方法である．大学院へ進学する場合，修士課程（博士前期課程，通常2年）を修了すれば修士号，博士課程（博士後期課程，3～4年）を修了すれば博士号の学位が授与される．

1）大学院進学の意義

　理学療法領域の知識を高め，研究の必要性に対する理解や疑問の解決，読解力や論理的思考の向上，高度で専門的な学術研究活動に携わることで，理学療法の質の担保や教育者としての高い専門性を得ることができる．

2）働きながらの大学院進学

　大学院への進学として，養成施設を卒業後そのまま進学するケースと，臨床を経験してから進学するケース（PTとして働きながらの進学も含む）がある．社会人でも学びやすいよう夜間に開講している大学院や通信制の大学院を選び，学業に励むのもひとつの方法である．

　一方，研究に割く時間が必要になるため，仕事と学業の両立など，時間管理の能力が求められることが多い．

3）修了後の進路

　修士号あるいは博士号を取得すれば，教育機関や研究機関などへの就職が選択肢として増えてくる．習得した知識や技術を臨床で活かしたい場合は，学業や研究とともに就職・転職活動が必要になる．大学や企業の研究職として働きたい場合は，博士課程への進学を検討し，研究発表の機会を増やす必要がある．進路によって大学院への取り組み方が異なるため，進路を十分に検討し，計画的に大学院生活を送りたい．

文 献

1) 日本理学療法士協会：理学療法教育モデル・コア・カリキュラム.
(https://www.japanpt.or.jp/assets/pdf/activity/books/modelcorecurriculum_2019.pdf　参照 2024/1/25)
2) 日本理学療法学会連合：法人理学療法学会・理学療法研究会.
(https://www.jspt.or.jp/　参照 2024/1/27)
3) 日本理学療法士協会：生涯学習制度について.
(https://www.japanpt.or.jp/pt/lifelonglearnir.g/new/　参照 2024/1/22)
4) 日本理学療法士協会：認定・専門理学療法士制度.
(https://www.japanpt.or.jp/pt/lifelonglearnir.g/asset/pdf/ninteisenmongaiyou.pdf　参照 2024/1/22)
5) 日本理学療法士協会：地域包括ケアシステムに関する推進リーダー制度（会員限定コンテンツ）.
(https://www.japanpt.or.jp/privilege/profession/seminar/chiikihoukatsu/　参照 2024/1/22)
6) 日本理学療法士協会：協会指定管理者（初級・上級）の設定.
(https://www.epta.jp/cms/wp-content/uploads/2021/12/2021_siteikanrisya_gaiyou1.pdf　参照 2024/1/22)
7) 日本作業療法士協会：生涯教育制度 2020　制度の概要と解説.
(https://www.jaot.or.jp/files/page/kyouikubu/shougaikyouikutechoudensiban.pdf　参照 2024/1/23)
8) 日本看護協会：資格認定制度.
(https://www.nurse.or.jp/nursing/qualification/　参照 2024/1/23)

参考文献

・日本理学療法士協会：認定理学療法士臨床認定カリキュラム教育機関.
(https://www.japanpt.or.jp/pt/lifelonglearning/new/certif-specialized/nintei_curriculum/　参照 2024/1/23)

（田中貴士）

第7章 人材育成・キャリア開発〜自分の将来想像してる？〜

6 作業療法士の卒後教育，各団体の専門・認定制度と生涯教育

> **Point**
> ▶ 日本作業療法士協会の生涯教育制度では，段階的な自己研鑽ができる．
> ▶ 大学院への進学者は増加傾向である．
> ▶ 研修会や学会は，身近な地域のものから参加してみるとハードルが低い．

▶ introduction

ヒゴさん: 卒業後も生涯学習が必要ですが，作業療法士に関してはどんなものがありますか？

オーさん: 日本作業療法士協会が定める生涯学習制度があるよ．研鑽を積んで認定作業療法士や専門作業療法士を目指すことができるんだ．

ヒゴさん: どのようなメリットがありますか？

オーさん: どちらも自己研鑽の意味合いが強いけれど，認定作業療法士はジェネラリスト，専門作業療法士は一定の分野についてのスペシャリストとして認知されるよ．

ヒゴさん: 大学院に進学する人も増えていると聞きます．生涯学習をする意味はどこにありますか？

オーさん: 自己研鑽をすることによって，作業療法士としてのスキルを向上し，より高いレベルで患者に向き合うことができる．そして，研修会の講師を務めたり，大学の教員になるなど，後進の育成にあたることもできるよ．

卒後教育

　OTは国家資格を取得したからといって，勉強の必要がなくなるわけではない．医療や福祉は日々進歩しており，常に新しい情報をキャッチして知識と技術を磨いていかなければならない．対象となる方に対し，高い水準の知識と技術を提供することが求められているため，OTになってからも学び続ける必要がある．各養成校でも卒後教育といった研修を定期的に開催しているところや，就職した先の病院や施設で新人教育プログラムや研修制度を設けているところも多い．日本作業療法士協会（以下，OT協会）でも生涯教育制度を設け，OTの質の向上の一役を担っている．

日本作業療法士協会生涯教育制度の概要

　OT協会では，OTの質の向上を目的として，2003年度に「生涯教育制度」を，翌2004年度には，OT協会としてはじめての資格認定制度である「認定作業療法士制度」を創設し，2009年度からは「専門作業療法士制度」をスタートさせた[1,2]．

　この制度は，大きく3つにより構成される（図1）．1つ目に，OTの継続的な自己研鑽を支援するための「生涯教育基礎研修制度」，2つ目に，作業療法の臨床実践，教育，研究および管理運営に関する一定の能力を習得するための「認定作業療法士取得研修」，そして3つ目に，高度かつ専門的な作業療法実践能力を修得するための「専門作業療法士取得研修」からなる．また，OTにとって日々の実践に必要不可欠な「生活行為向上マネジメント研修」や，後輩育成のための「臨床実習指導者講習会」が制度内に盛り込まれている．

1）生涯教育基礎研修制度

　基礎研修は，「現職者研修（必修）」と「基礎研修自由選択」の2種類に分かれている．これらの必修研修は，協会入会時より5年以内にすべて修了することが望ましいとされている[3]．

a. 現職者研修

　現職者共通研修は10テーマで構成されており，OT協会員として求められる職業倫理や協会・士会活動に必要な内容を身につけ，臨床実践の共通的・基礎的能力の向上を目的としている．

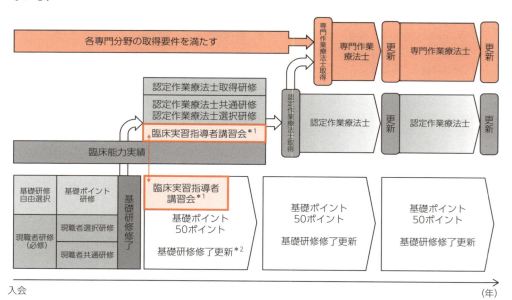

図1　生涯教育制度の構造図（2020年4月1日以降入会者）
＊1：免許取得後，実務経験4年以上で1回受講
＊2：臨床実習指導者講習会の受講は，基礎研修修了の初回更新時の必須条件
〔一般社団法人日本作業療法士協会：生涯教育制度　基礎研修制度　現職者共通研修・現職者選択研修　研修シラバス・運用マニュアル　第5.0版．(https://www.jaot.or.jp/files/page/kyouikubu/gensyokusyashirabasuver5.0.pdf 参照 2024/1/11)〕

現職者選択研修は,「生活行為向上マネジメント(Management Tool for Daily Life Performance:MTDLP)」の基礎を学ぶことに加え,多様な視点をもち複数領域で対応できる実践力を養うための基礎的知識を得ることを目的としている.

b. 基礎研修自由選択

OT協会,各都道府県作業療法士会が,主催・共催する学会や研修会だけでなく,他団体が開催するOT協会が承認した学会や研修会への参加・発表を基礎研修のポイントとするものである.また,臨床実習指導などもポイントとなる.

2) 認定作業療法士制度

認定作業療法士制度は,「OTの質の向上,作業療法に関する水準の維持・向上およびOTの専門性と社会的地位のいっそうの確立を図るため,OT協会が一定の基準を設けてOTの養成・審査・認定を行い,国民の保健・医療・福祉に寄与すること」を目的としている[4].認定作業療法士とは,作業療法の臨床実践,教育,研究および管理運営に関する一定水準以上の能力を有するOTをOT協会が認定した者を指す.認定作業療法士を取得した後は,5年おきの更新が必要である.

3) 専門作業療法士制度

専門作業療法士制度は,「特定の専門分野においてすぐれた実践能力を有するOTを認定することにより,その専門性をもって国民の保健・医療・福祉に寄与すること」を目的としている[5].専門作業療法士とは,認定作業療法士である者のうち,OT協会が定める特定の専門作業療法士分野において高度かつ専門的な作業療法実践能力を有することを認定した者を指す.単に臨床実践の専門家というだけでなく,専門分野の教育や研究,社会的貢献も求められる.認定作業療法士と同じように,専門作業療法士も5年おきの更新が必要である.

大学院への進学

1) 大学院受験の準備

大学院は大学を卒業したのちに,研究の方法を学び,研究を行うところである.基本的に,大学院修士課程(博士前期課程)は2年,博士課程(博士後期課程)は3～4年であり,特別なコースを設置している大学院もある.大学院進学に際し,大学卒業後そのまま進学する人,一度就職したのちに退職・転職をして進学をする人もいるが,そのまま働き続けながら

▶column

作業療法士の職能団体である日本作業療法士協会は,協会が設立された9月25日を「作業療法の日」としている.障害を有する子どもを対象とした福祉機器の紹介,病気や怪我をした際に役立つ情報の市民への発信,市民祭りへの参加など作業療法士の認知度向上も含めるかたちで各都道府県において各種イベント等を行っている.

表1 大学院数及び在籍する院生数

	2015年	2016年	2017年	2018年	2019年	2020年
大学院数	71	75	77	80	80	51
修士課程（博士前期課程）	286	276	367	418	374	365
博士後期課程	193	136	248	314	360	266
合計（名）	479	412	615	732	734	631

〔日本作業療法士協会：作業療法白書2021．p.124, 2021〕

学業を両立させる人も多い．両立させるためには，職場の理解や家族の協力が必要となってくることもあるため，周囲への相談や時間の使い方の見直しも重要である．受験方法も大学によって様々な種類が準備されており，一般選抜や推薦選抜，総合型選抜，社会人特別選抜など，自分にあった受験方法を選択できることもある．そのため，志望する大学院の受験方法を早めに調べておく必要がある．

大学院では研究室に所属し，指導を受けながら研究を進めていく．大学よりも講義は少なく，特に博士課程では，研究が中心となる．入学してから研究室を選択する場合もあるが，自分の所属する研究室を事前に決めて大学院を受験することが多い．受験前に指導教員との面談を設定している大学院もある．自分のしたい研究はどこの研究室であればできるのか，その研究室はどんな研究をしている人がいるのか，あるいは研究室の教員の指導方法など，よく吟味して研究室を選ぶことが大切である．その研究室に所属している大学院生や修了生から話を聞いてみるのも，ひとつの手段である．

2）大学院で学ぶメリット

作業療法白書2021[6]によると，2015～2019年度の調査では，大学院修士課程，博士課程に在籍しているOTの数は，徐々に増加傾向であった（表1）．2020年にはいったん減少したが，これは新型コロナウイルス感染症（COVID-19）の影響による一時的なものと考えられ，さらに修士号および博士号の取得をめざすOTは増加していくことが予測される．また，海外ではOTになるために修士号を得ていないと資格が取得できない国もあり，アメリカでは今後，博士号の取得が必須となっていく．日本ではこのような動きはまだないが，専門職として大学院に進学するメリットも大きい．先に述べたように，OT協会が運営している生涯教育制度でも，研究は重要視されている．研究について深く学べるだけでなく，研究に精通した人から意見をもらえることで視野を広げることができ，研究を複数人で協力して進めることで人とのつながりが広がる．さらに，大学院に行くことで，教員や研究職といった仕事の幅が広がることもある．

研修会・学会

1）研修会

研修会は，ある分野の知識や技術をより高めるために開催される会である．卒後教育だけ

でなく，研修会への参加も新しい知見を得るための重要な機会である．無料の研修会や現地に出向かなくても受講できるオンライン研修会もあり，経済的な負担が少なく学べる機会を得ることもできるため，OT協会や都道府県作業療法士会，その他団体が発信する研修会情報に目を通しておくとよい．週末に行われる研修会や平日の夜に開催される研修会など，自分のスケジュールを調整しながら無理なく参加することが，学びを継続するうえでのポイントのひとつである．

2) 学会

学会は，学術の研究を目的とした専門家や研究者が集まり設立されている．学会誌や学術論文誌の刊行，学術大会や学術集会の開催などを通じた研究交流や学術情報の流通を促進し，特定の学術分野を支えている[7]．学会は，作業療法に関するものから作業療法分野以外のものまで多岐にわたる．学会に参加することで最先端の研究や貴重な事例報告，第一線で活躍している講師の講演などを聴講することができ，大変実り多いものである．学会で仲間と再会したり，新たな出会いがあったりすることも学会参加の醍醐味である．

学会発表と聞くと敷居が高く感じることもあるかもしれないが，作業療法に関する学会でも，全国的な大きな日本作業療法学会から各都道府県作業療法士会が開催する都道府県学会まで規模も様々である．学会発表を 躊 躇 しているのであれば，まずは，身近な都道府県学会から挑戦してみてはどうだろうか．学会で発表することは，日々の臨床を振り返るいい機会になる．

学会発表をするためには様々な事前準備が必要であり，①発表テーマを決める，②先行文献を探す，③データを収集する，④ 抄 録を書く，⑤ポスター・スライドを作成する，⑥発表内容を練る，⑦発表する，といった段取りが必要である[8]．まずは，1事例をじっくり掘り下げる事例報告から行うほうが取り組みやすいだろう．

✎ 文 献

1) 日本作業療法士協会：生涯教育手帳（電子版）．
(https://www.jaot.or.jp/files/page/kyoikubu/shougaikyouikutechoudensiban.pdf　参照 2024/1/11)
2) 日本作業療法士協会：生涯教育制度改革 2023 の概要．日本作業療法士協会誌 131：38-41，2023
3) 日本作業療法士協会：生涯教育制度　基礎研修制度　現職者共通研修・現職者選択研修　研修シラバス・運用マニュアル　第 5.0 版．
(https://www.jaot.or.jp/files/page/kyoikubu/gensyokusyashirabasuver5.0.pdf　参照 2024/1/11)
4) 日本作業療法士協会：認定作業療法士とは？．
(https://www.jaot.or.jp/files/page/wp-content/uploads/2012/10/ninnteiot-seido-shutokuyouken.pdf 参照 2024/1/11)
5) 日本作業療法士協会：専門作業療法士とは？．
(https://www.jaot.or.jp/continuing_education/senmonot-seido/　参照 2024/1/11)
6) 日本作業療法士協会：作業療法白書 2021．p.124，2021
7) 埴淵知哉，他：日本における学術研究団体（学会）の現状．E-journal GEO 15：137-155，2020
8) 大庭潤平（編著）：作業療法管理学入門．第 2 版，168-170，医歯薬出版，2023

（仙波梨沙）

第7章　人材育成・キャリア開発〜自分の将来想像してる？〜

7 言語聴覚士の卒後教育，各団体の専門・認定制度と生涯教育

> **Point**
> ▶ 日本言語聴覚士協会の生涯学習プログラムには，基礎プログラムと専門プログラムがある．
> ▶ 言語聴覚士には，認定言語聴覚士の制度があり，5年ごとの更新制となっている．
> ▶ 臨床と研究は，表裏一体の関係である．

▶ introduction

ヒゴさん：卒業後も生涯学習が必要ですが，言語聴覚士に関してはどのようなものがありますか？

ゲンさん：日本言語聴覚士協会の定める生涯学習プログラムがあり，認定言語聴覚士を目指せるね．

ヒゴさん：言語聴覚士の質を保証するために必要な制度ですね．

ゲンさん：国内外の言語聴覚士の関連学会に所属して，自身の専門性を高めることも可能だよ．

ヒゴさん：最近では，大学院に進学する人も増えましたね．

ゲンさん：よりよい臨床家を目指す言語聴覚士には，是非とも大学院への進学をすすめたいな！

卒後教育

　言語聴覚士教育は，言語聴覚士免許を取得するまでの卒前教育と，取得後の卒後教育から構成される（図1）[1]．卒前教育として，養成校での講義・演習・臨床実習がある[1]．卒後教育として，日本言語聴覚士協会の生涯学習プログラム，日本言語聴覚学会，その他の学会・研修会への参加，職場教育，言語聴覚士免許取得後の大学院教育などがある[1]．

日本言語聴覚士協会の生涯学習プログラム

　2004年度より日本言語聴覚士協会は，「サービスの質の向上のために生涯，自己研鑽（けんさん）に努めることはSTの職能のひとつ」であるという観点から，生涯学習プログラムを導入している[2]．生涯学習プログラムは，「基礎プログラム」と「専門プログラム」に分けられており，

212

7 言語聴覚士の卒後教育，各団体の専門・認定制度と生涯教育

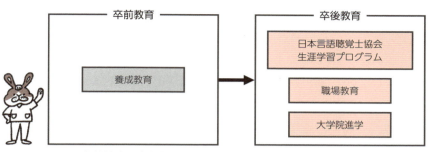

図1　卒前教育と卒後教育
〔日本言語聴覚士協会：言語聴覚士養成教育ガイドライン．2018より改変〕

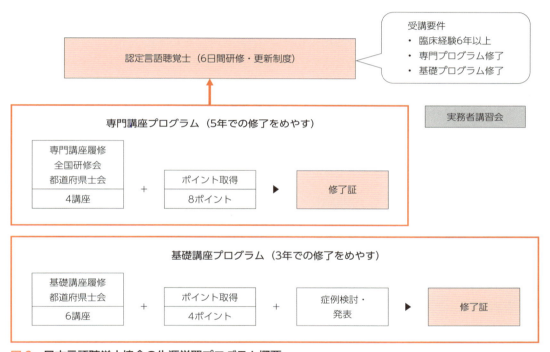

図2　日本言語聴覚士協会の生涯学習プログラム概要
〔内山量史：言語聴覚士の卒前卒後教育とキャリアパス．Journal of clinical rehabilitation 32：541-549，2023より改変〕

ポイントの取得，講座履修などの条件を満たすと修了証が取得できる（図2）[2]．

1）基礎プログラム

　基礎プログラムのおもな対象は，卒後3年以内の会員である．修了までの期間のめやすを3年としているが制限は設けられていない[2]．基礎プログラムの修了条件としては，日本言語聴覚士協会や都道府県言語聴覚士会が主催する基礎講座を6講座履修すること，STの関連学会や研修会への参加および発表を経て4ポイントを取得すること，臨床経験6年目以上の異なる施設に所属する日本言語聴覚士協会会員2名以上が指導者として参加する症例検討会での発表をすることが求められる[2]．これらの条件を満たすことで，日本言語聴覚士協会

213

より基礎プログラムの修了証の発行を受けられる[2]．

2) 専門プログラム

専門プログラムの修了までの期間のめやすは5年とされているが，基礎プログラム同様に制限は設けられていない[2]．専門プログラムの修了条件としては，日本言語聴覚士協会や都道府県言語聴覚士会が主催する専門講座を4講座履修すること，STの関連学会や研修会への参加および発表，職能団体の活動などにより8ポイントを取得することが求められる[2]．これらの条件を満たすことで，日本言語聴覚士協会より専門プログラムの修了証の発行を受けられる[2]．

3) 認定言語聴覚士講習会

認定言語聴覚士講習会は，臨床経験が6年目以上で，基礎プログラムおよび専門プログラムを修了している日本言語聴覚士協会の会員のみが受講できる講習会である[2]．2008年度から開始されており，各言語聴覚障害領域における高度な知識や技能をもち，高い水準で言語聴覚療法を遂行できるSTの養成を目指したプログラムで構成されている[2]．現在は，「摂食嚥下障害」「失語・高次脳機能障害」「言語発達障害」「聴覚障害」「成人発声発語障害」「吃音・小児構音障害」の6つの領域が開講されており，年度により開催領域が異なるので日本言語聴覚士協会のホームページを確認し，適時，開催領域や申込案内を確認することをおすすめする．なお，認定言語聴覚士は更新制度を導入しており，5年ごとに更新条件を満たす必要があり，継続した自己研鑽が求められている[2]．

4) 実務者講習会

実務者講習会は，2011年度より開催されている実践的な内容を中心とした講習会である[2]．医療保険部と介護保険部が主催する成人編，障害福祉部と学校教育部が主催する小児編が開講されており，現場で求められている実践的な知識や技能の習得を目的としている．実務者講習会で取り扱うテーマは毎年異なるため，適時，日本言語聴覚士協会のホームページを閲覧し，開催日時や内容について確認することをおすすめする．

関連学会

国内の言語聴覚療法関連団体としては，日本音声言語医学会，日本高次脳機能学会，日本神経心理学会，日本コミュニケーション障害学会，日本聴覚医学会，日本吃音・流暢性障害

> **column**
> 言語聴覚士の職能団体である日本言語聴覚士協会は，毎年9月1日を「言語聴覚の日」とし，各地で認知症や心と言葉等に関する市民公開講座，嚥下障害の相談窓口などのイベントを開催している．

学会，日本 LD 学会，日本 K-ABC アセスメント学会，日本ディサースリア臨床研究会，日本摂食嚥下リハビリテーション学会，日本嚥下医学会，日本リハビリテーション医学会，日本リハビリテーション栄養学会，日本呼吸ケア・リハビリテーション学会など多岐にわたる．

　海外の言語聴覚領域関連団体としては，耳鼻科医など言語聴覚障害に関連する専門家の国際的な団体である国際音声言語医学会（International Association of Communication Sciences and Disorders：IALP），アメリカの言語聴覚士職能団体（American Speech-Language-Hearing Association：ASHA）などがあり，ほかにも障害領域別で多数の学会がある．

職場教育

　ST の職場教育は，ST の所属施設や都道府県言語聴覚士会にて独自のプログラムで行われており，統一したプログラムや指針がない状況であった[2]．そのようななか日本言語聴覚士協会より，2018 年に言語聴覚士養成教育ガイドラインが示された．このなかで，言語聴覚士養成課程の学生の卒業時の到達目標に関して，ST の指導者のもとで典型的な言語聴覚障害をもつ方に基本的な言語聴覚療法が提供できること，入職後 1 年間はスーパーバイズを受けることが望ましいことが示され[1]，卒前教育から卒後教育まで含めた一体的なキャリアアップ（人材育成ラダー）の作成が必要とされた[2]．そのため，日本言語聴覚士協会では 2020 年に試案を作成し[3]，パブリックコメントによる意見を経てキャリアアップを完成させた[4]．ST の在籍する施設では，このキャリアアップをもとに，各施設の特色にあったものを作成して運用することが望まれる．

　1 年目の ST はリアリティショックを受け，ST としての自己効力感が低下しやすい時期である[5]．そのような時期に「機能していない教育システム」や「勉強しない先輩」という職場環境は，若手 ST の「成長したい，勉強したい」という気持ちが満たされない原因となり，退職願望を強めることになる[6]．若手 ST の学びへの意欲が高まりやすい環境づくりを心掛け，日本言語聴覚士協会による生涯学習プログラムや都道府県言語聴覚士会が主催する研修会への参加を促す働きかけが必要といえる．

大学院への進学

　ST が研究を行う意義は大きいと考える．それは，臨床現場での疑問解決には，研究的思考が必要不可欠だからである．すなわち，臨床と研究は表裏一体の関係にあるといえる．よりよい臨床家を目指すということは，研究活動を深めていくことにもつながるため，大学院への進学はそのひとつの手段として有意義である．ST が進学を考える大学院としては，言語聴覚学系だけではなく，医歯薬学系，教育学系，心理学系，工学系など多くの選択肢があ

第7章　人材育成・キャリア開発〜自分の将来想像してる？〜

る．そのなかから各自が専門性を追求したい分野を選んで進学することをおすすめする．

　なお，大学院の進学にあたっては，事前に師事したい先生（指導教員）のもとに挨拶にうかがい，自分はどのような分野に関する研究を大学院で行いたいのか相談し，大学院の入試の前に指導教員と研究計画を練ることが重要である．

文 献

1) 日本言語聴覚士協会：言語聴覚士養成教育ガイドライン．2018
(https://files.japanslht.or.jp/upload_file/kyoiku_guideline_20181027.pdf　参照 2024/1/31)
2) 内山量史：言語聴覚士の卒前卒後教育とキャリアパス．Journal of clinical rehabilitation 32：541-549, 2023
3) 日本言語聴覚士協会：言語聴覚士のキャリアアップ試案（人材育成ラダー）に関するパブリックコメントの結果について．2022
(https://members.japanslht.or.jp/member/notifications/view/1606　参照 2024/1/31)
4) 日本言語聴覚士協会：言語聴覚士のキャリアアップ．2021
(https://members.japanslht.or.jp/member/notifications/view/1696　参照 2024/1/31)
5) 池嵜寛人，他：言語聴覚士養成課程の学生と若手言語聴覚士における自己効力感の比較．言語聴覚研究 20：320-326, 2023
6) 祖父江由佳，他：若手言語聴覚士の早期離職に至るプロセス．言語聴覚研究 16：351-359, 2019

（池嵜寛人）

第8章

事業経営を知ろう！
～起業の第一歩～

1 事業経営と"経営理念"
2 財務管理
3 経営企画と各種分析手法
4 実例紹介"理学療法士が起業してみた！"
5 実例紹介"作業療法士が起業してみた！"

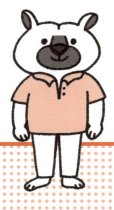

第8章 事業経営を知ろう！〜起業の第一歩〜

1 事業経営と"経営理念"

> **Point**
> ▶ 法人とは，法律上の「人」である．
> ▶ 法人には，営利法人と非営利法人がある．
> ▶ それぞれの法人には使命（ミッション）がある．

▶ introduction

ヒゴさん
世の中にはいろんな法人がありますよね．どんな法人があるのか教えてください．

クマ社長
法人は「法律上の人」という意味だけど，医療法人などいろんな団体のことを指すんだよ．

ヒゴさん
営利法人や非営利法人がありますが，どんな違いがあるんですか？

クマ社長
得られた利益を社員等に配る法人は営利法人，配らずに社会貢献活動に利用する法人は非営利法人だね．

ヒゴさん
法人を運営するために大事なことは何ですか？

クマ社長
それぞれの法人における「ミッション」「ビジョン」「バリュー」を決めて事業を行うことだね．

法人とは？

人は様々な権利や義務を有している（図1）．法律上の「人」には人間（自然人）と団体（法人）があり，契約や物の売買，納税などの権利や義務が「自然人」以外にも認められた団体が「法人」である[1]（図2）．

法人には，大きく分けて営利法人と非営利法人がある．営利法人には株式会社や合同会社があり，非営利法人には医療法人，社会福祉法人，NPO（Non-Profit Organization：特定非営利活動）法人，一般社団法人，公益社団法人，一般財団法人，公益財団法人，学校法人などがある（表1）．

1）営利法人

株式会社は，会社の事業をするために株を発行して株主から資金を調達し，経営は原則として取締役などに任せる．合同会社は，出資をした社員自ら（社員全員）が経営を行う会社

1 事業経営と"経営理念"

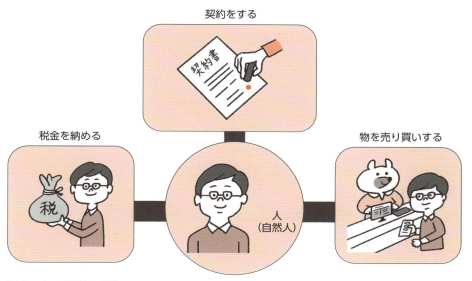

図1 人の権利や義務

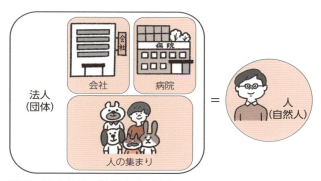

図2 法人とは,法律上の「人」

表1 法人の種類

営利法人	ビジネスで得た利益を株主や社員に配ることを目的とした法人 例:株式会社,合同会社など
非営利法人	ビジネスで得た利益を社員に配らず社会貢献活動に利用する法人(ただし,給与は配る) 例:医療法人,社会福祉法人,NPO法人,一般社団法人,公益社団法人,一般財団法人,公益財団法人,学校法人など

(持分会社)のひとつである[1].ビジネスで得た利益は株式会社の場合は株主,合同会社の場合は社員に配る.

2) 非営利法人

医療法人は医療法第39条に定められたもので,病院や診療所,介護老人保健施設などの運営を行う.社会福祉法人は社会福祉法で定められており,社会福祉事業を行うことを目的

として設立された法人で，特別養護老人ホームや障害者支援施設，デイサービス，保育所などの事業を行う．NPO法人は様々な分野（福祉，教育・文化，まちづくり，環境，国際協力など）で，社会の多様化したニーズに応える重要な役割を果たす．社団法人は世の中の人々のために一定の目的をもって人が集まったもの（集団）で，法人格が与えられたものである．日本理学療法士協会などの医療専門職の団体は，この社団法人に該当する．

　財団法人は，個人や団体から出された財産の集まりに対して法人格を与えたものである．そして，公益法人は広く社会一般の利益になる（公益）活動をする法人であり，一般社団法人や一般財団法人が，公益を目的とする事業を行うことについて認定を受けた場合に公益社団法人，公益財団法人となる．

　読者に身近な非営利法人としては，私立の養成校（学校法人）や国立大学（国立大学法人），公立大学（公立大学法人），そして，リハビリテーション養成校を卒業し，それぞれの国家資格を取得したセラピストが任意で入会する組織でもある，公益社団法人日本理学療法士協会や一般社団法人作業療法士協会，一般社団法人言語聴覚士協会もある．

3) 新たな法人の認証制度

　最近では，新たな法人の認定制度がスタートし，地域の病院，診療所，介護老人保健施設，介護医療院のいずれかを運営する法人が2つ以上参加し，非営利性や公共性を保ちつつ，それぞれの組織の機能の分化・連携の推進ができるような法人をつくることが可能になった．例をあげると，複数の子会社を企業グループ化してまとめるホールディングカンパニーのような法人間の合併や権利の移転等を速やかに行うことができる地域医療連携推進法人[2]，社会福祉法人やNPO法人が2つ以上参加し，福祉サービス事業者間の連携・協働を図るための取り組み等を行う社会福祉連携推進法人がある[3]．

4) 法人を設立するには

　法人を設立するときは，たとえば株式会社の場合は発起人が定款（会社の基本ルール）を作成して公証人の認証を受け，資本金（1円〜）の支払いをしたうえで法務局に登記（人でいう出生届のようなもの）を行う（認証と登記には別途経費がかかる）．一般社団法人は公証人に定款の認証を受け，法務局に申請する．一般財団法人は定款の認証を受け，設立者が財産（300万円以上）の拠出を行ったのち，法務局に申請する．また，法人を設立せず，個人で事業を営む個人事業主という制度もある．個人事業主の場合は，開業届を税務署に提出することで開業ができ，申請に関して法的に支払う費用はない．

事業経営とは？

　事業とは，「営利（利益を得ること）を目的として，会社などが行う仕事」や「営利を目的とせず，大きく社会に貢献するような仕事」であり，たとえば，医療法人の場合は，「（営利を目的とせず）地域で質の高い医療サービスを効率的に提供する」ことであり[4]，公益社団

法人日本理学療法士協会の場合は，「国民の医療・保健・福祉の向上のための事業とともに，職能・学術団体として，理学療法士の質の向上と，理学療法の普及と向上のための事業を実施する」[5]ことであるなど，それぞれの法人に課せられた事業や掲げる事業がある．

事業経営とは営利・非営利問わず，それらの事業の目的を達成するために行う継続的な管理や遂行であるといえる．

事業の使命とは？

営利法人・非営利法人を問わず，それぞれの事業には使命（ミッション）がある．病院や団体，企業などあらゆる組織が存在するのは，組織自身のためではなく，自らの機能を果たすことで社会，コミュニティ，個人のニーズを満たすためである[6]．そして，それぞれの組織には，こうあるべきだという根本の考えである「理念」がある．たとえば，ある病院は「本院は，高度な医療安全管理によって，患者本位の医療を実践し，〜中略〜，地域の福祉と健康に貢献する」という理念を掲げている．つまり，この病院の使命（ミッション）とは医療を実践するだけでなく，地域の福祉と健康に貢献することである．また，営利法人では，ある株式会社の理念の一部を例にあげると，「日々の生活充実に貢献すること」とあるように，営利を追求することが主ではなく，顧客の日々の生活充実に貢献することである．

このように営利・非営利問わず，それぞれの法人における使命（ミッション）は何であるか，組織として何をなすべきかについての理念を掲げ，その使命（ミッション）に基づき，ビジョン（組織が目指すべき理想の姿は何か，何を目指すのか）やバリュー（どのように目指すのかなどの行動指針）を決めたうえで事業経営を行う[7]．このことにより，人材の採用（応募者が応募を決める要因になる．採用する側が応募者の採用を決める要因になる）や育成（スタッフをどのように成長させるか，どのように成長させれば使命を果たすことができるか），組織風土づくりなど，組織としての社会的な位置づけをしたり，組織のあるべき方向性を定めたりすることとなる．

事業経営のために大事なこと

近年，新型コロナウイルス感染症，戦争，気候変動，災害，AIの台頭など，先行きが不透明で，将来の予測が困難な状態を，Volatility（変動性），Uncertainty（不確実性），Complexity（複雑性），Ambiguity（曖昧性）の頭文字を取ってVUCA（ブーカ）という（表2）．

組織の事業手順で代表的なものとして，PDCAサイクル［Plan（計画）→Do（実行）→Check（評価）→Action（改善）］がある．PDCAサイクルの中で立てた事業計画を実行する状況では，VUCAの時代に，たとえば新型コロナウイルス感染症が流行った場合などの不測の事態に対しては速やかな，かつ柔軟な対応が難しいため，短期的な事業としてPDCA

表2　VUCA（ブーカ）の要素

Volatility（変動性）	ものごとが大きく，かつ速く変化すること 　　例：テクノロジーの進化など
Uncertainty（不確実性）	将来の予測が難しいこと 　　例：新型ココナウイルス感染症流行，災害，気候変動 　　など
Complexity（複雑性）	いくつもの要素の絡み合いによって，社会が複雑化して いること 　　例：アメリカのインフレが日本にも影響を及ぼすなど
Ambiguity（曖昧性）	目の前の状況を理解することが難しい状態であること 　　例：解決方法が過去のやり方では通用しないなど

表3　OODA（ウーダ）ループ

Observe（観察）	観察により，状況の理解と意思決定に必要なデータを集める
Orient（状況判断）	集めたデータから状況を正しく理解する 情勢判断に使える情報に変換する
Decide（意思決定）	情勢判断に基づいて最適な手段や方策を決める
Act（実行）	決定した手段や方策を実行する

サイクルを回すことに限界がある．そこで，診療報酬や社会情勢などの目まぐるしい変化に対応するためには，OODA（ウーダ）ループ [Observe（観察）→Orient（状況判断）→Decide（意思決定）→Act（実行）]（表3）もひとつの方法である．長期的な事業計画として PDCA サイクルを回しつつ，短期的なものとしての OODA ループも組みあわせるような考え方が必要かもしれない[8,9]．

　日本が直面する「少子高齢化に伴う生産年齢人口の減少」の課題に対応するために，就業における意欲や能力を存分に発揮できる環境づくりが必要で，これを実現するために「働き方改革」を推進することが大事である．たとえば，スタッフの残業時間の上限を守り，1人あたり年5日の年次有給休暇を取得させたり，勤務間インターバルを導入したりすることなどにより，スタッフの働き過ぎを防いでワーク・ライフ・バランスを実現することが，結果として労働生産性を高めることにもつながる．病院などの医療機関では，医師の働き方改革も必須となっており，セラピストにかかわるものとして，リハビリテーションに関する各種書類の記載・説明・書類交付などのタスク・シフトがあり，組織全体として働き方改革に取り組むこととなる[10]．

　事業経営に直結するものとして，賃金も重要である．医療機関等の従事者のうち，医師・歯科医師・薬剤師・看護師を除く医療関係職種の給与の平均は，2023年の時点で全産業平均を下回っている[11]．また，高齢化等により医療・介護職の有効求人倍率が高いのにもかかわらず，一般企業（他産業）に人材が流出している．公定価格（特定のサービスについて国が設定した価格）で経営する医療機関等は，サービスにかかわる価格の変更（値段のつり上げ）ができない．国の2024年度の予算においては，医療や介護系の人材確保・処遇改善の

ため，診療報酬や介護報酬の改定率がプラスとなった．

　事業経営の方法のひとつに「アメーバ経営」がある．これは，京セラ株式会社を設立した故・稲盛和夫氏の作り出したもので，大きな組織を，独立採算で運営する小さな集団に分け，その小さな組織にリーダーを置き，共同経営のようなかたちをとるものである．この手法は，全員参加型の経営を実現するとともに，経営者意識をもつ人材の育成にもつながる[12]．また，セブン-イレブンでは，アルバイト人材も強力な戦力となるよう，それぞれの店舗で何をどれだけ発注するかをアルバイトにも分担し任せることで，アルバイトの「やりがい」を生み，自主的に仕事をするように成長を促すしくみがある[13]．このように，組織に所属するスタッフの一人ひとりが経営に関して自分事として捉えられるようになることは，しっかりとした組織の永続的な事業経営につながる．

> **column**
>
> 　故・稲盛和夫氏は日本航空を再建した偉大な経営者で，いつも口にしていた言葉に「利他の心」がある．自分を中心に考えてはいけないということであり，利己の心では自分を冷静に省みることができず，周囲の人から協力を得ることも難しくなるという教えである．

文　献

1) 佐藤孝幸（監修）：図解　いちばんやさしく丁寧に書いた　会社法の本．成美堂出版，2022
2) 厚生労働省：地域医療連携推進法人制度について．
(https://www.mhlw.go.jp/stf/seisakunitsuite/bunya/0000177753.html　参照 2024/2/5)
3) 厚生労働省：社会福祉連携推進法人制度．
(https://www.mhlw.go.jp/stf/newpage_20378.html　参照 2024/2/5)
4) 厚生労働省：医療法人制度改革の考え方．
(https://www.mhlw.go.jp/shingi/2005/07/s0722-9b.html#2　参照 2024/2/5)
5) 日本理学療法士協会：協会からのお知らせ．
(https://www.japanpt.or.jp/pt/announcement/　参照 2024/2/5)
6) P. F. ドラッカー（著），上田惇生（編訳）：マネジメント［エッセンシャル版］基本と原則．ダイヤモンド社，2023
7) P. F. ドラッカー（著），上田惇生（訳）：ネクスト・ソサイエティ　歴史が見たことのない未来がはじまる．ダイヤモンド社，2002
8) 加納正二：Society5.0 の新しい経営組織と経営戦略—ティール風味の組織，オセロ理論，第七感マネジメント—．Review of economics and information studies 20：41-60，2020
9) チェット・リチャーズ（著），原田　勉（訳）：OODA LOOP．東洋経済新報社，2019
10) 厚生労働省：タスク・シフト/シェア推進に関する検討会　議論の整理の公表について．
(https://www.mhlw.go.jp/stf/newpage_15678.html　参照 2024/2/10)
11) 厚生労働省：医療機関等の賃上げに係る入院外来医療等の調査・評価分科会における検討結果【別添】資料編．
(https://www.mhlw.go.jp/content/12404000/001191922.pdf　参照 2024/2/5)
12) 稲盛和夫：OFFICIALSITE　アメーバ経営．
(https://www.kyocera.co.jp/inamori/about/manager/amoeba/index.html　参照 2024/2/10)
13) セブン-イレブン・ジャパン（監修），迫ミサキ（まんが）：まんがでわかる　セブン-イレブンの16歳からの経営学．宝島社，2014

（久保高明）

2 財務管理

> **Point**
> - 財務管理とは，家庭における家計管理のようなものである．
> - 財務諸表は，組織の経営に関する成績表である．
> - 損益計算書（P/L）と貸借対照表（B/S）は，特に大事である．

▶ introduction

 クマ社長：経営には，財務管理が必要といわれますね． ヒゴさん

 クマ社長：経営（財務管理）状態は，財務諸表という成績表で把握できるよ．

ヒゴさん：財務諸表には，損益計算書と貸借対照表がありますね． ヒゴさん

 クマ社長：1年間の収益性は損益計算書で，ある時期の財産（資産）は貸借対照表でわかるんだよ．

ヒゴさん：医療機関の収入は診療報酬で，支出は人件費や機器の購入費などですね． ヒゴさん

 クマ社長：そうだね．診療報酬（収入）にばかり，つい目がいってしまうけれど，支出も含めて総合的に管理する必要があるね．

収入と支出のバランスが大事

　事業経営には，お金（財務）の管理が大事である．財務管理は，家庭における家計管理をイメージするとよい．もらった給料（収入）の中から，食費，水道光熱費，携帯電話料金，家賃，駐車場代，ガソリン代，車のローン代，家具購入代などを支出するようなものである（図1）．

　収入と支出のバランスを考えた場合に，「収入＞支出」であれば黒字，「収入＜支出」であれば赤字である．赤字を減らすためには収入を増やすか支出を減らすかであるが，特に支出を減らすことは収入を増やすよりも容易に対応しやすい（図2）．

　財務諸表は，組織の経営に関する成績表である．これは組織の収支バランスや財産を表すもので，これからのセラピストには必須の知識と考える．特に，職場のマネージャーになったり，起業して会社の代表を務めたり，個人事業主になったりする場合はなおさらである．

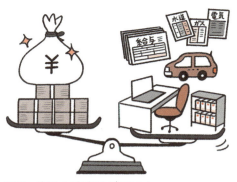

図1　収入と支出のバランス

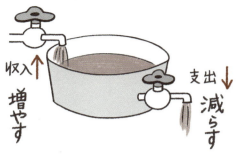

図2　財務管理の基本的な考え方

特に重要！　損益計算書と貸借対照表

財務諸表においては，損益計算書（Profit and Loss statement：P/L），貸借対照表（バランスシート，Balance Sheet：B/S）が特に重要である[1]．

1）損益計算書

損益計算書（図3，表1）は1年間（会計期間），たとえば4月1日（期首）から翌年の3月31日（決算日）までにおける収益性を示すもので，その1年間の収益がいくらか（図3右），その収益を得るためにかかった費用（図3左上），そして収益からかかった費用を差し引いて残ったものが利益となる（図3左下）．収益の内訳に関して，売上高は商品の販売やサービスの提供で得た収益，営業外収益は株式の配当や家賃収入などである．費用の内訳に関して，売上原価はたとえば飲食店であれば食材費用，販管費（販売費及び一般管理費）はスタッフの給料や広告の費用，法人税等は法人税，法人住民税，法人事業税である．

2）貸借対照表

貸借対照表（図4，表2）はある時点（たとえば4月1日）の財産を示すものである．簡単に表現すると，図4右側には資金を自分で用意したのか（図4右下），それとも借金をして調達したのか（図4右上）などの調達状況を記載する．左側の資産（たとえば，法人の建物といった固定資産）には，その調達した資金をどのように運用しているのか（図4左）を記載する．資産は，1年以内に現金化できるものを流動資産，1年以内に現金化できないものを固定資産という．負債は1年以内に返済の義務があるものを流動負債，返済までの期間が1年を超えるものを固定負債という．そして，返済の義務がない純資産（資本金）がある．流動資産には，現金や銀行預金，売掛金（後日，販売の代金を受け取ることができる権利）などがある．固定資産には，建物，土地，車両，器具・備品などの有形固定資産と，ソフトウェアなどの無形固定資産がある．

第 8 章　事業経営を知ろう！～起業の第一歩～

表 1　損益計算書（P/L）の例

損益計算書

自　〇年〇月〇日
至　〇年〇月〇日

（単位；円）

科目	金額	
Ⅰ　売　上　高		
売上高		10,000,000
Ⅱ　売　上　原　価		
売上原価		750,000
売上総利益（売上総損失）		9,250,000
Ⅲ　販売費及び一般管理費		
役員報酬		
給料手当	6,000,000	
退職金		
法定福利費		
福利厚生費		
修繕費		
事務用品費	30,000	
通信交通費	10,000	
水道光熱費	100,000	
調査研究費		
広告宣伝費	10,000	
貸倒引当金繰入額		
貸倒損失		
交際費	200,000	
寄付金		
地代家賃		
減価償却費	70,000	
開発費償却		
租税公課		
保険料	150,000	
雑　費		6,570,000
営業利益（営業損失）		2,680,000
Ⅳ　営業外収益		
受取利息配当金	10,000	
その他		10,000
Ⅴ　営業外費用		
支払利息	20,000	
貸倒引当金繰入額	20,000	
貸倒損失		
その他		40,000
経常利益（経常損失）		2,650,000
Ⅵ　特　別　利　益		
固定資産売却益	20,000	
その他		20,000
Ⅶ　特　別　損　失		
固定資産売却損	20,000	
その他	30,000	50,000
税引前当期純利益（税引前当期純損失）		2,620,000
法人税，住民税及び事業税	750,000	
法人税等調整額		750,000
当期純利益（当期純損失）		1,870,000

［マネーフォワード：クラウド会計　損益計算書（P/L）とは？　項目別の見方やポイント一覧・事例をわかりやすく解説．（https://biz.moneyforward.com/accounting/templates/501/）を参考に作成］

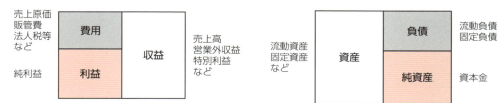

図3 損益計算書（P/L）の構成　　図4 貸借対照表（B/S）の構成

表2　貸借対照表（B/S）の例

貸借対照表
（〇年〇月〇日現在）
（単位：円）

資産の部		負債・純資産の部	
科　目	金　額	科　目	金　額
流動資産		流動負債	
現金	¥50,000	買掛金	¥50,000
普通預金	¥300,000	未払金	¥40,000
売掛金	¥300,000	短期借入金	
未収入金		その他	
その他			
		固定負債	
固定資産		長期借入金	¥50,000
（有形固定資産）		その他	
建物	¥300,000		
車両及び運搬具	¥200,000		
工具器具及び備品	¥100,000		
その他		負債合計	¥140,000
		資本金	¥1,000,000
（無形固定資産）			
ソフトウェア	¥100,000	期首繰越剰余金	
その他		当期利益	¥210,000
		その他	
		繰越利益剰余金	¥210,000
		純資産合計	¥1,210,000
資産合計	¥1,350,000	負債・純資産合計	¥1,350,000

〔マネーフォワード：クラウド会計　【税理士監修】シンプルな貸借対照表テンプレート（エクセル）（https://biz.moneyforward.com/accounting/templates/501/）のフォーマットを利用して作成〕

流動負債には，買掛金や未払い金（どちらも後日代金を支払うが，買掛金は主たる営業取引で発生するもの，未払い金は消耗品や固定資産の購入で発生するもの），固定負債には長期借入金（たとえば，設備投資で金融機関から1年以上の返済期間がかかる融資を受ける）などが含まれる．ちなみに，固定資産のうち業務で使用することで，時間の経過に伴いその資産価値が減るものは減価償却の対象となる．たとえば，1台600万円の一般用車両を法人で購入した場合に，前述した損益計算書の中でその年の費用として一括で600万円を計上するのではなく，その車両（固定資産）の耐用年数（一般用車両の用途で，普通自動車の場合6年[2]）に従い，毎年100万円ずつ費用として計上するようになっている．「なぜ，社長のベンツは中古の4ドアなのか？」という話を知っている読者がいるかもしれないが，4年落ちの中古車を購入する場合（かつ，定率式を採用している場合）は，その年の経費に車両取得金額の全額を費用として計上できるからである．

医療機関での例をみてみよう

さて，医療機関を例にあげると，売上（収入）に直結するのは診療報酬である．支出には労務費（人件費），材料費，委託費（経費）がある．

労務費は，その組織に勤務するすべてのスタッフの給与等である．詳細には，医師やセラピスト，看護職員など治療行為に関係する（保険点数となる）スタッフは直接人件費，事務部門等で保険点数とは関係のないスタッフは間接人件費に分けられる．

材料費には医薬品費，医療消耗品費，給食材料費などが該当する．また，委託費（経費）には検査委託費，給食委託費，水道光熱費，メンテナンス料，機器リース料，機器・建物の減価償却費などが該当する[3]．

診療報酬はさらに細かく分けると，基本診療料（初診・再診料，入院基本料など）と特掲診療料（リハビリテーション，検査，画像診断，処置，手術など）から成り立っている[4]．

医療機関の財務管理をするうえで，まずは，入院・外来別で診療科別・行為別の診療単価や患者数（延べ患者数，初診患者数，新入院患者数，平均通院日数，平均在院日数，年齢）などの分析が必要である．さらに，その医療機関のある地域の人口（昼間人口，夜間人口，小児人口，出産年齢人口など）や，医療供給状況（医療施設数，病床数，診療科，競合病院

▶column

「医療経営士」という民間資格がある．医療経営士は，医療機関をマネジメントするうえで必要な医療および経営に関する知識と，経営課題を解決する能力を有し，実践的な経営能力を備えた人材である．リハビリテーション業務を医療経営という側面から支援することができるだけでなく，その知識をもっているという証明が可能となる．医療経営にかかわることは，セラピストの職域の拡大にもつながるのではないだろうか．

の状況）なども，収益に関係する外部要因としてはずすことはできない[3].

　理学療法士・作業療法士・言語聴覚士の養成校を卒業後は，医療機関に就職することが多い．そのため，勤務先で財務管理を学び，実践しておくことは，その組織においての貢献度が高くなるであろうし，将来，独立して起業する際にも応用が利くであろう．

文 献

1) 滝沢ななみ：みんなが欲しかった！簿記の教科書　日商 3 級商業簿記. 第 8 版, TAC 出版, 2020
2) 国税庁：減価償却費.
   (https://www.keisan.nta.go.jp/r5yokuaru/aoiroshinkoku/hitsuyokeihi/genkashokyakuhi/index.html
   参照 2024/2/11)
3) 公益社団法人日本医業経営コンサルタント協会：医療経営コンサルティングマニュアル I. 中央経済社, 2019
4) 尾形裕也：日本の医療政策と地域医療システム　医療制度の基礎知識と最新動向［医療経営士初級テキスト 2 第 4 版］. 日本医療企画, 2018

（久保高明）

第8章　事業経営を知ろう！〜起業の第一歩〜

3 　経営企画と各種分析手法

> **Point**
> ▶ 経営企画の際は，組織の使命（ミッション）を明確にする．
> ▶ 現状分析（評価）に基づき，戦略・計画を立てる．
> ▶ 計画を実行し，再評価や改善を行う．

▶ introduction

ヒゴさん：経営を企画するうえで大事なことは何ですか？

クマ社長：組織の使命（ミッション）を明確化することだと思うよ．

ヒゴさん：そのほかにも大事なことはありますか？

クマ社長：経営を維持するためには収益性が大事なので，KPIやKGIを設定することが大事かな．

ヒゴさん：マーケティングも重要ですが，何から手をつけたらいいですか？

クマ社長：SWOT分析や5フォース分析などで，組織内部の分析や外部の分析を行うといいかもね．

継続して事業を行うために重要なこと

　それぞれの事業には使命（ミッション）がある．病院や団体，企業などあらゆる組織が存在するのは組織自身のためではなく，自らの機能を果たすことで，社会，コミュニティ，個人のニーズを満たすためである[1]．経営企画は，その使命（ミッション）を果たすために行うが，様々な現状分析を行ったうえで，経営戦略を明らかにし，経営計画などの企画を行い，実際にそれを実行する．リハビリテーションでは，「患者の初回評価→治療目標設定，プログラム立案→プログラム実施」まで行ったのちに，再度評価を行い，立案したプログラムにより設定した目標に到達しているかどうかを確認する．経営もそれと同じことで，目標を決め，事業計画を立て，実施し，再評価する．

　理念のない経営，いわゆるただのお金儲けは論外である．しかし，無償のボランティアは別として，使命（ミッション）を果たす事業に対する正当な報酬は必要である．また，素晴らしい使命（ミッション）はあるが，資金が不足して事業が継続できない事態は避けなけれ

ばならない．そこで，事業を継続して行うためには，収益管理やマーケティング（売上を伸ばすしくみづくり）が重要である．

現状分析をしよう

マーケティングは，まずは現状を分析することからはじめるが，その組織のもつ内部の要因と組織外の要因（外部要因）の把握が必要である．これにはSWOT（スウォット）分析（図1），5フォース分析（図2），PEST（ペスト）分析（図3）[2]，商圏分析[3]がある．

1）SWOT分析

SWOT分析は経営環境を網羅的に分析する手法で，組織の内部要因と外部要因，ポジティブ（機会：好ましい傾向）とネガティブ（脅威：好ましくない傾向）とをマトリクスで整理するものである．

S（Strength：強み）は，その組織のもつ資源や特徴で内部環境のプラスの要因である．W（Weakness：弱み）は，その組織の短所で内部環境のマイナスの要因である．O（Opportunity：機会）は，社会や市場の変化などが，組織にとってプラスに働く外部環境である．

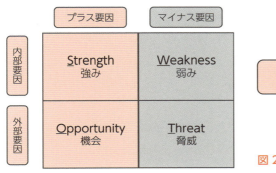

図1　SWOT分析

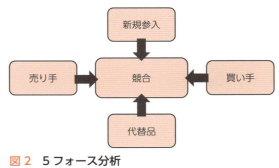

図2　5フォース分析

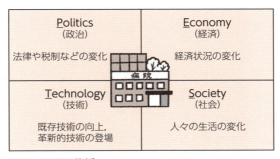

図3　PEST分析

T（Threat：脅威）は，社会や市場の変化などが，組織にとってマイナスに働く外部環境である．病院の SWOT 分析例もある[4,5]．

2）5 フォース分析

5 フォース分析は，収益性を下げることに影響を与える要因について，その業界の経営環境分析を行う手法である．

「競合」では，競合の数が多かったり，競合の市場シェアが高かったりすると収益性が低下する．

「新規参入」では，新規参入をしやすいほど競争が激しくなり収益性が低下する．

「代替品」では，代替品の登場により収益性が低下する．例としては，ガラケー（ガラパゴス・ケータイ）やデジタルカメラの代替としての電話機能，メール機能，カメラ機能を備えたスマートフォンの登場がある．

「売り手」では，たとえばラーメン店の場合，小麦などの原材料費が上がった際に，ラーメンの価格を上げることができないと収益性が低下する．

「買い手」では，たとえば個人の家電販売店の場合，消費者が家電量販店やネット販売業者から家電を安く買えると収益性が低下する．

3）PEST 分析

PEST 分析はその組織ではなく，外部要因・外部環境（Politics〈政治要因〉，Economy〈経済要因〉，Society〈社会要因〉，Technology〈技術要因〉）を広い視点で分析することで，ビジネスの機会創出を行ったり，自分の組織ではコントロールしたりできない外部の脅威を事前に理解することにつなげる．

「P：政治要因」は，税制の変化，法律改正，規制の緩和，条例改正，政権の交代などである．

「E：経済要因」は，景気，物価，金利，株価，為替，経済成長率，失業率などである．

「S：社会要因」は，人口動態，生活習慣・ライフスタイル，流行などである．

「T：技術要因」は，人工知能（AI），IoT（モノのインターネット），ロボット，自動運転技術，ドローン，イノベーションなどである．

病院を例にあげると，P は診療報酬や医療法などである．E は人件費高騰，物価の上昇，金利の上昇などである．S は少子化および高齢化，予防マインドの醸成，T は電子カルテや AI 診断，ロボットリハビリテーションなどである．

4）商圏分析

商圏分析は，たとえば，医療機関を新設したい場合に，診療圏内の人口数，人口密度，年齢区分（小児，生産年齢人口，高齢者）別の人口構成，将来推計人口や，昼間・夜間人口，就労・通学人口，鉄道・道路などの利用状況といった人口動態の調査を行うことである．ちなみに，総務省統計局の地理情報システム jSTAT MAP（https://www.e-stat.go.jp/gis/gislp/）を利用すると，設定した商圏内の人口数，男女数，世帯数などが確認できる．

戦略を立てよう

各種分析の次は，戦略を立てる．ここではSTP，アンゾフの成長マトリクス，AIDMAを紹介する．

1) STP

STPとは，サービスや商品のマーケティング計画をするにあたって，市場をセグメントに分け（Segmentation），その中からターゲットを絞り込み（Targeting），ターゲットのニーズに適合するように位置づける（Positioning）ことである．これにより，その組織がターゲットとするグループを抽出し，選択したターゲットに提供するサービスを決定することができる．

あるオンライン予備校のSTPを例にあげると，「S：地方の大学進学希望の高校生，レベルの高い授業を受けさせる．T：地方在住で近隣に予備校がない高校生．P：手ごろな値段で高いレベルの授業を受けられる．」となっている．

2) アンゾフの成長マトリクス

アンゾフの成長マトリクスは，組織が成長するためにどのような戦略をとればよいのかを考えるためのフレームワークのひとつである（図4）[6]．

市場浸透戦略は，既存の商品を既存の市場で売る場合，顧客の商品の認知度を高めたり，購入意欲を高めたりする戦略である．

新商品開発戦略は，新商品を既存の市場に投入し売上げを上げようとする戦略である．

市場開拓戦略は，既存の商品を新しい市場に投入する戦略である．

多角化戦略は，新しい市場に新商品を投入する戦略である．多角化戦略にはさらに，水平型多角化（例：自動車メーカーがその技術やノウハウを活かしバイクを生産する），垂直型多角化（例：スーツ販売店が，社内でスーツの製造も行う）などのパターンがある[6]．

3) AIDMA

消費者が物を買うとき（サービスを受けるとき）のプロセスを説明するモデルにAIDMA[2]

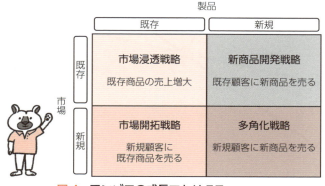

図4　アンゾフの成長マトリクス

がある．AIDMAは，次の5つ，Attention（関心），Interest（興味），Desire（欲求），Memory（記憶），Action（行動）の頭文字を取っている．それぞれに対するアプローチとして，1つめの「A」はテレビCM，ウェブ広告など，「I」は口コミ，メルマガ，インスタなど，「D」は無料お試し，試用，他社との比較など，「M」はDMやメールマガジン，2つめの「A」は割引，購入特典付与などである．

売上を考える

売上を考えるときに重要なのは，「単価×数量」である．リハビリテーションに関する診療報酬（収益）も基本は「単位×人数」，1セラピストあたり月で計算する場合は「単位×人数×勤務日数」で算出できる[7]．

リハビリテーション室では考慮する必要性は低いが，飲食店など客の店内の滞在時間が売上に直結する場合は，テーブルの回転率（1日の来客数÷客席数）も考慮する．ある立ち飲み形式のフレンチ料理店は，立ち飲みスタイルにして回転率を高めるビジネスモデルで，結果として高い売上につなげている．

具体的な売上目標を立てる際には，適切な重要業績評価指標（Key Performance Indicator：KPI）や重要目標達成指標（Key Goal Indicator：KGI）を設定する．企業の場合は売上（KGI）に直結する商談回数，成約率，平均受注単価などがKPIとなる．病院の場合は，患者数，紹介率，手術件数，平均在院日数などといった診療に関係するものだけでなく，市民向け講座の実施回数，ホームページのアクセス数，院内研修会への参加数などがKPIである．

KGIと損益分岐点との関係も，マネージャーは頭に入れておく必要がある．損益分岐点とは，事業が黒字（利益が出ている状態）でも赤字（損失が出ている状態）でもない，利益と

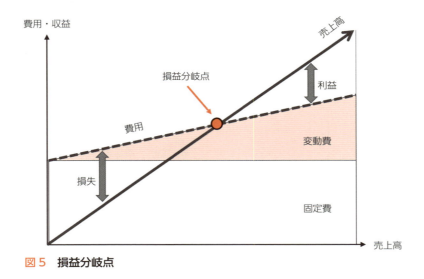

図5　損益分岐点

損失が釣り合っている状態である（図5）[8]．たとえば，飲食店の場合，固定費は家賃や従業員の給料などである．材料代や水道光熱費などは，売上が変わるとこれらも変わるので，変動費という．毎月のお店の家賃が10万円，給料が30万（＝固定費40万円），ラーメン1杯800円にかかる材料費が300円，水道光熱費が100円とするとラーメン1杯の利益は

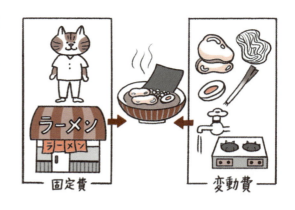

400円であるため，損益分岐点に到達するラーメン杯数は 400,000÷400＝1,000 杯/月となる．毎月25日営業するとなると，単純計算で1日40杯以上売れれば利益が出ることになる．

また，事業をするうえで，事業者と客との商売関係（Business to Consumer：BtoC），事業者同士の商売関係（Business to Business：BtoB）のどちらにも，顧客生涯価値（Life Time Value：LTV），いわゆるリピーターを増やす考えも大事である．

LTVの計算方法のひとつに，「購入単価×購入回数」がある．リピーターを増やし「購入回数」が増えるようにするためには，顧客の購入履歴管理，ポイント付与，メール配信，定期購入などの方法がある[8]．

> **column**
>
> 近年，セラピストの起業が増えてきて，大変喜ばしいことと考えている．しかしながら，医療機関や介護施設勤務とは異なり，経営（営業）努力が必要となる．学生のうちから会計やマーケティングにも触れておくことは，自身の将来の働き方の選択肢を増やすことにつながるだろう．

文献

1) P.F. ドラッカー（著），上田惇生（編訳）：マネジメント［エッセンシャル版］基本と原則．ダイヤモンド社，2023
2) グロービス：グロービス MBA キーワード［図解］基本ビジネス分析ツール50．ダイヤモンド社，2018
3) 公益社団法人日本医業経営コンサルタント協会：医療経営コンサルティングマニュアルⅠ．中央経済社，2019
4) 森田正美：中規模地域医療支援病院の経営戦略：SWOT 分析と病床再編シミュレーションによる検討．商大ビジネスレビュー 7：191-218，2017
5) 加賀市医療提供体制調査検討委員会：第6回会議 参考資料1-3 SWOT 分析．
6) 経済産業省：「アンゾフの成長マトリクス」．
（https://mirasapo-plus.go.jp/hint/15043/ 参照2024/2/11）
7) 公益社団法人日本医業経営コンサルタント協会：医療経営コンサルティングマニュアルⅡ．中央経済社，2019
8) 高橋伸夫：大学4年間の経営学が10時間でざっと学べる．KADOKAWA，2019

（久保高明）

第8章 事業経営を知ろう！〜起業の第一歩〜

4 実例紹介 "理学療法士が起業してみた！"

> **Point**
> ▶ 起業は手段であり，理学療法士として社会における役割を知ることで，成し遂げることができる．
> ▶ 経営者となることで理学療法士としての視野が広がる．
> ▶ スタッフを育成し，職能団体としても活躍の場を広げていくことで，会社も自分自身も成長することができる．

introduction

ヒゴさん：理学療法士で社長になっている人が増えていますね．
ピーさん：自ら掲げる使命（ミッション）を達成するために起業するようだね．
ヒゴさん：起業にはお金が必要ですよね．
ピーさん：銀行から融資を受ける方法があるけど，場合によってはアドバイスを受けることも必要だね．
ヒゴさん：社員が増えることで，統括することが大変になりそうですね．
ピーさん：マネージャーを育成することで，組織運営を円滑にできそうだね．

経緯

起業して約10年が過ぎ，ひとつの節目を迎えた．

「地域の明日を笑みに変える」という想いで2013年に株式会社EMIASを設立．

最初はリハビリ特化型デイサービスから開設し（図1），2年後には訪問看護ステーションを開設，その後多店舗を展開．1日型デイサービスや，発達障がい児を対象とした児童発達支援事業や放課後等デイサービス，女性が輝く社会づくりを目指したウーマンズヘルスケア研究会やアロマケア研究会（図2）というセミナー事業を発足してきた．私自身は新卒から5年間，整形外科クリニックのみでの勤務経験ではあるが，今では多くの分野の事業を営んでいる．

理学療法士が起業するのは今では一般的だが，10年前はまだ少なかった．経営者としては

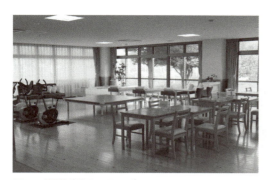
図1 開業当初のリハビリセンター
"smile スミレ–光の森"

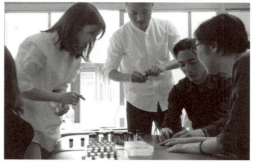
図2 アロマケア研究会

10年とまだ未熟な私だが，20代というまだ理学療法士として未熟な立場で起業して得たことを伝えられたら幸いである．

過去

1) 起業のきっかけ

養成校を卒業後，私は松原リウマチ科整形外科というクリニックに就職した．

膠原病内科を得意とし，一般整形の患者が多い医療機関であった．現場では入院も外来も両方，そしてスポーツをしている学生から高齢者まで幅広く関わらせていただいた．そんななかで語弊があるかもしれないが，病院では救えない患者の多さを目の当たりにした．「救えない」というのは，ゴール設定の難しさという意味も含んでいる．入退院を繰り返したり，医療保険の期限によってリハビリ介入ができなくなったりする，いわゆるリハビリ難民の多さ，そして医療現場ではあまり考慮されない QOL の支援などである．

そんなときに，ポシブル医科学株式会社の塩中社長に出会い，介護保険制度を知った．

まだ25歳の若者に時間をさいていただき，社会における仕事の目的を知る機会となった．目の前の患者を救うことは当たり前，もっと業界のこと，地域のこと，社会のことを考え仕事をしている視野の広さに心を奪われた．開業権があるわけではないが，介護業界には異なる手段でアプローチができることを知った．開業は目的ではなく手段である．そのときから私たちが会社というチームを作り，社会に何を成し遂げるのか，私自身の理学療法士としての視野が広がったと思う．

そして丸5年間が経過，お世話になったクリニックを退職し，起業した．

2) 資金面での苦労

まず，壁にぶつかるのが資金である．勤務先がクリニックであったため，入院外来診療ともに医師との距離感が近く，恩師である松原院長には医学一般以外に病院運営についても身近に話を聞かせていただけるという恵まれた環境にいた．何となくいけるであろうと思った

ら大間違い，近親に自営業者や経営者がいない私は，金融機関では十分な事業融資が得られなかった．

資金が調達できなければ何もはじめられない．そこで恩師である松原院長や知人をたどり，私の事業を応援してくださる方々に，金融機関へ話をしてくださるようお願いに足を運んだ．そうやって周りの方々の応援があって，ようやく開業資金を融資してくれる金融機関との関係が構築でき，スタートすることができたのである．

3）順調に進んだ起業初期

意気揚々とはじめた起業は，予想以上に順調だった．

みんなでワイワイ楽しみながら，まるでサークルのような雰囲気でやっていた．深夜遅くまで仕事の話をしたり，仕事を終えたら居酒屋に行ってまた仕事の話をしたりと，自分自身も若かったため，平気で徹夜をしながら毎日仕事のことばかりに熱中していた．

2，3年経ち，共鳴する仲間が増えた．同じ世代で病院を飛び出し，理学療法士として活動する仲間たち．それぞれが役割を果たし，自分は代表取締役社長の役割という立場．セミナーや勉強会の運営を通じて，内部でのコミュニケーションを深め，仲間たちがスキルを伸ばせる環境をつくり上げてきた．日進月歩の業界の中で，常に自己研鑽や人に教える機会や環境を作ることは今でも大事にしていることである．そして，従業員が増えるにつれ，経営者という役割で物事を考える時間が増えてきた．それが経営者としてぶつかった最初の壁であった気がする．

4）任せる壁にぶつかった中間期

従業員が30名を超え，一人ひとりと直接話すことが難しくなった．顔が見えない状態でのコミュニケーションが課題となり，伝言ゲームのような誤解が生じることが増えてきた．その一方で，通訳者となる仲間も増え，一方通行にならないようコミュニケーションを図りながら現場を任せるようになってきた．

しかし，伝言ゲームのようにきちんと伝わらないことがほとんどであった．

現場から離れ，理学療法士として患者さんとの直接のやりとりが減った．そこからが本当の経営者としての難しさがはじまった．

お客様の確保，従業員の成長や昇給，キャリアアップ，リスク管理など，あげればキリがない．特に，仲間になってくれた従業員を支えることの大きさを深く感じた．しかし，うまくいかない日々が続いた時期もあった．

そんなとき，先輩から「利き手を縛る」という教えを得て，物事の本質を見つめ直すことが重要だと学んだ．前線から身を引いた後，社員のアイデアや意見を大切にし，運営に積極的に取り入れるようになった．ただし，社員の意見を直ちに取り入れるのは難し

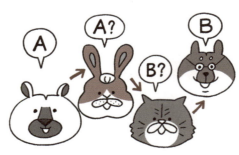

いこともあった．視座を高くもたなければ，経験のない壁が社員たちを苦しめることもあった．

そこで，「考える力」を身につける時間を増やし，管理者以上とともに多くの会議やミーティングに参加した．人からは「何をそんなにやっているのか」と言われることもあったが，信じて着実に進めていくことが重要だと感じ，それを貫いてきた．

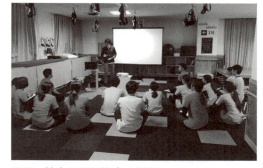

図3　社内での研修会の様子

当社は「明日に笑みを」という理念を軸に，チームで行動している．判断に迷うことや，立ち止まったときには，必ずこの理念に立ち返る．

組織が拡大するにつれ，お客様に近い現場からの意見を拾いにくくなることがある．この問題を解決するために，私は現場で働くスタッフをマネージャーとして位置づけ，コミュニケーションが途絶えないようにかかわり続けている（図3）．

そして，チームでは行動指針も明確にし，大切にしている．EMIASでは「必要なときに必要なサービス」を提供し，「プライドは捨てろ，誇りは失うな」「サスティナビリティ（継続可能性）を疑え」という指針で考えて判断し，時代の変化にあわせて進化し続けている．

現在

1）従業員の育成

現在，店長クラスの役割を担うスタッフをマネージャーランクと認定し，その方々の育成に注力している．当社の半数以上がコメディカルの職種であるが，学生時代に経営や組織論を学ぶ機会が不足している．そのため，新たな職位に昇進する際の課題に苦しむことが増えており，彼らの成長をサポートするための施策が求められている．

特に，店舗スタッフをまとめる役割をもつマネージャーランクのスタッフは，管理者や幹部など経営者に近い立場の言葉を店舗スタッフに届ける必要がある．反対に，現場からの意見を吸い上げ，社内を改善していくことも必要になる．

▶column

ビジネスの世界では，リスクを恐れず未開拓の分野に挑戦する人のことを「ファーストペンギン」といい，パイオニアや先駆者の別名である．未開拓の市場に参入した時点ではライバル企業がいないため，「顧客獲得」や「価格競争の回避」といったメリットがあるといわれている．

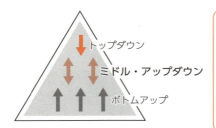

図4 ミドル・アップダウンの組織イメージ

　企業には圧倒的なTOPのヒエラルキーで組織を引っ張っていく方法もあるが，私は性分としても合わないので異なる方法をとっている．それは多様性を認めていくという個性の伸ばし方であり，これが偶然にも時代には合っているかもしれないと感じる（図4）．

　2020年には新型コロナ蔓延による経営危機が訪れたが，なんとか乗り越えてきた．2016年の熊本地震のときも不安に襲われたが，今回の状況はそれとは比べ物にならないほどの恐怖があった．当社も減収はあったが，減給という厳しい決断をすることなく，社員の生活はなんとか守ることができた．これは全社員が自分たちに何ができるか，そして何をすることが未来へつながるかを「考える力」を身につけてくれていたおかげだと，強く感じている．

2）法人全体のつながり

　法人で運営する事業が協力し合い，素晴らしい連携が生まれている．
　"リハビリセンター スミレ"では，セラピストが個別リハビリや利用者に合わせた運動プログラムを提案し，「やりたいこと」にチャレンジし続けている．同時に，エンターテイナーとしてのインストラクターも配置しており，グループでのエクササイズを通じて多くの利用者へ介護予防サービスを提供している．
　"リハビリラウンジ ガーデン"では，食事や入浴などに加え，個別リハビリや集団レッスンなどの運動の機会を提供．ここでは本人らしさを尊重し，自分のペースで過ごすことができるようにしている．そして，"訪問看護ステーション スピット"では，「明日に紡ぐ」という想いを胸に，在宅での生活をサポートしている．
　また，"こども発達サポートセンター るーと"では，発達に不安を抱える子どもやそのご家族へのサポートを担当している．専門職を配置し，一人ひとりの特性に合わせた内容でかかわりながら，日常生活を安心して過ごせるように，ご家族や関係機関と連携を図っている．
　特に嬉しいのは，事業所同士の連携がいっそう強化されていること．たとえば，訪問から卒業し，通所介護へつなげる，その逆のケースにも柔軟に対応している．看護ケアや言語に関するサポートが必要なら，小児事業と訪問看護が協力して利用者に最適なサービスを提供している．複数の店舗を展開することで，それぞれの事業所の強みを活かしつつ，利用者や利用児たちに喜びをもたらしていけるように，これからも多様性に向き合っていくつもりで

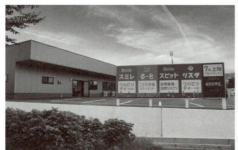
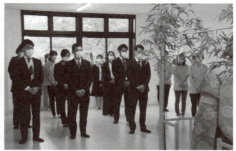

図5 2022年大津町にオープンした"複合型施設ウェルネスモール HOURS". 共鳴する仲間が増えた

ある．この理念や考えも，社会のニーズを現場で感じ，底上げした結果だと私は考えている（図5）．

未来

　私は1人では叶えられなかった景色を今見ている．だからこそ，スタッフにも自ら考えたアイデアや仕事を通じて，社会の役に立ったという気分を味わってほしい．経営してわかったこと，それは社会貢献という視点から得られる喜びがどんどん増えていったことだ．従業員が70名を超えた今，全スタッフにその思いを届けることが難しくはなってきたが伝え続けたい．

　仕事の報酬について考えると，以前は「給料や収入」だと思っていた．けれども，大切なものが見えていなかったと気づいた．大切なものとは何か？　それは「目に見えない報酬」である．見えないけれども，気づくことができる，仕事には大切な報酬があることを得られたと思う．

　私は社会に出てから，「自ら求めて得るべき報酬」つまり「能力・仕事・成長」と，「結果として与えられる報酬」つまり「収入・地位」を区別して考えておくように，と先輩方から教わった．その教えによって，自ら求めて仕事をし，成長することで人に頼られ，感謝される機会が増えることを実感している．この感覚を多くの人に伝え，共有できる環境をつくりたいと考えている．かつての勤務時代，このような報酬を感じることが少なかった自分だからこそ，同じ気持ちを抱える人たちの支えになり，人生の一助になれることができたら嬉しく思う．それが，私が人に助けられ，支えられ，教わってきた方々への恩返しだと思っている．

　そして，このことが理学療法士の活躍の場を広げ，職能団体を盛り上げる一助につながれば，それが大きな喜びである．

（松井　亨）

第8章 事業経営を知ろう！〜起業の第一歩〜

5 実例紹介 "作業療法士が起業してみた！"

> **Point**
> ▶ 作業療法士も起業することが可能である．
> ▶ 運営していくうえでは，仲間（チーム）が必要である．
> ▶ 苦労もあれば，それ以上の感動と喜びがある．

▶ introduction

ヒゴさん：起業をされている作業療法士が増えているように思います．

オーさん：作業療法は多様性が高い専門職だから，医療以外に職域が広がっていることが大きいよね．

ヒゴさん：起業している作業療法士は，高齢者のデイサービスを経営していることが多いのですか？

オーさん：デイサービス以外にも，訪問看護ステーションや有料老人ホーム，放課後等デイサービスを経営している作業療法士がいるよ．

ヒゴさん：デイサービスに医師はいないようですが，医師の指示は必要ないのですか？

オーさん：病院のように直接処方箋をもらっているわけではないけど，常に医療機関と連携をとり，リスク管理を行いながら作業療法を行っているよ．

決意

「平成 21 年 7 月 20 日　起業を決心．やるしかない．先の事（跡継ぎ）等なにも考えず，ただ自分の行ってきた地域作りを継続するため行う．来年の 4 月開業を目標に今から準備を進める．成功することしか考えない．」

　ほぼ毎日つけている「起業日誌」の最初のページである．

　さて，私が起業をしたのは平成 21 年 10 月 1 日．会社登記用の印鑑を作ったことがスタートだったと記憶している．ただし，出発は「夢」などのかっこいいものではなかった．きっかけは，前職が民事再生法の適用となり，食べていく手段を考えていた際に起業に行きついたということである．後に学んだことではあるが，管理者の一番の仕事は「判断」と理解している．そして，経営者の仕事は「決断」とも理解している．つまり，最初の仕事は「やる

242

か，やらないか（断る），決めること」すなわち「決断」である．

資金調達

　起業しようと決心した前の年に家を建てた．つまり，貯金などはほとんどない状態からのスタートとなった．そのため，恥ずかしながら資本金は100万円だった．その頃，九州で起業した先人の集まりでリ経研（リハビリテーション起業・経営研究所：代表幹事　川本愛一郎氏）というものがあった．起業に向けた，基礎編，応用編，実践編などのセミナーが福岡で行われたので，参加して起業のノウハウと人脈を得た．そのときに出会った先輩起業家には，今でも様々な場面で相談に乗っていただいている．

　その先輩方からまず学んだのが，「現金を残せ！」だった．貯金がない私の場合，銀行からお金を借りないといけない．このお金には，建物を建てるためや改修するためのお金と，運転資金という当面の間の人件費を含めた諸経費（家賃や送迎車のガソリン代，水道光熱費など）が含まれる．早い段階で黒字化（損益分岐点）できると問題はないが，せめて半年から1年間くらいの運転資金は必要となる．急な出費等もあるので，無事にお金を借りられたらリハ機器や送迎車等はすべてリースとして，現金をできるだけ残すようにした．

　介護報酬は，利用者にサービスを提供してから2か月後に振り込まれる．当たり前ではあるが，ラーメン屋さんのようにその日にお客さんが来て現金を得るのとは性質が異なる．たとえば，4月に利用者さんにたくさん来ていただいても，それがお金となり手元に来るのは6月になる．すなわち，当面の食べていくためのお金は必要ということになる．スタッフにも，「給料は払えないので来月まで待ってほしい」というわけにはいかない．

　また，実績のない私にとってリース会社から承諾を得たり，銀行からお金を借りたりすることは，簡単ではなかった．リース会社には何件も断られ，銀行には幾度となく事業計画を持参して足を運んだ覚えがある．そのときに何よりも力になってくれたのが，当初から一緒になって手伝ってくれた池田さんの存在である．池田さんは事務職であり前職で一緒に働いていたので，お互いよく理解し合っている存在だった．私が「こういうことをやりたいんだ」など理念・理想や企画をまとめると，そこに池田さんが「採算が合うかどうか」「事業として成り立つか」をキチンと数字を交えて事業計画として整理をしてくださる．大げさな表現だが，私が総理とすると，池田さんは官房長官というところだろうか．池田さんには今でも事務長として助けていただいている．後にも記すが，起業するには「1人ではできない，仲間が必要」ということになる．経営者としては人の2倍，3倍働く心づもりはあっても，単純な話だが送迎車を2台同時に運転することは不可能である．つまり，仲間が必要ということだ．

会社概要

2010 年にデイサービスからスタートして，現在 14 期目となる．屋号は，両親がメロン農家ということもあり，「ケアサポートメロン」とした．当初から，作業療法士（OT）はもちろん理学療法士（PT），言語聴覚士（ST）を揃え，地域でも病院と変わらないリハビリテーションが提供できることを目指している（図 1）．また，若くして脳血管障害で麻痺をきたした方など若年障害者の方々を受け入れることができるように，集団でのレクリエーションを行わない，自己選択・自己決定を重んじた事業所を目指していた．その例として，施設通貨の活用などがあげられると思う（図 2）．

この結果，介護保険制度でいうと第 2 号被保険者や男性の利用者が多いのも特徴となった．実はその影響もあり，若年性認知症の利用者も早い段階で受け入れた．そのことにより，現在では若年性認知症の受け入れ実績は熊本県で一番多くなった．この実績も評価され，熊本県からの若年性認知症に関する委託事業も行っている．事業所数は現在，通所介護事業所 3 か所，認知症対応型通所介護事業所 2 か所，住宅型有料老人ホーム 2 か所，居宅介護支援事業所 1 か所，合計 8 事業所であり，スタッフ数もやがて 60 名となる．ちなみに，そのうち 19 名は PT・OT・ST であり，ほかの通所事業所に比べセラピストが多いことも特徴となっている（図 3）．

1. 本格的なリハビリテーション
理学療法士・作業療法士・言語聴覚士によるリハビリテーションで，病院と変わらないサービスを提供します．

2. 明るい作りの室内
施設内はデイサービスを感じさせない作りとなっており，明るく開放的な環境で過ごせます．

3. 自律を促す多くのしかけ
当施設のみで使用できる施設通貨やセミセルフなど，自律を促すための独自の仕組みをご用意しています．

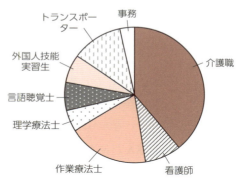

図 1　“メロン”の 3 つのおいしさ

図 3　当社の職員構成

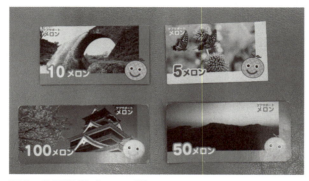

図 2　施設通貨（メロン券）

地域に根づく

　私が当初から目指していることが2つある．ひとつは「この仕事を子どもたちが目指すかっこいい仕事にしたい」．そして，もうひとつは「認知症をはじめ障害を負った方に優しい地域のコミュニティづくり」である．特に後者については，まずはじめの手段として，地域の公民館やコミュニティセンターで行われている「ふれあいきいきサロン」や「100歳体操」などの支援を積極的に行った．10年以上も続けていると，最近では地域から逆に"メロン"にリクエストが来るようになってきた．地域のコミュニティセンターで通所型サービスCも行ったが，これも今までの地域とのつながりがあってこそだと思う．最近では，チームオレンジの立ち上げにも参画している．

　「地域に根づく」ということは，地域から「信頼」を得ることだと理解している．根が張っていない木は，台風などが来るとすぐ倒れてしまう．事業を運営していくうえでは，地域に「信頼」という名のしっかりとした根を張ることが必要だと考えている．そのようななかで，自分の目指す「優しいコミュニティ」ができていくものと思う．

ブランディング

　開設当初から認知症ケアに力を入れており，認知症介護実践者研修修了者は18名となり，職員の約3割は認知症介護に関する専門家でもある．若年性認知症に関する委託事業もよき広報となっており，また，私自身も熊本市認知症介護指導者という資格も有し，様々な認知症に関する研修に参画している．その甲斐あって，現状では「メロンさんは認知症の専門でしょ」のような感じで，認知症の方の紹介が多いことは事実である．「熊本でデパートといえば鶴屋」「ゆっくりできるカフェといえばスタバ」というように，その業界の代名詞になることは運営していくうえでも鍵となると考えている．

　ただし，どんなよいケアを行っていても，発信しないことには人々に知ってもらえない．そのため，現在ではホームページはもちろんインスタグラムなどを活用し，PRにも力を入れている．特に，2024年1月に行った映画館でのイベントは大成功となった．このイベントは，令和5年度熊本県若年性認知症受入促進研修に位置づけられ，『オレンジ・ランプ』という映画の上映と，その映画の主人公のモデルである丹野智文さんと熊本のオレンジ大使

> **column**
>
>
> 　チームオレンジとは，認知症サポーターを中心としたチームメンバーが，同じ地域で生活する認知症の方やその家族の見守りや支援を行うことを目的とした活動である．熊本市南区においても，"しまの家"というチームオレンジが熊本市の第3号として認定され，週に1回の活動を行っている．

（認知症本人大使）とのオンラインによるトークセッションを行った．ラジオやテレビへの出演の影響もあり，映画館には溢れんばかりの参加者が集まった．ここにも，私が目指す「かっこいい仕事にしたい」という開設当初からの想いがこもっている．周囲から，「介護事業所が映画館で面白そうなことをしているな」と思ってもらえれば幸いである．

また，学術面にも力を入れており，第19回熊本作業療法学会では弊社スタッフの市原が最優秀演題をいただいた．過去にも，九州の作業療法学会に参加したスタッフが優秀演題の6演題に選出された．

マネジメント

組織は人で成り立つ．先ほど，職員数は60名と説明した．現在ではダイバーシティという言葉で示されているように，働く人々も19〜75歳，特に最近ではシニア世代の方が増えた．また，フィリピンからの外国人技能実習生も4名と，多様性に富んでいる．様々な価値観を受け入れる，言葉を変えると，様々な価値観を認めあえるチームづくりが必要となる．

チームづくりにおいては，パーソン・センタード・ケア（以下，PCC）を軸に認知症ケアに当初から力を入れてきた．入職時には必ずPCCの書籍を渡して，弊社のバイブルとしていると説明し，感想文を1週間以内に提出してもらうようにしている．これはトランスポーター（運転手）で入職した人も同様である．そのため，PCCという言葉は弊社で知らない人はいないと思っている．

このPCCの書籍の中に，「他者から認められていると本人も実感できる」という言葉がある[1]．実は，認知症で日常生活では他者の手を借りないといけなくなった方ももちろん，脳血管障害で麻痺や失語症を有する方，さらには，働く私たちにとっても周囲から認められたいという欲求がある．PCCを理解することにより，弊社には少なからず「お互いを認め合う」という文化が根付いている．利用者さんや周囲からの評価の中で「メロンさんの職員は皆さん優しいですね」という言葉をいただく．私には何よりも嬉しい誉め言葉である．

マネジメントの父といわれるP.F.ドラッガー（オーストリアの経営学者）は，このように示している．「人をマネジメントすることは仕事をマーケティングすること」だと[2]．すなわち，「優しい文化」をつくるうえでは，経営者としてしっかり仕事をマーケティングし，その人に適した仕事を与える．もっというと，その人ならでは仕事を与えることだと思っている．そうすることにより，スタッフも他者から認められ，生き生きと仕事をすることになると確信している．

> **column**
>
> パーソン・センタード・ケア（person centered care：PCC）とは，認知症の方の介護における「その人（person）を中心とした（centered）ケア（care）」という，対象者のこれまでの人生，趣味，性格などの「その人」らしさを尊重した考え方やその実践のことである．

苦労以上の喜びがある

今までもあり，きっとこれからも多くの苦労はあると思う．しかし，それ以上の多くの喜びがあるので，いつの間にか苦労を忘れている．サッカーなどのスポーツでは，チームに点が入ると歓声が沸く．介護の業界でも同様だ．チームで点を取ることが，私の喜びでもある．逆に点を取られ，惨めな思いをすることもある．たとえば，最近でいうと新型コロナにより営業ができなくなったり，しっかり伝えてはいるものの感染対策の理解が不十分で，スタッフから協力が得られなかったりしたこともあった．ただし，これはきちんと感染対策を理解していなかったスタッフの責任ではない．きちんと伝えきれていなかった私の責任になる．

逆に，喜びは「笑顔と感動」のように思う．たくさんの喜びがある．たとえば，そのひとつは日頃利用していただく方々が，ADL 等の改善ももちろん，元気になっていくことかもしれない．徘徊等の行動心理症状がある方が落ち着いて過ごせるようになると，これも喜びのひとつである．デイサービスに行きたがらない利用者さんが，"メロン"に紹介されて利用が定着し，紹介していただいたケアマネさんから「さすがメロンさん！」と言われる瞬間も，スタッフと喜びを分かち合うことができる．もちろん経営者としては，売上がきちんと上がり，スタッフに満足のいく給与を支給することが一番の役割だ．スタッフにとっては当たり前かもしれないが，賞与など渡す際は多くの職員が「ありがとうございます！」と満面の笑みを浮かべる．この瞬間も経営者としては，とても嬉しい瞬間だ．

いずれにせよ，経営していくうえでは，熊本地震や新型コロナなど多くの障壁があった．しかし，どのような状況でもポジティブに捉え，スタッフ（場合によってはスタッフの家族も含め）を護っていくことが最大の任務となる．

感謝と愛

ワーク・ライフ・ヘルスバランス，仕事とプライベートのバランスも大切だが，何よりも大切なのは「健康」であると思う．心身ともに健康であることが，経営者の第一条件ではないだろうか．これには，規則正しい生活と食事．つまり，妻への感謝が第一だろう．そして，いつも応援してくれている子どもたちに感謝．タフに産んでくれた両親に感謝．そして，支えてくれている職場の仲間に感謝．また，そのお礼に，すべてのスタッフに愛をもって接していきたいと思う．これまでも，そしてこれからも．

文 献

1) 水野 裕：実践パーソン・センタード・ケア―認知症をもつ人たちの支援のために．ワールドプランニング，2008
2) P.F. ドラッカー（著），上田惇生（編訳）：マネジメント【エッセンシャル版】―基本と原則―．ダイヤモンド社，2001

（元田真一）

Index

あ

アクシデント	101, 172
アクティブ・ラーニング	89
安全管理	3, 171

い

遺族年金	49
一次救命処置	100, 174
医療・介護・地域等との連携	98
医療接遇	177
医療法	117
医療保険制度	14, 17
インカム	90
インシデント	101, 172
インシデントレポート	101, 172
インフォームド・コンセント	77

え

営利法人	218

お

オンラインサロン	92

か

介護医療院	44
介護報酬	35
介護保険サービス	81
介護保険制度	15, 31, 237
介護予防推進リーダー	204
介護老人保健施設	42
介護ロボット	90
回復期リハビリテーション病棟	24
科学的介護情報システム	35
カネの管理	11
カルテ	132, 137, 148, 158
患者満足度	57

感染制御チーム（ICT）ラウンド …… 104

感染対策	101, 139, 151, 161
カンファレンス	133

き

起業	236, 242
基礎プログラム	212
機能訓練指導員	87
基本理念	93
機密文書	148
客観的臨床能力試験	187, 193
キャリア	180
キャリアアップ	215
キャリア開発	181
教育コスト	143
教員資格	192
協会指定管理者	204
業務の管理	74, 96
居宅介護支援事業所	32
緊急時の連絡管理	97

く

クリニカルインディケーター	164
クリニカルパス	56
クリニカルラダー	112

け

経営	241
経営者	238
見学実習	189, 193, 200
言語聴覚士学校養成所指定規則	196
言語聴覚士法	128
現職者研修	208

こ

コアカリ	185, 202

高額療養費制度	20
考課面談	149
後期高齢者医療保険	19
厚生年金制度	49
厚生労働省医道審議会	127
公的扶助	52
高齢者福祉	52
国際音声言語医学会	215
国際標準化機構	56
国民医療費	20
国民皆保険制度	17
国民健康保険	19
国民年金制度	48
心の健康づくり計画	106
個人情報	118
コミュニティ	92
雇用保険制度	50

さ

財務諸表	224
作業療法白書	210

し

事業経営	220
資金	237, 243
施設基準	84
施設内研修	89
疾患別リハビリテーション料	26, 143
実習生	145, 155, 162
実習調整者	192
質の管理	138, 149
質の保証	168
指定基準	184
指定規則	184
児童福祉	51
社会福祉	15
収益の管理	78, 91, 97, 142, 153, 161
住環境	88

修士課程 ……… 205, 209	専門理学療法士 ……………… 203	**に**
手指衛生 …………………… 102	戦略 …………………………… 233	二次救命処置 ……………… 100
ジュネーブ宣言 …………… 120		日本言語聴覚士協会 … 130, 212
守秘義務 ………… 118, 149	**そ**	日本作業療法士協会 … 125, 207
生涯学習 …………………… 168	総合臨床実習 …… 189, 193, 200	日本理学療法学会連合 ……… 203
生涯学習制度 ……………… 203	相対的医療行為 …………… 116	日本理学療法士協会 … 122, 202
生涯学習プログラム ……… 212	組織マネジメント ………… 92	認定言語聴覚士 …………… 214
生涯教育制度 ……………… 208	損益計算書 ………………… 225	認定作業療法士 …………… 208
障害者福祉 …………………… 52		認定理学療法士 …………… 203
障害年金 ……………………… 49	**た**	
商圏分析 …………………… 232	貸借対照表 ………………… 225	**ね**
情報の管理	多職種連携 ………… 92, 144	年金制度 ………………… 15, 47
…… 77, 86, 91, 97, 137, 148	多様性 ……………………… 240	
職業倫理 …………………… 119		**は**
職業倫理ガイドライン …… 120	**ち**	パーソン・センタード・ケア
職業倫理指針 …… 120, 125	地域医療構想 ……………… 22	……………………… 246
職能要件書 ………………… 150	地域ケア会議推進リーダー … 204	ハインリッヒの法則 … 101, 172
職場環境 ……………………… 4	地域包括ケアシステム …… 204	博士課程 ………… 205, 209
食品衛生 ……………………… 58	地域包括ケア病棟 ………… 25	ハラスメント ……… 68, 108
処方箋 …… 132, 136, 147, 158	地域包括支援センター …… 32	
人員基準 ……………………… 82	地域連携 ……………………… 85	**ひ**
人材育成 ………………… 3, 181	チームオレンジ …………… 245	非営利法人 ………………… 218
人材確保 ……………………… 94	チームビルディング ……… 73	ヒトの管理 …………………… 6
新指定規則 ………………… 184	治療ガイドライン ………… 169	ヒヤリ・ハット …… 101, 169
心理的安全性 ………………… 63		病院機能評価 ……… 56, 164
診療参加型臨床実習 … 187, 195	**つ**	評価実習 …… 189, 193, 200
診療報酬 ……………………… 23	通所介護 ……………………… 39	被用者保険 …………………… 19
	通所リハビリテーション …… 40	標準予防策 ………… 102, 174
す		
スタンダードプリコーション	**て**	**ふ**
………………… 102, 174	出来高払い方式 …………… 23	福祉用具 ……………………… 88
生活行為向上マネジメント … 195		物品の管理
生活保護 ……………………… 53	**と**	…… 84, 90, 96, 140, 151, 159
	登録理学療法士 …………… 203	物理療法機器 ……… 10, 141
せ	特別養護老人ホーム ……… 87	ブランディング …………… 245
世界作業療法連盟 ………… 193	ドナベディアンモデル	フレイル対策推進マネジャー
絶対的医療行為 …………… 116	………………… 138, 163	……………………… 204
専門作業療法士 …………… 208		プロフェッション ………… 115
専門職 ……………………… 114	**な**	
専門プログラム …………… 212	内部統制 ………… 68, 120	

へ

平均提供単位数 ················ 143

ほ

包括払い方式 ····················· 24
包括払い医療費支払制度 ········ 24
報酬 ··································· 241
訪問看護 ···························· 36
訪問リハビリテーション ········ 37
母子・父子・寡婦福祉 ·········· 52
母子保健 ···························· 57

ま

マーケティング ············ 79, 231
マネージャー ······················ 63
マネジメント ······················ 62

み

ミッション ························ 230

め

メンタルヘルスケア ············ 105

も

モノの管理 ························· 10

や

薬事衛生 ···························· 58

り

リーダーシップ ···················· 90
理学療法士及び作業療法士法
 ······················ 122, 125
理学療法士業務指針 ············ 124
理学療法士作業療法士養成施設指
 定規則 ················ 184, 191
理学療法士作業療法士養成施設指
 導ガイドライン ··········· 191

離職率低下の最大化 ············· 95
リハ実施記録 ···················· 132
利用者情報 ························· 97
臨床実習 ············· 187, 192, 200
臨床実習指導者講習会 ········· 145
倫理綱領 ····· 120, 122, 125, 130

れ

レイアウト ························ 155
連携 ································· 155

ろ

労災保険制度 ······················ 50
労働災害補償保険 ················· 50

わ

ワーク・ライフ・バランス
 ····························· 75, 110

A

ALS（Advanced Life Support）
 ···································· 100
ASHA（American Speech–Lan-
guage–Hearing Association）
 ···································· 215

B

B/S（Balance Sheet） ········· 225
BLS（Basic Life Support）
 ····························· 100, 174

I

IALP（International Associa-
tion of Communication
Siences and Disorders）
 ···································· 215
ICT ·································· 90
IoT ·································· 90

ISO（International Organiza-
tion for Standardization）
 ···································· 56

L

LIFE ································ 35

M

MTDLP（Management Tool for
Daily Life Performance）
 ···································· 195

O

OSCE（Objective Structured
Clinical Examination）
 ····························· 187, 193

P

P/L（Profit and Loss state-
ment） ························· 225
PEST 分析 ························ 232

S

SOAP ······················ 133, 138
SWOT 分析 ······················ 231

W

WFOT（World Federation of
Occupational Therapists）
 ···································· 193

数字

3M（ムリ・ムダ・ムラ）解消
 ···································· 96
4 つのケア ························ 106
5S 活動 ···························· 159
5 フォース分析 ··················· 232

- **JCOPY** 〈出版者著作権管理機構 委託出版物〉
  本書の無断複写は著作権法上での例外を除き禁じられています.
  複写される場合は, そのつど事前に, 出版者著作権管理機構
  （電話 03-5244-5088, FAX03-5244-5089, e-mail：info@jcopy.or.jp）
  の許諾を得てください.

- 本書を無断で複製（複写・スキャン・デジタルデータ化を含み
  ます）する行為は, 著作権法上での限られた例外（「私的使用の
  ための複製」など）を除き禁じられています. 大学・病院・企
  業などにおいて内部的に業務上使用する目的で上記行為を行う
  ことも, 私的使用には該当せず違法です. また, 私的使用のた
  めであっても, 代行業者等の第三者に依頼して上記行為を行う
  ことは違法です.

マネジメントの極意をつかむ！
PT・OT・ST のためのリハビリテーション管理学

ISBN978-4-7878-2656-5

2024 年 10 月 18 日　初版第 1 刷発行

編 集 者	久保高明, 山野克明
発 行 者	藤実正太
発 行 所	株式会社　診断と治療社
	〒 100-0014　東京都千代田区永田町 2-14-2　山王グランドビル 4 階
	TEL：03-3580-2750（編集）　03-3580-2770（営業）
	FAX：03-3580-2776
	E-mail：hen@shindan.co.jp（編集）
	eigyobu@shindan.co.jp（営業）
	URL：https://www.shindan.co.jp/
イラスト	アサミナオ
印刷・製本・表紙デザイン	三報社印刷株式会社

© 株式会社　診断と治療社, 2024. Printed in Japan.

［検印省略］

乱丁・落丁の場合はお取り替えいたします.